中药 相须 药对 100 讲

王凯 周晶 主编

化学工业出版社

·北京·

内容简介

本书详细讲解了临床常用有效的 100 组中药配伍药对，内容包括每组药对的单味药药性、功用、药理研究、有效成分，以及药对配伍的协同增效作用、药对临床应用经验等。本书融合传统中药理论与现代药理学，将用药理论与临床实践紧密结合，不仅有助于提高中药的治疗效果，也为临床用药提供了科学的依据。本书适用于中医药临床工作者及中医药专业学生参考阅读。

图书在版编目（CIP）数据

中药相须药对 100 讲 / 王凯，周晶主编. -- 北京：化学工业出版社，2025．7．-- ISBN 978-7-122-47906-8

Ⅰ．R289.1

中国国家版本馆 CIP 数据核字第 2025V8E389 号

责任编辑：李少华　　　　　　　　文字编辑：赵爱萍
责任校对：宋　玮　　　　　　　　装帧设计：史利平

出版发行：化学工业出版社
　　　　　（北京市东城区青年湖南街 13 号　邮政编码 100011）
印　　装：河北延风印务有限公司
710mm×1000mm　1/16　印张 13¼　字数 264 千字
2025 年 8 月北京第 1 版第 1 次印刷

购书咨询：010-64518888　　　　　　售后服务：010-64518899
网　　址：http://www.cip.com.cn
凡购买本书，如有缺损质量问题，本社销售中心负责调换。

定　　价：58.00 元

编写人员名单

主　　编　王　凯　周　晶

副 主 编　孙　李　湛有群　刘修树

编写人员（按姓氏笔画排序）

王　凯　　付　苗　　冯英培　　朱晋鸣　　刘　莎
刘妮娜　　刘修树　　刘照勇　　刘蔚辰　　许文彬
许静静　　孙　李　　李　艳　　李国强　　李明远
李忠志　　李蕾蕾　　杨德玉　　吴玉梅　　张国庆
范　泉　　明　亮　　周　丽　　周　晶　　赵庆桃
赵煤矿　　钱自华　　徐桂琴　　徐晓婵　　徐海霞
曹　晖　　戚先伟　　韩　萍　　韩　啥　　程　鹏
程　蕊　　湛有群　　薛　雪

主　　审　韩宁林

前言

　　众所周知神农尝百草的故事，中药的发现确实是早于中医理论体系的形成，长期的临床实践使得中医医家尝试不同的中药组合和搭配，以期产生更好的疗效来服务于患者，因此早期的中药药对的雏形也就开始出现。编者在二十余年的临床用药经验中提炼了部分临床中药的药对，根据中药的四气五味和药物归经分类总结出一些临床经验与读者分享。

　　我们在书稿的编写过程中，力求每一组药对都有确切的临床疗效，并且都有准确的出处和来源。

　　药对是指中医临床上常配伍使用的相对固定的两味药，研究药对是介于中药学和方剂学之间的一门学科，可分为药对配伍、药对成方和药对组拆三方面内容。药对不是随机取用两味中药拼凑，而是针对病症，为提高临床疗效，选择从历代医案用药经验之积累中提炼出来的，又经过反复临床应用证实确实行之有效，既符合中医理论，又有坚实的临床应用基础的。笔者阅读了大量关于药对的书籍，发现此类书籍更多的是着墨于临床经验的收集整理，和现代药学的关联性不强，为此笔者精心组织了临床和药学两个专业的学者专家经过长时间的讨论会商后终于形成了一致意见，即此书既要有临床实用价值，又要有相关最新的药学研究进展，希望能得到广大读者的认同。

　　本书从药对配伍后对其有效成分量的影响；药对配伍后对其毒性成分量的影响；药对配伍后对新成分生成的影响；药对配伍的药动学机制研究；药对配伍后对化学成分体内吸收的影响；药对配伍后对化学成分组织分布的影响；药对配伍后对化学成分代谢的影响；药对配伍后对化学成分排泄的影响；药对配伍的药理作用机制研究等方面对 100 个药对做了系统地展开和论述，既有临床医案的选录，也有现代药学相关的研究。

　　目前，对于中药药对配伍的物质基础及相关机制研究主要围绕药对配伍前后的化学成分、药动学及药理作用等方面进行，并取得了一定的进展。然而，在物质基础方面，主要以个别药效成分为基础进行定性、定量研究；在药动学方面，主要以配伍后单个或几个有效成分进行药动学特征差异研究，但忽视了多组分之间的相互作用。

针对药对配伍前后可能存在众多化学成分发生变化的情况，可采用植物代谢组学思路并结合背景扣除法对药对配伍后所有发生变化的成分进行整体分析。如采用植物代谢组学技术研究醋制前后白芍等药材化学成分的变化。因此，药对配伍机制的化学成分研究亦可采用植物代谢组学的思路，考察一种药物对于另一种药物化学成分的影响。在具体的研究方法上，可通过多种分析技术联合使用从整体分析药对配伍前后的化学成分差异。

深入探讨，进一步建立药对配伍的化学成分研究与药动学机制研究之间的桥梁，从现有分析技术检测到的配伍前后所有化学差异成分出发，将中药多组分整合药动学研究技术应用到药对配伍后药动学机制的研究中，将各成分进行整合，最大限度地表征药对配伍后多组分的整体处置规律、整体效应物质在生物体的存留特性。

除此之外，还可在药对配伍的药动学机制研究与药对配伍后的代谢组学研究之间建立桥梁，将基于代谢组学的多组分药动学研究思路应用于药对配伍的机制研究中，对药代标志物与代谢组学筛选出的内源性生物标志物进行相关分析，实现外源性中药化学成分与内源性生物标志物的关联分析。

最后来谈谈药对与方剂，药对和方剂在中医药学中是两个相互密切关联的概念。药对通常以同类相须、相辅相成、相反相成、相制为用等原则进行两味中药配对组成；而方剂一般而言则可由一味或多味中药按照"君、臣、佐、使"的原则组成，并且确定剂型、剂量和用法。也有由两味中药组成的方剂，形式上与药对有一致性。药对与方剂有着密切的联系。首先，二者都是由单味中药组合而成，均为增强药效或综合利用药物的作用降低或消除药物的毒性、烈性，消除对患者的不利因素，提高疗效，更加有利于患者接受；一个组织严谨、方义明确、疗效可靠的方剂，往往包含了若干个药对或者由某一药对为主合成的。在中药临床治疗中掌握好药对、方剂的基础理论，灵活运用至关重要。

尽管各位编者严谨认真，科学归纳，查阅了大量临床及药学方面的资料，历时一年左右成书，但书中难免存在疏漏之处，敬请读者批评指正，能为中医药的发展和进步作出自己的一点贡献是我的心愿。

全此，感恩敬爱的王效山老师生前对本书投入的倾心指导，工老师系中华中医药学会理事、安徽省药品评审委员会委员、安徽中医药大学学术委员会委员、安徽中医药大学药学院教授、合肥市人大代表，他生前著有《制药工业三废处理技术》《制药工艺学》《新药发现与开发》等多部专著，在王老师病重卧床时，仍时刻关心着本书的编写工作，本书的出版也正是王老师期盼已久的。纸短情长，笔拙意切，权且追念之。

主编

2024 年 12 月 28 日

目录

第一章

解表类药对

① 麻黄—桂枝

〖单味药药性〗

麻黄：为麻黄科植物草麻黄、中麻黄或木贼麻黄的干燥草质茎。三者均以干燥、茎粗、淡绿色、内心充实、味苦涩者为佳。麻黄味辛、微苦，性温。归肺、膀胱经。

草麻黄含生物碱 1%～2%（麻黄碱及伪麻黄碱等）、儿茶鞣质 6% 和挥发油等。木贼麻黄含生物碱 1.15%～1.75%（麻黄碱及伪麻黄碱等），又含有鞣质、黄酮苷等。中麻黄含较多量麻黄碱，还含鞣质、黄酮苷等。

麻黄药理作用广泛，挥发油有发汗解热作用，麻黄碱、伪麻黄碱和挥发油有平喘作用。伪麻黄碱有明显的利尿作用，麻黄碱具有兴奋心脏，收缩血管，升高血压及中枢镇痛作用。麻黄煎剂和挥发油具抑菌和抗病毒作用等。

桂枝：为樟科植物肉桂的干燥嫩枝。以幼嫩、棕红色、气香者为佳。桂枝味辛、甘，性温。归心、肺、膀胱经。

桂枝主要活性成分有挥发油 0.69%，油中主要成分为桂皮醛，占 64.75%，还有苯甲酸苄酯、乙酸肉桂酯、β-荜澄茄烯、菖蒲烯、香豆精等。

桂枝的主要药理作用为降温、解热、抗菌、抗病毒、利尿、镇静等。

〖单味药功用〗

麻黄：麻黄具有发汗解表，宣肺平喘，利水消肿功效。临床上麻黄主要用于风寒感冒、咳嗽气喘、风水水肿、痹证、阴疽和痰核等。因为麻黄的药理作用较强，用量过大或急性中毒，可引起头痛、烦躁、失眠、心悸、大汗不止、体温和血压升高、心律失常，甚至昏迷、惊厥、呼吸和排尿困难等症状，少数人出现过敏反应。故自汗盗汗者忌用，虚喘、失眠及高血压病患者慎用。

《洁古珍珠囊》说其："泻卫中实，去营中寒，发太阳、少阴之汗。"

《本草求真》载其："虽太阳发汗重剂，实散肺经火郁之邪。"

桂枝：具有发汗解肌，温通经脉，助阳化气，平冲降气的功效。主要用于治疗体弱表虚、外感风寒，症见发热、恶风、微有汗出而表证不解者；治心脾阳虚、水湿内停，以致胸胁苦满、心悸、气短，以及浮肿、小腹胀满、小便不利等症；用于治疗胸阳不振、心血瘀阻所致的胸膈不利、胸满闷痛、痛引肩背、心悸、气短、脉结代等症；治风寒湿邪侵袭经络而引起的关节疼痛，以及妇女经寒瘀滞、月经不调、闭经、痛经诸症。

桂枝辛温助热，易伤阴动血，所以外感热病、阴虚火旺、血热妄行等证都要忌用。孕妇及月经过多者也要慎用。

《医学启源》言："其用有四：治伤风头痛一也；开腠理二也；解表三也；去皮肤风湿四也。"

《本草经疏》说："（能）实表祛邪，主利肝肺气，头痛，风痹骨节挛痛。"

【配伍作用】

麻黄—桂枝药对首见于张仲景《伤寒论》之"麻黄汤"。

麻黄、桂枝均辛温，善解太阳经风寒，但麻黄发汗力强，兼味微苦，善开宣肺郁而平喘止咳，又能通调水道，下输膀胱而利水消肿，以治肺气不宣之咳喘证及风水水肿证。桂枝擅长走营，专于透达，外行循表解散肌腠风寒，横走四肢温通经脉寒滞，桂枝与麻黄相须为用，既助麻黄发表散寒、宣肺平喘之力，又具有通阳和营，缓解全身疼痛之效。两药性味皆辛温，同气相求，配用相得益彰，共奏发汗解表之功。

【配伍主治】

（1）感冒风寒，以致发热、无汗、恶寒、怕风、头身疼痛之表实证；

（2）风寒湿邪所致之痹痛诸证；

（3）表邪壅盛，阳气不得宣发，而致咳喘诸证。

【常用量】

麻黄 2～9g，桂枝 3～9g。

【临床经验应用】

例1 临床小儿遗尿患儿常有精神困倦、睡眠较深、睡后不易叫醒、醒后仍旧朦胧的特点，究其病因亦与元神未充、心智混沌有关。受到麻黄汤之兴阳不睡副作用、别称"还魂汤"的启发，在治疗小儿遗尿时，常常在桑螵蛸散的基础上加入麻黄汤之主药麻黄、桂枝构成组药，以充心阳、健元神，往往能取得非常显著的临床效果。

例2 太阳病，得之八九日，如疟状，发热恶寒，热多寒少，其人不呕，清便欲自可，一日二三度发。脉微缓者，为欲愈也；脉微而恶寒者，此阴阳俱虚，不可更发汗、更下、更吐也；面色反有热色者，未欲解也，以其不能得小汗出，身必痒，宜桂枝麻黄各半汤。

治法：疏达肌腠，轻解表邪，调和营卫。

处方：桂枝 6g，麻黄 3g，芍药 3g，杏仁 3g，炙甘草 3g，生姜 3g，大枣 4 枚。上 7 味，以水 1000mL，先煮麻黄一二沸，去上沫，再入其他药味，煮取 360mL，去渣，温服 120mL。

② 荆芥—防风

【单味药药性】

荆芥：为唇形科植物荆芥的干燥地上部分。以干燥，色黄绿、茎细、穗多、无杂质者为佳。荆芥味辛，性微温，入肺、肝经。

荆芥含挥发油1.8%，油中主要成分为右旋薄荷酮、消旋薄荷酮，少量成分为右旋柠檬烯。荆芥的花梗中分离出三个新的苯并呋喃类化合物，均有抗感染活性。

荆芥的主要药理作用为抗菌、抗炎、解热镇痛及止血等。

防风：为伞形科植物防风的干燥根。气特异，味辛、甘，性微温，归膀胱、肝、脾经。其中以条粗壮、皮细而紧，无毛头，断面有棕色环，中心色淡黄者为佳。

防风含挥发油0.1%，其成分有2-甲基-3-丁烯-2-醇、戊醛、α-蒎烯等。

防风的主要药理作用为解热、镇痛和抗菌。

【单味药功用】

荆芥：主要功效为解表散风，透疹止痒，止咳利咽。荆芥有发汗解表作用，且有祛风功效，用于风寒感冒以及风热感冒等。可配伍辛温解表药治疗风寒感冒，发热恶寒、无汗、头痛、身痛等症；也可配辛凉解表药或清热解毒药治疗风热感冒，目赤咽痛等症；还用于麻疹透发不畅，疮疡初起、发热恶寒等。

《本草纲目》言："散风热，清头目，利咽喉，消疮肿，治项强，目中黑花，及生疮阴颓，吐血衄血，下血血痢，崩中痔漏……入足厥阴经气分，其功长于祛风邪，散瘀血，破结气，消疮毒。盖厥阴乃风木也，主血，而相火寄之，故风病、血病、疮病为要药。"

防风：主要功效为祛风解表，胜湿止痛，解痉。临床上用于风寒感冒，发热恶寒，头痛、身痛以及风热感冒、目赤、咽痛等。防风以祛风解表为长，既能散风寒，又能发散风热，与荆芥作用相仿，故两药往往配合应用。也用于风湿痹痛和破伤风、牙关紧闭、角弓反张。

《神农本草经》曰："主大风、头眩痛，恶风，风邪，目盲无所见，风行周身，骨节疼痹，烦满。"

《名医别录》谓："味辛，无毒。主治肋痛、胁风头面去来，四肢挛急，字乳金疮内痉。"

【配伍作用】

荆芥与防风相须配伍，既能发散风寒，又能去经络中之风邪，所以为四季外感表证及风疹、皮肤瘙痒症的常用药对。二药发汗之力缓和，既有麻桂解表之功，又无麻桂伤阴之弊；若将二药炒炭，可减轻清扬疏散之性而用于止血。

【配伍主治】

（1）一年四季外感表证，风寒风热均可。本药对发汗之力不及麻、桂峻烈，药力和缓，温而不燥，为医者喜用。外感风寒表证，症见头痛身痛、恶风寒者，与羌活等药同用。外感风热表证，症见发热恶风、咽痛口渴者，常配伍金银花、连翘、薄荷、蝉蜕等药。四时感冒，头痛项强，鼻塞流涕，身体疼痛，发热恶风，胸脘痞闷，与紫苏叶、陈皮、秦艽、川芎等配伍。

（2）皮肤病。荆芥、防风均具有祛风、除湿止痒之功，可用于治疗多种皮肤病，如风疹、湿疹、扁平疣、荨麻疹、带状疱疹等，尤以风邪郁闭肌表，皮肤瘙痒较为常见，如荨麻疹，有过敏史者及老年血虚风燥，皮肤瘙痒，与五味子、甘草等配伍。

（3）美容。本药对也被广泛应用于损美性疾病的治疗，包括酒渣鼻、粉刺、头面疮疖、白屑风、雀斑、黑斑、皮肤燥涩等。此外，现代临床中也常运用含荆防药对的方剂治疗斑秃、白癜风、扁平疣等病症。

（4）本药对配伍升麻、葛根、桔梗、薄荷、牛蒡子等可用于治疗麻疹透发不畅。

（5）外感风寒泻痢。荆芥、防风炒炭，不仅能疏解表邪，且祛肠中之风，入血和营，治疗赤白痢，疗效甚佳。

【常用量】

荆芥 5～10g；防风 5～10g。

【临床经验应用】

例 发热有涕，发风疹，此为风邪，当疏泄太阳。

处方：荆芥、防风各二钱，牛蒡子三钱，炙僵蚕三钱，苦桔梗一钱，紫苏叶二钱，薄荷一钱，浮萍三钱，西河柳二钱，蝉蜕一钱。

③ 辛夷—苍耳子

【单味药药性】

辛夷：又名紫玉兰、望春花，为木兰科植物望春花、玉兰或武当玉兰的干燥花蕾。产于河南及湖北者质量最佳。辛夷味辛，性温。归肺、胃经。

辛夷（木兰）花蕾含挥发油，油的主要成分为枸橼醛、丁香油酚、桂皮醛、桉油精、对烯丙基苯甲醚等。新鲜的花含微量芦丁。树皮含有毒成分柳叶木兰胺，有箭毒样作用。

辛夷的主要药理作用是局部收敛，降低血压，抗炎，抗病原微生物，镇痛，抗组胺和抗乙酰胆碱，兴奋子宫，抗过敏及肝肾的保护作用，另可拮抗血小板活化因子（PAF）受体的活性，抑制 PAF 诱导的血小板聚集。

苍耳子：为菊科植物苍耳的干燥成熟带总苞的果实。气微，味微苦，嚼之有油腻感。以粒大饱满、色黄绿色者为佳。苍耳子药性辛、苦，温；有毒。归肺经。

苍耳子含脂肪油 9.2%，主要成分有棕榈酸、硬脂酸、油酸、亚麻酸等。此外，还含有亮氨酸、苯丙氨酸、甘氨酸、天冬氨酸等以及糖类、有机酸等。

苍耳子的主要药理作用：抗微生物作用，降血糖作用，减慢心率，减弱心肌收缩力，扩张血管，增强血管通透性；抗凝血酶的作用，减少外周血中白细胞总数及可恢复胆固醇及甘油三酯至正常水平；抗炎镇痛；抑制细胞免疫和体液免疫功能；小剂量加强呼吸运动，大剂量抑制呼吸运动；抗氧化；抗癌；兴奋肠道等作用。同时苍耳子也具有毒性，可使肝脏发生退行性变性或坏死，肺、脑可充血水肿，中毒后可致强烈性惊厥。

〔单味药功用〕

辛夷：辛夷的主要功效为散风寒，通鼻窍。临床上常用于鼻部炎症，对过敏性鼻炎、萎缩性鼻炎、鼻窦炎等急、慢性鼻部炎症均有效果。也可治疗哮喘、瘙痒症及感冒头痛等。

《日华子本草》曰："通关脉，明目，治头痛憎寒。体噤，瘙痒。"

《本草纲目》言："鼻渊、鼻鼽、鼻窒、鼻疮。辛夷之辛温，走气而入肺……能助胃中清阳上行通于天，所以能温中，治头面目鼻之病。"

苍耳子：苍耳子的主要功效为散风湿、通鼻窍、杀虫。临床可用于治疗风寒头痛、鼻酸流涕、风疹瘙痒、湿痹拘挛。苍耳子有小毒，过量服用苍耳子可引起患者出现肠胃不适、恶心呕吐、腹痛、食欲缺乏等不良反应；另可引起中枢神经异常、浑身无力、精神萎靡、头晕、头痛等，如中毒严重，患者可出现烦躁不安，嗜睡，甚至昏迷、惊厥等症状。

《本草纲目》曰："炒香浸酒服，去风补益。治皮肤风痒，令人肤革清净……善通顶门连脑，盖即苍耳也。"

《名医别录》谓："味苦……主治膝痛，淫毒。"

〔配伍作用〕

苍耳子和辛夷配伍，苍耳子上行脑巅，散风除湿，宣肺通窍；辛夷轻清上行，散风解表，宣通鼻窍。二药合用散风宣肺而通鼻窍的力量增强，是通鼻窍的常用药对。

〔配伍主治〕

（1）此药对治疗鼻渊引起的头痛。

① 偏寒者：多与细辛、白芷、防风同用，治鼻渊，流涕不止。

② 偏热者：多与金银花、黄芩、薄荷同用。

（2）此药对可治疗各种鼻疾，如急慢性鼻炎、鼻窦炎、过敏性鼻炎兼哮喘等。

【常用量】

辛夷：3～10g，包煎。外用适量。苍耳子：3～10g。

【临床经验应用】

例 鼻塞3载，嗅减涕白，头痛头闷，鼻黏膜暗红、肿厚，鼻甲肿实质硬，如桑葚状，遇冷尤甚。舌有瘀点，苔白，脉缓。证属寒滞鼻窍，气血瘀阻。治以活血化瘀，散寒通窍。

处方：当归20g，桃仁、红花各10g，川芎12g，苍耳子10g，白芷5g，辛夷10g，地龙15g，莪术、三棱各12g，桂枝6g，细辛3g，甘草6g，菖蒲15g，葱白1根。外用鼻炎灵棉球蘸碧云散塞鼻。上方调治两旬而愈。

④ 葱白—淡豆豉

【单味药药性】

葱白：为百合科植物葱近根部的鳞茎。有葱臭气，味辛辣。以产于冬季，味辛、甘者为佳。葱白性温，味辛。归肺经、胃经。

葱白主要含挥发油、姜辣素、氨基酸类、淀粉等。

葱白的主要药理作用为抗菌、驱虫、镇静、镇痛、发汗、祛痰、利尿等。

淡豆豉：为豆科植物大豆的干燥成熟种子（黑豆）的发酵加工品。淡豆豉性凉，味苦、辛。归肺经、胃经。

主要成分有蛋白质、脂肪、碳水化合物、维生素等。

淡豆豉有微弱的发汗作用，并有健胃、助消化作用。

【单味药功用】

葱白：葱白主要功效为发表，通阳，解毒，杀虫。临床主要用于感冒风寒，阴寒腹痛，二便不通，痢疾，疮痈肿痛，虫积腹痛。

《神农本草经》曰："可作汤，主伤寒寒热，出汗，中风，面目肿。"

《药性赋》言："味辛，性温，无毒。升也，阳也。其用有二：散伤风阳明头痛之邪，主伤寒阳明下痢之苦。"

淡豆豉：豆豉主要功效为解表，除烦，宣郁，解毒。临床主要用于治疗感冒、寒热头痛及烦躁胸闷、虚烦不眠。

《名医别录》曰："味苦，寒，无毒。主治伤寒、头痛、寒热、瘴气、恶毒、烦躁、满闷、虚劳、喘吸、两脚疼冷，又杀六畜胎子诸毒。"

《本草纲目》谓："调中发汗……其豉调中下气最妙。"

《日华子本草》言："治中毒药，蛊气，疟疾，骨蒸，并治犬咬。"

【配伍作用】

葱白辛而带润，温而不燥，升多降少，入肺宣散，发汗解肌，以通上下之阳；豆豉祛风散热，利水下气，活血解毒，散郁除烦。二药伍用，一升一降，直通上下左右，通阳发汗，解表散邪，祛风散寒。二药参合，通阳发汗而不伤阴，更无寒凉遏邪之虑。

【配伍主治】

（1）该药对配伍常用于初感风寒，邪在卫分者。症见恶寒发热或无汗恶寒，鼻塞声重，头痛，苔薄白，脉浮。

（2）该药对可用于体弱、老人、孕妇、儿童之四季感受风寒之证。

（3）该药对可用于预防流感。

【常用量】

葱白：6～15g。淡豆豉：6～12g。

【临床经验应用】

例1 可治疗温病初起有恶寒者。清·张璐云：豆豉吐虚热懊恼，得葱则发汗。认为本方药味虽轻，功效最著，凡虚人风热，伏气发温及产后感冒，靡不随手获效。此药对用于风寒外感初起，头痛鼻塞，咳嗽喷嚏时最宜。

例2 治疗小儿外感热病。小儿荣卫薄弱，麻黄芍药均不能受……用葱头、豆豉以舒金气开收敛。

⑤ 菊花—桑叶

【单味药药性】

菊花：菊科植物菊的干燥头状花序。药材按产地和加工方法不同，分为"亳菊""滁菊""贡菊""杭菊""怀菊"。滁菊最佳。菊花性微寒，味甘、苦。归肺经、肝经。

菊花主要含有挥发油、腺嘌呤、胆碱、水苏碱、菊苷、氨基酸、黄酮类及微量维生素 B_1 等，挥发油含龙脑、樟脑、菊油环酮等成分。

菊花的主要药理作用有抗菌、扩张冠脉、增加冠脉血流量、提高心肌耗氧量等。

桑叶：桑科植物桑的干燥叶。以叶大而肥、色黄橙者为佳。桑叶性寒，味甘、苦。归肺经、肝经。

桑叶主要含黄酮类化合物、甾体及三萜类化合物、牛膝甾酮、蜕皮甾酮、芸香苷、槲皮素、绿原酸、香豆素、生物碱、绿原酸及微量挥发油等成分。

桑叶的主要药理作用有降血糖、抗菌；促进细胞生长，刺激真皮细胞分裂，产生新生的表皮并促使昆虫蜕皮；对人体能促进蛋白质合成，排除体内胆固醇，降低血脂。药理试验表明，其还有抑菌、利尿、降压等作用。

【单味药功用】

菊花：菊花主要的功效为祛风解表，平肝潜阳，清肝明目，清热解毒。菊花的临床作用有：一是用于外感风热，发热、恶寒、头痛等症。菊花疏风力较弱，清热力佳，用于外感风热常配桑叶同用，也可配黄芩、栀子治热盛烦躁等症。二是用于目赤肿痛。菊花治目赤肿痛，无论属于肝火或风热引起者，均可应用，因本品既能清肝火，又能散风热，常配伍蝉蜕、白蒺藜等同用。如肝阴不足，眼目昏花，则多配生地黄、枸杞子等同用。三是用于疮疡肿痛等症。菊花清热解毒之功甚佳，为外科要药，主要用于热毒疮疡、红肿热痛之症，特别对于疔疮肿毒尤有良好疗效，既可内服，又可捣烂外敷。临床上常与紫花地丁、蒲公英等清热解毒之品配合应用。四是用于肝阳上亢引起的头晕、目眩、头胀、头痛等症，菊花能平降肝阳，对肝阳上亢引起的头目眩晕，往往与珍珠母、葛藤等配伍应用。其次是菊花的副作用，因菊花药性苦寒，大量服用，会导致腹痛、腹泻等不良反应。因此，对于脾胃虚寒者应慎用。

《本草纲目》曰："风热，目疼欲脱，泪出，养目去盲，作枕明目。"

《神农本草经》谓："主风，头眩肿痛，目欲脱，泪出，皮肤死肌，恶风湿痹。"

《名医别录》言："主治腰痛去来陶陶，除胸中烦热，安肠胃，利五脉，调四肢。"

桑叶：桑叶的主要功效为疏散风热，清肺润燥，清肝明目。桑叶临床上一是用于外感风热、头痛、咳嗽等症，桑叶善于散风热而泄肺热，对外感风热、头痛、咳嗽等，常与菊花、金银花、薄荷、前胡、桔梗等配合应用。二是用于目赤肿痛等症，桑叶不仅可用于风热引起的目赤畏光，且可清肝火，对肝火上炎的目赤肿痛，可与菊花、决明子、车前子等配合应用。至于肝阴不足，眼目昏花，桑叶还可配滋养肝肾的女贞子、枸杞子、黑芝麻等同用。桑叶有可能会刺激消化道，引起腹胀、腹痛、腹泻、恶心、呕吐等，甚至导致血性肠炎的发生。

《日华子本草》谓："暖，无毒。利五藏，通关节，下气，煎服。除风痛出汗，并扑损瘀血。春叶未天，枝可作煎酒服，治一切风。"

《本草纲目》言："桑叶乃手、足阳明之药……能止消渴。""治劳热咳嗽，明目长发。"

【配伍作用】

桑叶、菊花皆甘寒体轻，均入肺经，惟桑叶主入太阴肺经，兼入足厥阴肝经，散风力强；菊花主入足厥阴肝经，兼入手太阴肺经，清热力彰。两药协同为用，并走上焦则疏风清热、润肺止咳；同入下焦则清热平肝、益阴明目。

【配伍主治】

（1）风热感冒。桑叶、菊花配伍为疏散风热常用的相须药对。外感风热、温病初起，症见发热头痛，咳嗽，舌尖红，苔薄白，脉浮数者。

（2）目赤肿痛。桑叶、菊花既疏散风热，又清肝养肝明目，风热和肝热的目赤肿痛、眼目昏花均可应用。风热目赤，桑叶、菊花配伍薄荷、木贼同用。肝热目赤，桑叶、菊花配伍决明子、石决明同用。眼目昏花者，桑叶、菊花配伍枸杞子、沙苑子同用。

（3）头痛、眩晕。桑叶、菊花均能平抑肝阳，配伍同用可治疗肝阳上亢的头痛眩晕，亦可配伍决明子、石决明同用，以增强平抑肝阳作用。

【常用量】

桑叶 5～10g，菊花 5～10g。

【临床经验应用】

例1 治风热感冒，风温初起，表现为咳嗽、身热不甚、口微渴、脉浮数等症者，该药对常与连翘、薄荷、苦杏仁、桔梗等合用，以增强疏风解表、清肺止咳之功，方如《温病条辨》之"桑菊饮"。

例2 《慈禧光绪医方选议》中记载：明目延龄丸仅由霜桑叶、菊花组成，具平肝明目、清热散风之功，主要治疗风热头痛，目赤，两目昏花，应用于现代，适用于在光污染环境下长期工作和学习所致的眼部红肿。

例3 现代医家常取桑叶—菊花药对平肝清肝之功用于高血压的治疗，能够较好地缓解高血压所引起的头痛、眩晕、目赤肿痛等症状。

⑥ 僵蚕—蝉蜕

【单味药药性】

僵蚕：为蚕蛾科昆虫家蚕 4～5 龄的幼虫感染（或人工接种）白僵菌而致死的干燥体，以条粗、质硬、色白、断面光亮者为佳。其辛、咸，平。归肺、胃、肝经。

僵蚕主要含蛋白质（约 67.5%）、促蜕皮甾醇（能合成类皮质激素）及一种白僵菌黄色素。

现代药理学研究发现，僵蚕具有镇静、抗惊厥作用；本品还具抗癌活性，对移植性小鼠肉瘤 S-180 之生长有抑制作用。

蝉蜕：为蝉科昆虫黑蚱的若虫羽化时脱落的皮壳，以体轻、完整、无泥沙者为佳。其咸，寒。入肺、肝经。

蝉蜕内含甲壳质，蝶啶类色素；异黄质蝶呤，赤蝶呤，蛋白质，氨基酸，有机酸，酚类化合物。氨基酸之相对含量以丙氨酸、脯氨酸和天冬氨酸等最高；丝氨酸、苏氨酸、谷氨酸，β-丙氨酸，酪氨酸和 γ-氨基丁酸次之；异亮氨酸、苯丙氨酸、亮氨酸较低；缬氨酸、鸟氨酸、蛋氨酸等量最低。并含可溶性钙。

现代药理学研究发现，蝉蜕具抗惊厥、镇静作用，并有解热作用，其中蝉蜕头足较身部之解热作用强。

【单味药功用】

僵蚕：是临床常用之一种息风止痉类中药，主要有息风止痉、祛风止痛、化痰散结之功，临床用于治疗肝风夹痰、惊痫抽搐、小儿急惊风，以及破伤风、中风口眼㖞斜、风热头痛、目赤咽痛、风疹瘙痒、痄腮等。

《神农本草经》："主小儿惊痫夜啼，去三虫，减黑黚，令人面色好，男子阴疡病。"

《本草纲目》："散风痰结核、瘰疬、头风、风虫齿痛，皮肤风疮，丹毒作痒……一切金疮，疔肿风痔。"

蝉蜕：属于平肝息风类药物，现代药理研究发现，蝉蜕有很好的抗惊厥、镇静作用。功效：宣散风热，透疹利咽，退翳明目，祛风止痉。主治风热感冒，咽喉肿痛，咳嗽音哑；麻疹不透，风疹瘙痒，目赤翳障，惊痫抽搐，破伤风。

《本草衍义》言其："治目昏翳。又水煎壳汁，治小儿出疮疹不快。"

【配伍作用】

蝉蜕甘寒，入肺、肝经，长于轻宣发散透达，既能入肺疏外风而解表、透疹、止痒、宣肺利咽开音，又入肝凉肝而息内风以止痉、明目退翳。僵蚕外可散风热，内能息风止痉，且可化痰散结。二药配伍，相得益彰，共奏疏散风热，化痰利咽，息风止痉之功。

【配伍主治】

该药对配伍常用于外感风热咽痛、咳嗽、哮喘、惊风抽搐、惊痫夜啼及皮肤瘙痒。

【常用量】

蝉蜕，3～6g；僵蚕，5～10g。

【临床经验应用】

例 1 肖某，男，4 岁，因"发热 1 天"就诊，患儿母亲诉，患儿于一天前外出回来后出现夜间发热，自测体温 39℃，伴有乏力纳呆，咽部不适，无咳嗽，无红疹，自服布洛芬后体温下降，目前体温波动在 37.5～38.5℃，诉大便干结，小便可，舌淡红苔白中黄，脉浮滑，扁桃体红赤。中医诊断为：感冒之风热外感兼腑实。处方为：僵蚕 5g，蝉蜕 5g，柴胡 10g，黄芩 5g，石膏 5g，知母 5g，淡豆豉 5g，荆芥 5g，薄荷 5g，白茅根 15g，芦根 15g，熟大黄 3g。患儿服用三剂后诸症皆消。

例 2 柴某，女，5 岁，因"全身皮肤瘙痒，散在小红疹 1 年"就诊。患儿 1 年前无明显诱因下出现双手瘙痒，之后逐渐延及双上肢及双下肢，发无定处，夜间尤甚，反复发作，经久不愈。查体：四肢皮肤可见抓痕，皮肤苔藓化，干燥，脱屑，散在红色小疹，大便艰涩，神疲乏力，面色无华，舌淡苔薄白，脉细。诊断为：风瘙痒（血虚风燥）。处方：僵蚕＋蝉蜕＋四物汤加减。患儿服用一周后上述症状皆有改善，后继服，诸症皆除。

⑦　柴胡—升麻

【单味药药性】

柴胡：为伞形科植物柴胡或狭叶柴胡的干燥根。按性状不同，分别习称"北柴胡"及"南柴胡"。以条粗长、须根少者为佳。柴胡味辛、苦，性微寒，入肝、胆、肺经。

柴胡主要含有柴胡皂苷 a、柴胡皂苷 c、柴胡皂苷 d、挥发油（丁香酚等）、多糖、黄酮、甾醇等成分，还含多元醇、香豆素、木脂素、脂肪酸（油酸、亚麻酸、棕榈酸、硬脂酸等）、色氨酸、木糖醇、尿苷、腺苷和微量元素等。柴胡皂苷类为柴胡的主要活性成分，柴胡皂苷 a 和柴胡皂苷 d 的总含量不少于 0.3%。

柴胡具有镇静、安定、镇痛、清热、镇咳等广泛的中枢抑制作用。柴胡及其有效成分柴胡皂苷有抗炎作用，其抗炎作用与促进肾上腺皮质系统功能等有关。

升麻：为毛茛科植物大三叶升麻、兴安升麻或升麻的干燥根茎。以体大、质坚、外皮黑褐色、断面黄绿色、无须根者为佳。升麻味辛、微甘，性微寒，归肺、脾、胃、大肠经。

升麻主要含有兴安升麻碱、阿魏酸、咖啡酸、水杨酸、升麻素、齿阿米素、去甲齿阿米素、齿阿米醇、12β-羟基升麻醇阿拉伯糖苷以及 β-谷甾醇、升麻环氧醇、升麻环氧醇木糖苷等成分。

升麻对结核分枝杆菌、金黄色葡萄球菌和卡他球菌有中度抗菌作用。北升麻提取物具有解热、抗炎、镇痛、抗惊厥、升高白细胞、抑制血小板聚集及释放等作用。

〔单味药功用〕

柴胡：柴胡主要功效为疏散退热，疏肝解郁，升举阳气。用于感冒发热，寒热往来，胸胁胀痛，月经不调，子宫脱垂，脱肛。柴胡有退热作用，可治疗邪在少阳，寒热往来，常与黄芩、半夏等同用（如小柴胡汤）；对疟疾，柴胡与草果、青皮等配伍截疟退热。柴胡有疏肝解郁作用，对胸胁疼痛无论内由肝郁、外因伤扑皆可应用；凡见肝气郁结所致的月经不调或痛经等，均可与当归、白芍、香附、郁金等药同用。柴胡药性升浮，配党参、黄芪、升麻等补气药物，对气虚下陷的久泻脱肛、子宫下垂等，有升举阳气的作用。柴胡配葛根、羌活，则发汗解表。

柴胡其性升散，古人有"柴胡劫肝阴"之说，阴虚阳亢，肝风内动，阴虚火旺及气机上逆者忌用或慎用。

《神农本草经》："主心腹，去肠胃中结气，饮食积聚，寒热邪气，推陈致新。"

《本草纲目》："治阳气下陷，平肝、胆、三焦、包络相火，及头痛、眩晕、目昏、赤痛障翳、耳聋鸣，诸疟，及肥气寒热，妇人热入血室，经水不调，小儿痘疹余热，五疳羸热。"

升麻：升麻的功效为解表透疹，清热解毒，升举阳气。用于风热头痛，齿痛，口疮，咽喉肿痛，麻疹不透，阳毒发斑，脱肛，子宫脱垂。本品发表力弱，一般表证较少应用，因其透发作用，故多用于麻疹透发不畅，常与葛根配合应用。本品清热解毒以治胃火亢盛的牙龈腐烂、口舌生疮及咽喉肿痛，临床常与石膏、黄连等配伍；对热病高热、身发斑疹以及疮疡肿痛，升麻又可配金银花、连翘、赤芍、当归等同用。升麻的升举阳气作用与柴胡相似，故两药往往相须为用，并多配补气药党参、黄芪以升阳举陷。升麻配葛根则用于透疹，升麻配黄连、石膏可用治胃火齿痛，配黄芩、连翘、牛蒡子、板蓝根等可用治头面丹毒。

阴虚火旺、麻疹已透者以及阴虚阳亢者忌服。

《神农本草经》："主解百毒……辟温疾、障邪。"

《名医别录》："中恶腹痛，时气毒疠，头痛寒热，风肿诸毒，喉痛口疮。"

〔配伍作用〕

柴胡—升麻药对见于李东垣《脾胃论》之"补中益气汤"。

柴胡—升麻药对主治中气不足，气虚下陷所致诸证，清阳不升，气虚发热，脾胃虚弱。

升麻轻清上行，升举下陷之清阳；柴胡发散清阳，助升麻举清阳之力。两者一升举，一升散，升举相兼，举散合一，将脾虚无力升举之下陷清阳提升本位。

《本草纲目》云："升麻引阳明清气上行，柴胡引少阳清气上行……"

李东垣指出："人之脾胃气衰，不能升发阳气，故用升麻、柴胡助辛甘之味，以引元气之升"。治疗上，"以柴胡、升麻苦平，行少阳、阳明二经，发散清气。"

如补中益气汤用柴胡、升麻升阳举陷。

《药品化义》云："升麻，善提清气，少用佐参、芪升补中气。柴胡引肝气从左而上，升麻引胃气从右而上，入补中益气汤有鼓舞脾元之妙，使清阳之气上升而浊阴之气下降。"

〖配伍主治〗

（1）该药对常用于治疗中气不足、气虚下陷所致的气短、乏力、脱肛、胃下垂、腹部坠胀及清阳下陷所致的泄泻等病症。

（2）该药对常用于湿阻气机、清阳不升者，出现疲乏倦怠、头晕、记忆力减退、注意力不集中、胸闷、腹胀等症。

（3）该药对可用治脾不升清、气虚下陷之崩漏、泄泻及虚损不足等症。

（4）该药对可用治气虚发热。气虚发热是由于劳逸不均，过度的疲乏劳累，加之饮食失于调理，造成脾胃气虚，因而引起发热，称之为气虚发热。其病机为饮食劳倦，损伤脾胃，以致脾胃气虚，清阳下陷所致。脾胃气虚，清阳陷于下焦，郁遏不达则发热，因非实火，故其特点是发热不甚，劳累后加重，病程较长。

〖常用量〗

柴胡 3～10g，升麻 3～10g。

〖临床经验应用〗

例1 赵某，女，28岁，教师。连续低热 1 月多，体温多为 37.5～38℃，劳累则发热甚，少气懒言，体倦肢软，面色苍白，纳差，便溏，舌淡、苔白，脉虚缓。证属脾胃气虚，清阳下陷。治法：补中益气，升阳举陷。处方：黄芪30g，党参20g，炒白术 10g，炙甘草 10g，当归 10g，陈皮 10g，升麻 10g，柴胡 10g。每天 1 剂，水煎，分 2 次服。随症加减，续服 1 月，症状消失。

例2 治血崩：升麻五分，柴胡五分，川芎一钱，白芷一钱，荆芥穗六钱，当归六钱。水二碗，煎一碗，食远服，即止，多不过五六服。（《墨宝斋集验方》）

第二章

清热类药对

大黄—芒硝　　　虎杖—红藤

石膏—知母　　　黄芩—黄连

赭石—石膏　　　黄连—栀子

芦根—淡竹叶　　黄柏—知母

金银花—连翘　　黄芩—白术

天葵子—土贝母　广藿香—猪胆粉

鱼腥草—金荞麦

⑧　大黄—芒硝

【单味药药性】

大黄：为蓼科植物掌叶大黄、唐古特大黄或药用大黄的干燥根和根茎。以个大、质坚实、气清香、味苦而微涩者为佳。大黄性寒，味苦；归脾、胃、大肠、肝、心包经。

本品主要含芦荟大黄素、大黄酚、大黄素甲醚、大黄酸等成分。

大黄的药理作用有泻下、抑菌、止血、促进胆汁分泌、降脂、降压和抗肿瘤，对消化系统有导泻、利胆、保肝、抗胃和十二指肠溃疡、兴奋肠管平滑肌的作用。

芒硝：为硫酸盐类矿物芒硝族芒硝，经加工精制而成的结晶体。芒硝性寒，味咸、苦。归胃经、大肠经。

芒硝主要含含水硫酸钠，并常夹杂微量氯化钠、硫酸钙和硫酸镁等杂质。

芒硝为渗透性泻下药，口服后在肠中形成高渗盐溶液状态，促使肠道蠕动而致泻。以芒硝为主的方剂有显著的抗炎、抗菌及溶解胆结石的药理作用。

【单味药功用】

大黄：大黄的主要功效为泄热通便，凉血解毒，逐瘀通经。临床主要用于治疗实热便秘、积滞腹痛、泻痢不爽、湿热黄疸、血热吐衄、目赤、咽肿、肠痈疔疮、瘀血经闭、跌打损伤。外用适量，治水火烫伤、上消化道出血。大黄剧烈攻下，药性较峻猛，过量使用易伤正气，非实证患者不宜使用；大黄的性味苦寒，易伤胃气，脾胃虚弱者慎用；大黄性沉降，有活血化瘀作用，孕妇、月经期、哺乳期女性慎用。

《名医别录》曰："大寒，无毒。平胃下气，除痰实，肠间结热，心腹胀满，女子寒血闭胀，小腹痛，诸老血留结。"

《日华子本草》言："通宣一切气，调血脉，利关节，泄壅滞、水气，四肢冷热不调，温瘴热痰，利大小便，并敷一切疮疥痈毒。"

芒硝：芒硝的主要功效为泄热通便，润燥软坚，清火消肿。临床主要用来治疗实热积滞、腹满胀痛、大便燥结、咽痛口疮等，可外用于乳痈和痔疮肿痛的治疗。因性寒，脾胃虚寒者及孕妇禁用。

《名医别录》曰："味辛、苦，大寒。主治五脏积聚，久热、胃闭，除邪气，破留血、腹中淡实结搏，通经脉，利大小便及月水，破五淋，推陈致新。"

《日华子本草》言："主通泄五脏百病及癥结，治天行热疾，消肿毒及头痛，排脓，润毛发。"

〖配伍作用〗

《医宗金鉴》谓："经曰：热淫于内，治以咸寒，火淫于内，治以苦寒，君大黄之苦寒，臣芒硝之咸寒，二味并举，攻热泻火之力备矣。"

大黄苦寒沉降，主归胃、大肠经，可荡涤肠胃，泻下通便，常用于治疗胃中宿食不去；芒硝苦寒沉降，归胃、大肠经，故具有泻下攻积通便之功，多用于治疗湿热积滞，腹满胀痛。两药相伍，相互促进，泄热导滞、攻下破积、通便除满之力增强。

〖配伍主治〗

（1）大便不通，腹痛痞满，可配伍枳实、厚朴等。

（2）狂证，属痰瘀化火者。

（3）肠痈或妇女腹部积块，妇女经闭，小腹坠胀疼痛，瘀热互结尚未成脓者，常配伍牡丹皮、桃仁等。

（4）慢性痢疾，下痢，里急后重，腹胀痛，顽固不愈等。

（5）湿热黄疸，使邪毒从大便排出，缩短黄疸期，加快症状的改善。

〖常用量〗

大黄 3~15g，用于泻下不宜久煎。外用适量，研末敷于患处。芒硝，6~12g，一般不入煎剂，待汤剂煎得后，溶入汤液中服用。外用适量。

〖临床经验应用〗

例 1 陈某，女，55岁，农场职工，几日前感冒发热经西医治疗，表证虽除，但又失音不能言。诊时见躁急病容，面红，舌苔黄赤，脉沉迟有力。此为热邪郁伏阳明，痰热交阻，气道不通，声音猝然嘶哑。遂用大承气汤：大黄10g（后下），厚朴10g，枳实10g，芒硝15g（冲服）。第一剂服后，当天夜间3点排便3次，翌日神清气爽，喉中已可出声，但说话仍觉费力。药已中病，照原方再进2剂，服后发声正常，告愈。

例 2 明代医家张介宾以大黄、芒硝各等份，为末调涂，治赤鼻久不瘥，名曰二神散。

⑨　石膏—知母

〖单味药药性〗

石膏：为硫酸盐类矿物石膏族石膏，是一种纤维状的集合体，呈长块状、板块状或不规则块状。以白色、块大、半透明、纵断面如丝者为佳。石膏味甘、辛，性大寒，归肺、胃经。

生石膏的主要成分为含水硫酸钙（$CaSO_4 \cdot 2H_2O$），其中 CaO 含量 32.5%、SO_3 含量 46.6%、H_2O 含量 20.9%。此外，还含有铝、铜、锌、镍、镁、铁、铅、钴等 20 多种微量元素。

现代药理学研究表明，天然石膏煎剂（1:1）注射于人工发热动物，有解热作用；在体外培养试验中能明显增强兔肺泡巨噬细胞的吞噬能力；对离体蟾蜍心及兔心，小剂量有兴奋作用，大剂量呈抑制效果；石膏煎剂有降低乙型肝炎病毒脱氧核糖核酸含量的作用。

知母：为百合科知母属植物知母的干燥根茎。以肥大、质硬、表面被金黄色茸毛、断面黄白色为佳。知母性味苦、寒，归肺、胃、肾经。

本品根茎含多种知母皂苷、知母多糖，此外，尚含芒果苷、异芒果苷、胆碱、鞣酸、烟酸及多种金属元素、黏液质、还原糖等。

现代药理研究表明，此药具有解热、退虚热、抑制血小板聚集、降低血糖、抗炎、祛痰、利尿、抗菌、抗溃疡等作用。

【单味药功用】

石膏：生用解肌清热，除烦止渴。治热病壮热不退，心烦神昏，谵语发狂，口渴咽干，肺热喘急，中暑自汗，胃火头痛、牙痛，热毒壅盛，发斑发疹，口舌生疮。煅敷生肌敛疮，外治痈疽疮疡，溃不收口，汤火烫伤。

《神农本草经》载其："主中风寒热，心下逆气，惊喘，口干苦焦，不能息，腹中坚痛……产乳，金疮。"

《名医别录》载其："除时气，头痛，身热，三焦大热，皮肤热，肠胃中膈热，解肌发汗，止消渴，烦逆，腹胀，暴气喘息，咽热。"

《药性论》载其："治伤寒头痛如裂，壮热，皮如火燥，烦渴，解肌，出毒汗，主通胃中结，烦闷，心下急，烦躁，治唇口干焦。和葱煎茶去头痛。"

知母：具有清热泻火、滋阴润燥的功效。本品味苦、甘而性寒，质润，苦寒能清热泻火除烦，甘寒质润能生津润燥止渴，善治外感热病，高热烦渴者；主入肺经而长于泄肺热、润肺燥，用治肺热燥咳，常配贝母用；本品兼入肾经而能滋肾阴、泻肾火、退骨蒸，泻肺火、滋肺阴，泻胃火、滋胃阴，可用治阴虚内热之消渴证；亦可滋阴润燥，可用治阴虚肠燥便秘证。

《雷公炮制药性解》载其："泻无根之肾火，疗有汗之骨蒸，止虚劳之阳胜，滋化源之阴生。"

《本草纲目》载其："知母之辛苦寒凉，下则润肾燥而滋阴，上则清肺金而泻火，乃二经气分药也。"

【配伍作用】

石膏与知母配伍，出自《伤寒论》中的白虎汤，是治疗热在气分的重要药对，即现代之高热证。石膏生用大寒，有除烦止渴、清热泻火之功；知母苦甘且寒，有滋阴润燥、清热泻火之功。两药合用，清热泻火与生津滋阴力更强，用于治疗肺胃火热伤津证和热病气分高热证。

【配伍主治】

（1）气分热盛证 石膏辛甘大寒，主入肺胃气分，善清阳明气分大热，清热而不伤阴，止渴而除烦。知母苦寒质润，清肺胃气分之热，佐石膏扫暑热，滋阴润燥，救阴津，除渴烦。能够清除体内的热邪，缓解发热、肺热咳喘等症状。

（2）清热除烦 知母性寒，归肺、胃、肾经，可清肺、胃之热，石膏性大寒，两者配伍可清除内热，减轻上火引起的燥热、盗汗、口干等表现。

（3）生津止渴 知母配伍石膏益胃生津，起到润燥的功效，可改善厌食、食欲缺乏、胃部灼热等症状。起到改善消化能力，并增强食欲的目的。

（4）益气养阴 石膏能解肌透热、滋养阴液，与知母生津联用可调理体内阴阳平衡，改善阴虚所致头晕目涩、心烦失眠、耳鸣等症状。

【常用量】

石膏 15～60g，先煎；知母 6～12g。

【临床经验应用】

例1 吕某，男，45 岁，初秋时节外感发热，体温升高，最高可达 39.8℃，就诊于基层卫生院，予以氨基比林退热处理，旋即再次高热，持续 4 日，大渴引饮，时有汗出，而手足厥冷，舌绛红，苔黄，脉洪而大。此乃阳明热盛于内，格阴于外，阴阳不相顺接的"热厥"之证。其特点为发热在前，手足厥冷在后，是为阳气阻遏于气分不能达外所致。治疗上应当应用辛寒药物清热生津止渴，使得阴阳之气顺接。方用生石膏 30g，知母 9g，炙甘草 6g，粳米一大把。两剂药后热即消退。

例2 李某，女，38 岁，牙龈肿痛，鼻腔及牙龈时常出血，心烦，口渴欲冷饮，小便量少色黄，大便略干，舌质红少苔，脉洪大。此为阳明胃经热盛，少阴阴虚缺乏滋润，治疗上以清胃滋肾为主。方用生石膏 20g（先煎）、知母 10g、生地黄 10g、麦冬 10g、牛膝 10g、牡丹皮 12g，煎服。

⑩ 赭石—石膏

【单味药药性】

赭石：本品为氧化物类矿物刚玉族赤铁矿，以色棕红、断面呈层叠状、有钉头者为佳。赭石味甘，性寒。入肝、心、肺、胃经。

赭石主含三氧化二铁（Fe_2O_3），并含铬、镉、钴、铜、锰、镁等多种微量元素。

赭石的主要药理作用：对肠道有兴奋作用，可使肠蠕动亢进；所含铁质能促进红细胞及血红蛋白的新生；对中枢神经系统有镇静作用。

石膏：本品为硫酸盐类矿物石膏族石膏，以色白、块大、半透明、纵断面如丝者为佳。石膏味甘、辛，性大寒，归肺、胃经。

生石膏的主要成分为含水硫酸钙。

现代药理研究表明石膏小剂量时有兴奋离体心脏作用，而大剂量时则有抑制作用。石膏可使小肠推进功能减慢，并促进胆汁排泄，可提高肌肉的兴奋性，还能缩短凝血时间，大剂量石膏可使血压下降。

【单味药功用】

赭石：平肝镇逆，凉血止血。治噫气呕逆，噎膈反胃，哮喘，惊痫，吐血，鼻衄，肠风，痔瘘，崩漏带下。

《名医别录》载其："主带下百病，产难，胞衣不出，堕胎，养血气，除五脏血脉中热，血痹，血瘀，大人小儿惊气入腹，及阴痿不起。"

《本草再新》载其："平肝降火，治血分去瘀生新，消肿化痰，治五淋崩带，安产堕胎。"

石膏：分为生石膏和熟石膏，生石膏具有清热泻火、除烦止渴的功效，熟石膏即煅用以后的石膏，具有敛疮生肌和收湿、止血的功效。

《伤寒杂病论》最早运用石膏，其主要功效就是治疗阳明热盛证。

《伤寒论》中的白虎汤最能体现石膏核心功效，原书主治"三阳合病"，症见"腹满身重，谵语遗尿，口不仁，面垢"。

【配伍作用】

石膏辛寒解肌热，泻胃火；赭石苦寒泄热，重镇降逆止呕，两者相须为用，共奏清降胃火，降逆止呕之功。此外，两药均性寒可凉血，有清热凉血之效。

【配伍主治】

（1）用于肺胃之气上逆证属胃热亢盛者。赭石重坠降逆，能镇摄肺胃之逆气。治胃气上逆之呕吐、嗳气、呃逆，石膏大寒而降逆，清胃热，两者相辅相成。

（2）阳明腑实，大便燥结。石膏质重而降，能清阳明大热，赭石质重而坠，镇逆气，止呕吐，通燥结。两药相配伍，重坠下行，标本兼治，相得益彰，清里热，降胃气，开肠结。

（3）眼睛红肿，不能开视。《仁斋直指方》介绍，赭石粉与石膏粉以二比一混匀，水调后敷于太阳穴，有清热凉血明目之功。

【常用量】

赭石：内服：9～30g，打碎，先煎；入丸、散时 1～3g。石膏：15～60g，先煎。

[临床经验应用]

例 孙某，男，65岁。自诉风热感冒愈后，出现牙痛反复，时作时休。近期因外出不慎再次受外感侵袭，静脉滴注西药后诸症缓解，唯有牙痛症状复又加剧。刻下左颊部发热，局部有热胀感，牙痛，心中燥热，喜冷饮，大便秘结。舌质红苔黄，脉滑数有力。证属表邪已解，热邪转属阳明，腑有燥结，邪热挟气血循经上扰而致。

处方：石膏40g（碎），赭石35g（捣），牛膝30g。3剂，每剂水煎，早晚服。药尽2剂，大便通畅，邪热得解，牙痛消失。

按语：本例患者药用辛、大寒之石膏，质重而降，为清阳明胃腑实热之圣药；赭石质重而坠，镇冲降逆，更通燥结；重用牛膝，引其气血下行，并能引浮越之火下行。诸药相伍，实热清，腑实通，邪热祛，牙痛自安。

⑪ 芦根—淡竹叶

[单味药药性]

芦根：本品为禾本科植物芦苇的新鲜或干燥根茎，以条粗壮、黄白色、有光泽、无须根、质嫩者为佳。芦根性味甘寒，归肺经、胃经。

芦根含酚酸类成分：咖啡酸、龙胆酸。维生素类成分：维生素 B_1、维生素 B_2、维生素 C 等。还含有天冬酰胺及蛋白质、脂肪、多糖等。

现代药理学研究发现芦根有解热、镇静、镇痛、降血压、降血糖、抗氧化及雌激素样作用，对 β-溶血性链球菌有抑制作用，所含薏苡素对骨骼肌有抑制作用，苜蓿素对肠管有松弛作用。

淡竹叶：本品为禾本科植物淡竹叶的干燥茎叶，以色青绿、叶大、梗少、无根及花穗者为佳。淡竹叶味甘、淡，性寒，归心、胃、小肠经。

淡竹叶中有大量有益于人体的活性物质，主要包括黄酮类、酚酸类、生物碱、生物活性多糖等物质。

现代药理研究表明此药对于金黄色葡萄球菌、铜绿假单胞菌等有一定的抑制作用，还具有优良的抗自由基、抗氧化、抗衰老、抗疲劳、降血脂、保护肝脏、疏通微循环、活化大脑、促进记忆、改善睡眠等作用。

[单味药功用]

芦根：清热生津，除烦，止呕，利尿。主要用于热病烦渴、胃热呕吐、肺热咳嗽、肺痈吐脓、热淋涩痛。

《名医别录》载其："主消渴，客热，止小便利。"

《药性本草》载其："能解大热，开胃。治噎哕不止。"

《新修本草》载其："疗呃逆不下食、胃中热、伤寒患者弥良。"

淡竹叶：清热除烦，生津利尿。治热病烦渴，小儿惊痫，咳逆吐衄，面赤，小便短赤，口糜舌疮。

《名医别录》载其："主治胸中痰热，咳逆上气。"

《药性论》载其："主吐血热毒风，止消渴。"

《日华子本草》载其："治伤寒头痛如裂，壮热如火。消烦逆，中风失音不语……主天行热狂，头风旋，小儿惊痫，妊子人头眩倒地。"

【配伍作用】

芦根、淡竹叶性味甘寒，清热生津亦治烦。芦根具有生津利尿作用，而淡竹叶则能透表泄热。两者结合可以有效促汗出，消退热气，缓解烦躁和口渴。

【配伍主治】

（1）温热病，热病烦渴　人体感受外邪而引起的急性发热为主的疾病即为温热病，包括了现代医学中以高热为主的多种传染病，比如说流行性脑膜炎、乙脑、肠伤寒、麻疹等治疗早期，都宜用辛凉甘淡的药物。外感热病，肺胃津伤，不能透热外出，发热不退，烦渴，此时不能用下法，也不宜用发散剂，用芦根、淡竹叶清心泄热，除烦止渴，生津退热，以轻宣之法引热外出。

（2）热病初起，解表散热　外感热病初起，常需要运用解表的方法，使邪气从表解散，芦根生津利尿，淡竹叶透表泄热，两者结合使用能够滋润肺胃，有效地促进出汗、消退热气。

（3）小便不利　淡竹叶、芦根均具有生津利尿的效果，可改善小便不利。

（4）肺热咳嗽　淡竹叶归心、胃、小肠经，芦根归肺、胃经，两者合用，能够起到治疗肺热咳嗽的作用。

（5）口疮　淡竹叶、芦根都属于性味偏寒的中草药，能够起到清热解毒的功效，对于上火引起的口疮有较好的治疗效果。

【常用量】

芦根：15～30g（鲜品 60～120g）；或鲜品捣汁。外用：适量，煎汤洗。

淡竹叶：6～10g，煎服。

【临床经验应用】

例1 周某，女，2 岁，发热 20 余天，持续不退，午后热盛。体温波动于 37.8～38.8℃；气候愈热，体温愈高。症：无汗，口渴不喜多饮，纳呆泛恶，小便频数，大便溏薄，日 2 次。外院查血白细胞、生化、胸透均正常，反复使用抗生素、激素 10 余天未见改善。患者精神尚可，查体未见明显阳性体征。舌红、苔薄黄腻，指纹浮，色带紫、在风关。诊断：夏季热（暑伤肺卫挟湿）。

处方：芦根 12g，淡竹叶、枇杷叶、薄荷叶各 3g，藿香叶、荷叶、佩兰叶、西瓜翠衣各 6g，西洋参 3g（另煎，冲入）。3 剂后，体温退至正常，余症悉平。

按语：夏季热是婴幼儿常见而特有的疾病，因其发热期长，病程缠绵，病儿及家长深受其苦。其发病机制为感受暑热、伤津伤气。但夏月不仅炎热，而且湿气也重，临床往往表现为暑热挟湿之象，如脘闷纳呆，便溏，口渴不欲多饮，若单用益气养阴之剂，效果不够理想，须重视清暑祛湿。方中淡竹叶、芦根皆主清肃肺气，解大热，且两者皆可清热解暑，故为湿热暑湿之要药。

例2 沙某，女，16 岁，患者反复发热月余。近日发热，体温 39℃，症见：咳嗽咽痛，痰少色黄，心胸闷热，口渴欲饮，呼吸气短，小便短赤，纳差便可。查：皮肤灼热，咽部充血，扁桃体肿大。舌质红，尖部尤甚，苔淡黄，脉浮略数。证属外有表邪，内蕴郁热之证。治当和转枢机、清热解表。

处方：止咳散加芦根 30g，淡竹叶 10g，牛蒡子 10g，水煎，温服，进药 4 剂，热退咳微，继 3 剂而愈。方中芦根既能清透肺胃气分实热，还可以生津止渴，与淡竹叶相配伍清热生津、除烦、利尿。

⑫ 金银花—连翘

【单味药药性】

金银花：本品为忍冬科植物忍冬的干燥花蕾或带初开的花。以花蕾饱满、含苞待放、色黄白者为佳。金银花味甘、性寒，归肺、心、胃经。

金银花含有黄酮类、酚酸类、环烯醚类化合物等成分，其中黄酮类化合物具有显著的抗氧化、抗炎、抗病毒等活性。酚酸类化合物如绿原酸、咖啡酸等也具有抗氧化、抗炎等作用。环烯醚类化合物如金银花醇等具有抗炎、抗肿瘤等活性。

现代药理研究发现金银花具有抗炎作用，黄酮类和酚酸类化合物能够抑制炎症介质如肿瘤坏死因子-α、白细胞介素-1β 等的释放，从而减轻炎症反应。且此类化合物还能够清除体内自由基，减轻氧化应激对机体的损害，还能够通过激活过氧化氢酶等抗氧化酶的活性，提高机体抗氧化能力。黄酮类及酚酸类化合物能够抑制多种病毒的复制过程。金银花中的环烯醚类化合物能够抑制肿瘤细胞的增殖和迁移，并诱导其凋亡，此外金银花还能够通过免疫调节系统的功能，增强机体的抗肿瘤免疫力。

连翘：本品为木樨科植物连翘的干燥果实。秋季果实初熟尚带绿色时采收，蒸熟，晒干，习称"青翘"；果实熟透时采收，晒干，除去杂质，习称"老翘"。青翘以色青绿、不开裂、无枝梗者为佳；老翘以色黄、瓣大、壳厚、无种子者为佳。连翘味苦，性微寒，归肺、心、小肠经。

研究表明连翘化学成分主要包括苯乙醇苷类、木脂素类、酚酸类、黄酮类、萜类及挥发油及其苷类等，其中苯乙醇苷类和木脂素类是连翘含量较丰富的两类化学成分。

连翘苯乙醇苷类对金黄色葡萄球菌、大肠杆菌、肺炎克雷伯杆菌有很强的抑制作用，还可以抑制腺病毒、呼吸道合胞病毒、流感病毒等 RNA 病毒。此外，连翘水提物还降低肝脏丙二醛（MDA）含量，提高超氧化物歧化酶（SOD）活性，调节血清总胆红素（TBIL）代谢，从而达到保肝作用。连翘酯苷 A 有明显的免疫调节作用，连翘部分化学成分通过抑制癌细胞的复制，加速癌细胞凋亡两个方面达到抗肿瘤效果。连翘中含有苯乙醇苷类以及黄酮类成分，具有清除体内自由基的功能。

〔单味药功用〕

金银花：疏散风热、清热解毒以生品为佳；炒炭宜用于热毒血痢；露剂多用于暑热烦渴。

（1）温病初期：常与连翘、薄荷、淡豆豉等同用，具有清热解毒、疏风解表作用，可用于温病初期，发热微恶寒，口微渴，如银翘散。

（2）痈疽疔毒：常与蒲公英、紫花地丁、野菊花等同用，能增强清热解毒作用，如五味消毒饮。

（3）温病中期：常与黄芩、栀子、石膏、竹茹、芦根等同用，具有清热解毒、透邪外出、和胃止呕作用，可用于邪热壅阻，胃气不和，发热烦躁，胸膈痞闷，口渴干呕，舌红苔燥，脉象滑数之症。

（4）赤痢：常与黄连、赤芍、木香、马齿苋等同用，具有清热理肠、化滞和血作用，可用于湿热中阻、损伤肠络脂膜，下痢脓血，腹痛，里急后重之症。

（5）疫痢：常与生地黄、赤芍、牡丹皮、黄连、黄柏、白头翁等同用，具有清热解毒、凉血止痢作用，可用于疫毒侵袭肠胃，与气血搏结，痢下鲜紫脓血，壮热口渴，烦躁不安，甚至神昏谵语之症。

《本草纲目》载其："一切风湿气，及诸肿毒、痈疽疥癣、杨梅诸恶疮，散热解毒。"

连翘：清热解毒，散结消肿。治温热，丹毒，斑疹，痈疡肿毒，瘰疬，小便淋闭。

（1）疮痈肿毒，瘰疬痰核：本品苦、微寒，主入心经，既能清心火，又能消散痈肿，固有"疮家圣药"之称。治疮痈肿毒，常与金银花、蒲公英、野菊花等解毒消肿之品同用。若疮痈红肿未溃，常与皂角刺配伍，如加减消毒饮。若疮疡脓出，红肿破溃，常与牡丹皮、天花粉同用，如连翘解毒汤。

（2）外感风热，温病初起：本品苦能清泄，寒能清热，入心、肺二经，长于清心火，散上焦风热。

（3）热淋涩痛：本品苦寒通降，兼有清心利尿之功。

《珍珠囊补遗药性赋》载其："泻诸经之客热；散诸肿之疮疡。"

《药性论》载其："主通利五淋，小便不通，除心家客热。"

《日华子本草》载其："通小肠，排脓。治疮疖，止痛，通月经。"

【配伍作用】

金银花与连翘为伍为临床上常用药对，出自《温病条辨》中的银翘散，以治温病初起发热诸症。金银花气芳香，质轻扬，性宣散，甘寒入肺胃，而有清解表热和上焦诸热之功，凡外感风热或温病初起都可用；又有透营转气之功，故温热病卫、气、营、血四个阶段均可用。其寒凉清热而解毒，为治一切热毒所致内痈、外痈要药。连翘苦、微寒，气芬芳，质轻扬，既能散上焦风热，透达表邪，又有透热转气之功。清心火，解疮毒，消痈散结，被称为"疮家之圣药"，治阳性疮疡初起红肿热痛尤为适宜。且二者均有清热解毒的作用，金银花气味芳香，偏于透上身之热；连翘轻清而浮，偏于透达全身躯壳之热。二药相须为用，清热解毒之力倍增，既能透热解表，又能清解里热毒邪，还能疏通气血，宣导十二经脉气滞血凝，以达消肿散结止痛之功效。

【配伍主治】

（1）外感风热或温病初起，身热头痛，咽痛口渴，常与荆芥、薄荷、芦根、牛蒡子等同用，如银翘散等。

（2）热入营血，舌绛神昏，心烦少寐，配伍水牛角等药，如清营汤等。

（3）外科疮疡属阳证者。配紫花地丁、黄连、夏枯草等。

（4）风热痒疹。

（5）痹证　类风湿关节炎属热盛型之顽固性疾病者。

【常用量】

金银花 6～15g；连翘 6～15g。

【临床经验应用】

例1 王某，男，5岁。主诉：患儿夜间起发热，体温 38.6℃，伴咳嗽、流涕、喷嚏、大便干燥、小便色黄。诊查：全身皮肤起红疹，舌边尖红，苔薄白而干，脉象浮数。辨证：温邪犯肺，肺气不宣，郁热波及营血，外发成疹。治法：辛凉解表，宣肺透疹。以银翘散加减。

处方：金银花 10g，连翘 10g，薄荷 5g，淡豆豉 6g，牛蒡子 10g，桔梗 5g，竹叶 6g，芦根 15g，浮萍 6g。随访：服上药两剂后，热退疹消而愈。

例2 昊某，男，22岁。主诉：患者于三天前突然恶寒发热，两天后出现右上臂阵发性针刺样疼痛。西医诊断为右上臂脓肿，败血症。予抗感染治疗，并将右上臂脓肿切开引流，但病员仍高热。诊查：体温 39℃，畏寒发热，口略渴，汗出。脉滑数，舌质红润，微有黄苔。辨证、治法：邪热在卫气之间，当以辛凉透解，清热解毒为治。

处方：金银花 30g，连翘 15g，焦栀子 10g，荆芥 10g，紫花地丁 15g，芦根 30g，枯黄芩 10g，淡豆豉 10g，淡竹叶 10g，蒲公英 30g，乳香、没药各 6g，薏苡仁 15g，赤芍 10g。服上方药后体温降至正常，伤口愈合。后去焦栀子、淡豆豉、荆芥、乳香、没药，加生地黄、牡丹皮、知母等续服，半月后病愈出院。

按语：本案西医诊断虽为右上臂脓肿，败血症。但中医辨证认为邪在上焦卫气之间，故当辛凉透解、清热解毒，因有疮疡肿毒，故在重用金银花、连翘的基础上再加蒲公英、紫花地丁清热解毒疗疮。药证相合，病必痊愈。

⑬　天葵子—土贝母

〔单味药药性〕

天葵子：为毛茛科植物天葵的干燥块根。以干燥、形大、外黑内白、无须根杂质者为佳。天葵子味甘、苦，性寒；入肝、胃经。

天葵子中主要活性成分为生物碱类，目前已从天葵子中分离得到 60 余种成分，主要包括唐松草酚定、木兰碱、小檗碱等。

天葵子具有抑菌、抗肿瘤的药理作用。

土贝母：为葫芦科植物土贝母的干燥块茎。以个大、红棕色、质坚实、有亮光、半透明者为佳。土贝母味苦，性微寒；入肺、脾经。

土贝母主要含有皂苷类成分，到目前为止已发现 16 种皂苷类成分，主要分为四环三萜皂苷和五环三萜皂苷。

土贝母具有抗肿瘤、抗病毒、抗炎等药理作用。

〔单味药功用〕

天葵子：天葵子功效为清热解毒，消肿散结，利尿。临床上用于治疗痈肿，瘰疬，疔疮，淋浊，带下，肺虚咳嗽，疝气，癫痫，小儿惊风，痔，跌打损伤，毒蛇咬伤。常与浙贝母（象贝）、牡蛎、夏枯草、玄参等配伍治疗瘰疬；与蒲公英、鹿角霜等配伍治疗乳痈；与金银花、连翘、紫花地丁草等配伍治疗疮痈等症。用于肝癌、乳癌、淋巴肿瘤等疾病，常与重楼（七叶一枝花）、八月札等配合应用。

《滇南本草》曰："散诸疮肿，攻痈疽，排脓定痛，治瘰疬，消散结核，治妇人奶结，乳汁不通，红肿疼痛，乳痈，乳岩坚硬如石，服之或散或溃。"

《四川中药志》言："利水通淋，解毒。治尿酸结石，小便淋沥不清。"

《陕西中草药》谓："治蛇、虫咬伤，跌打损伤，尿路结石，皮肤干燥。"

土贝母：土贝母功效为解毒，散结，消痈肿。临床上用于治疗乳痈，瘰疬痰核，疮疡肿毒及蛇虫毒、乳痈，乳腺炎，颈淋巴结结核，慢性淋巴结炎，肥厚性鼻炎。

《本草从新》曰："治外科证痰毒。"

《百草镜》言："能散痈疽肿毒，化脓行滞，解杨梅结毒，除风湿，利痰饮。治恶疮久不敛研末调敷。"

《陕西中草药》谓："清热解毒消肿。治淋巴腺结核，急性乳腺炎初起，痈肿。"

【配伍作用】

天葵子甘、苦，寒，土贝母苦、微寒，二者均有散结消肿、清热解毒之功效，两药同用，其功益宏，适用于治疗瘿病以及热毒郁结所致的乳痈肿痛等。

【配伍主治】

（1）肉瘿。

（2）瘰疬、乳岩。

【常用量】

天葵子9～15g，土贝母5～10g。

【临床经验应用】

例1 瘿病往往因水土因素及情志内伤，而致气机不畅，气机郁滞，日久化火，津液不能输布，聚炼成痰，痰瘀凝结所致，用此药对甚为合拍。浙江王绪鳌先生善用此药对。

处方：天葵子、土贝母各10g，需服1～2个月，重者加倍。瘿病严重者，加昆布、海藻；兼阴亏者，加麦冬、玄参；兼气郁者，加八月札、枳壳等。

例2 《中国中医秘方大全》，王绪鳌方。川芎天葵汤主治甲状腺腺瘤。

处方：当归、川芎、乌药各6g，玄参、海浮石各12g，海藻、昆布、土贝母、天葵子各10g，八月札9g。水煎服，每日1剂，日服2次。

例3 治瘰疬、乳岩。

处方：天葵根五分，象贝（浙贝母）二至三钱，煅牡蛎三至四钱，甘草一钱。同煎服数次。（《浙江民间草药》）

例4 瑞安生验方：治疬串不论已破未破皆治。

处方：土贝母半斤，牛皮胶四两（敲碎，牡蛎粉炒成珠，去粉为细末）。水发丸，绿豆大，每日早晚，用紫背天葵根三钱，或用海藻、昆布各钱半，煎汤吞丸三钱。

⑭ 鱼腥草—金荞麦

【单味药药性】

鱼腥草：为三白草科植物蕺菜的新鲜全草或干燥地上部分。以叶片茂盛、颜色翠绿、鱼腥气浓者为佳。鱼腥草味辛，性微寒；入肺经。

鱼腥草化学成分包括挥发油、黄酮类、生物碱类、氨基酸类、萜类、甾醇类和有机酸类等，其中主要药效成分为挥发油、黄酮类化合物。

鱼腥草具有杀菌、抗病毒、抗炎镇痛、抗肿瘤以及增强免疫力等药理作用。

金荞麦：为蓼科植物金荞麦的干燥根茎。以个大、质坚硬者为佳。金荞麦味微辛、涩，性凉；入肺经。

金荞麦的药用化学成分主要为黄酮类、有机酸类、萜类等。

金荞麦具有抗菌、抗炎、抗肿瘤、抗氧化等药理作用。

【单味药功用】

鱼腥草：鱼腥草临床上用于痰热壅滞，咳吐脓血，各种实热性的痈毒肿痛，以及百日咳等病症。本品清热解毒作用颇佳，常与桔梗、鲜芦根、瓜蒌皮、冬瓜子、生薏苡仁、桃仁、浙贝母（象贝）等同用，治肺痈胸痛、咳吐脓血等症；与百部、鹅儿不食草、麦冬、蜂蜜等药配伍，可用于百日咳。用于热毒痈肿，可单味煎汤内服，亦可用鲜草捣烂外敷。

《滇南本草》曰："治肺痈咳嗽带脓血，痰有腥臭，大肠热毒，疗痔疮。"

《本草纲目》载："散热毒痈肿，疮痔脱肛，断痁疾，解硇毒。"

金荞麦：金荞麦临床上用于咽喉肿痛、肺热咳嗽及肺痈、咳痰腥臭等症。本品清热解毒，用治咽喉肿痛，常配伍灯笼草、筋骨草等；用治肺热咳嗽或肺痈，可单用本品一两，隔水炖汁服，也可配合鱼腥草等药同用。金荞麦兼有活血散瘀及祛风湿的作用，用于治疗手足关节不利、风湿筋骨酸痛等症，常配合桑枝、络石藤、苍术等药同用；用治痛经及产后瘀血阻滞腹痛等症，可单用本品一两，加红糖煎服。此外，本品又可用治痢疾。

《本草纲目》曰："主痈疽恶疮毒肿，赤白游疹，虫、蚕、蛇、犬咬，并醋摩敷之，亦捣茎叶敷之；恐毒入腹，煮汁饮。"

《李氏草秘》谓："治乳痈风毒，入诸散毒药内，取根二分，生姜一分，水煎服。治败血久病不痊，又洗痔血。"

《本草纲目拾遗》载："喉风喉毒，用醋磨漱喉……治白蚀用根，捣汁冲酒服。"

【配伍作用】

鱼腥草辛微寒，有清热解毒、消痈排脓之功。金荞麦微辛涩凉，有清热解毒，活血散瘀，祛风湿之效。两药同用，功擅清肺热，祛痰浊，适用于痰热咳嗽，肺痈病。

【配伍主治】

治肺痈，咳吐脓痰。

【常用量】

鱼腥草15～25g，金荞麦15～45g（用水或黄酒隔水密闭炖服）。

【临床经验应用】

例 用于发热咳嗽，痰色黄稠而难咳出，或壮热不退，咳吐黄稠脓痰，气味腥臭，伴有胸闷疼痛、口燥咽干、舌质红、苔黄腻、脉滑数等。痰热体质外感风热客肺，两肺相搏，肺失清肃，以致痰热咳嗽；若血脉瘀阻，痰热内结而酿成肺痈，用此药对甚为合拍。

处方：痰热咳嗽者，以鱼腥草、金荞麦各20g，每日2次为宜，另可加瓜蒌、黄芩等；肺痈患者，以鱼腥草、金荞麦各30g，每日3次为宜，另可加千金苇茎汤。

⑮ 虎杖—红藤

【单味药药性】

虎杖：为蓼科植物虎杖的干燥根茎和根。以根条粗壮、内心不枯朽者为佳。虎杖味微苦，性微寒；入肝、胆、肺经。

主要化学成分包括醌类、二苯乙烯类、黄酮类、苯丙素类等化合物，主要有效成分为白藜芦醇苷。

虎杖具有消炎、抗病毒、改善肝功能等药理作用。

红藤：为木通科植物大血藤的干燥藤茎。以条均匀、色棕红、气香者为佳。红藤味苦，性平；入肝、大肠经。

主要化学成分主要包括简单酚酸性化合物、苯丙酸类化合物、木脂素、三萜类、黄酮等。

红藤具有抗菌、抗炎、抗肿瘤、抗氧化、保护血管内皮等药理作用。

【单味药功用】

虎杖：虎杖功效为祛风利湿，散瘀止痛，止咳化痰。临床上用于治疗关节痹痛，湿热黄疸，淋浊带下，经闭，产后恶露不止，癥瘕积聚，水火烫伤，跌扑损伤，痈肿疮毒，恶疮癣疾。

《药性论》曰："治大热烦躁，止渴，利小便，压一切热毒。"

《滇南本草》言："攻诸肿毒，止咽喉疼痛，利小便，走经络。治五淋白浊，痔漏，疮痈，妇人赤白带下。"

《日华子本草》说："治产后恶血不下，心腹胀满。排脓，主疮疖痈毒，妇人血晕，扑损瘀血，破风毒结气。"

红藤：红藤具有通利、杀虫、清热解毒、祛风活血止痛、散瘀散结等功效，临床上用于治疗急、慢性阑尾炎、风湿痹痛、赤痢、血淋、月经不调、疳积、虫痛、跌扑损伤等。

《湖南药物志》言："通经补血，强筋壮骨，驱虫。治跌打损伤，风湿疼痛，血晕，血淋，筋骨疼痛，疮疖，血丝虫病。"

《闽东本草》谓："治心腹绞痛，赤白痢疾。"

【配伍作用】

虎杖微苦而微寒，有清热解毒、活血祛瘀之功。红藤苦平，有清热解毒、活血通络、祛风湿之效。两药同用，功擅清热解毒，活血祛瘀，适用于热盛瘀阻的外科病症。

【配伍主治】

骨痈疽、附骨疽、痘疮火丹、疔疮肿毒。

【常用量】

虎杖 9～15g，红藤 10～15g。

【临床经验应用】

例 1 用于痈疽除有局部病灶外，尚有口渴欲饮冷、大便秘结或溏而不爽、舌质红、苔黄、脉滑数等。《外科心法要诀·痈疽总论歌》"痈疽原是火毒生，经络阻塞气血凝"。痈肿是热毒聚于一处，以致气血瘀阻而成，用此药对甚为合拍。

处方：虎杖 10g，红藤 10～15g。与《医宗金鉴》五味消毒饮同用，奏效更快。

例 2 治疗急性梗阻性化脓性胆管炎，有胆管结石或蛔虫病史，体温在 39℃以上，周围血象白细胞升高，常有轻、中度中毒性休克的表现，右上腹胀痛，或伴有轻、中度黄疸者，可用虎杖红藤大黄汤治疗。

处方：虎杖、红藤各 30g，大黄 10g（后下），郁金、枳壳各 10g，甘草 3g。加减方：恶心呕吐者，加用旋覆花 15g（布包），煎水 150mL，送服赭石末 5～10g，每日 1～2 次；高热、神昏者，加用紫雪散 1 支（口服），每日 2～3 次；肢末不温，脉沉细无力者，急煎西洋参 10g，顿服。

⑯ 黄芩—黄连

【单味药药性】

黄芩：本品为唇形科植物黄芩的干燥根，以外表皮棕黄色、切面色黄者为佳。黄芩味苦，性寒，归肺、胆、脾、大肠和小肠经。

黄芩含黄芩苷元、黄芩苷、汉黄芩素、汉黄芩苷、黄芩新素、苯乙酮、棕榈酸、油酸、脯氨酸、苯甲酸、黄芥酶、β-谷甾醇等。黄芩还含有铜、铁、锌、锰等元素。

现代药理学研究表明，黄芩具有抗炎、抗菌、抗肿瘤、抗氧化、抗衰老、降血糖及保护肝脏、神经和心脏等作用。黄芩苷主要通过介导上游氧化应激和炎症诱导的下游细胞凋亡及免疫应答途径发挥治疗作用。黄芩素主要通过抑制生物膜的形成、影响遗传物质的复制、抑制细菌能量代谢和细胞壁合成发挥抗菌作用。黄芩中的黄酮类化合物具有酚羟基结构，经酒炙后，黄芩素和汉黄芩素含量升高，使其抗氧化能力增强。黄芩提取物可通过提高血浆胰岛素水平而发挥降血糖作用。

黄连：本品为毛茛科植物黄连、三角叶黄连或云连的干燥根茎。以上三种分别习称"味连""雅连""云连"。以条粗壮，无毛须，金黄色者为佳。黄连味苦，性寒，归心、脾、胃、肝、胆、大肠经。

黄连主要含盐酸小檗碱、黄连碱、甲基黄连碱等多种生物碱；并含有黄柏酮、黄柏内酯等。

现代药理学研究发现，黄连对葡萄球菌、链球菌、肺炎球菌、霍乱弧菌、炭疽杆菌及除宋内氏以外的痢疾杆菌均有较强的抗菌作用；所含小檗碱小剂量时能兴奋心脏，增强其收缩力，增加冠状动脉血流量，大剂量时抑制心脏，减弱其收缩；小檗碱可降低蟾蜍心率，对兔、豚鼠、大鼠离体心房有兴奋作用并有抗心律失常的作用，有利胆、抑制胃液分泌、抗腹泻等作用，小剂量对小鼠大脑皮质的兴奋过程有加强作用，大剂量则对抑制过程有加强作用。有抗急性炎症、抗癌、抑制组织代谢、抗溃疡作用；其所含小檗碱和四氢小檗碱能降低心肌耗氧量。

【单味药功用】

黄芩：清热燥湿，泻火解毒，止血，安胎。黄芩临床应用比较多样化，清热多生用，安胎多炒用，清上焦热可酒炙用，止血可炒炭用。

（1）湿温，暑湿，胸闷呕恶，湿热痞满，黄疸泻痢：本品性味苦寒，功能清热燥湿，善清肺、胆及大肠之湿热，尤长于清中上焦湿热。

（2）肺热咳嗽，高热烦渴：本品主入肺经，善清泻肺火及上焦实热，用治肺热壅遏所致咳嗽痰稠，肺热咳嗽气喘，肺热咳嗽痰多。

（3）血热吐衄：本品能清热泻火以凉血止血，可用治火毒炽盛迫血妄行之吐血、衄血等证，及其他出血证，崩漏。

（4）痈肿疮毒：本品有清热泻火解毒的作用，可用治火毒炽盛之痈肿疮毒，热毒壅滞之痔疮热痛。

（5）胎动不安：本品具清热安胎之功，用治血热胎动不安，气虚血热胎动不安，肾虚有热胎动不安。

《名医别录》曰："主治痰热，胃中热，小腹绞痛，消谷，利小肠，女子血闭，淋露下血，小儿腹痛。"

黄连：具有清热燥湿，泻火解毒之功效。用于湿热泄泻，赤白痢疾，脘胁疼痛，呕吐，吞酸，吐血，衄血，口舌生疮，目赤肿痛，咽痛喉蛾，痈疽疔疮。

（1）湿热痞满，呕吐吞酸：本品大苦大寒，清热燥湿力大于黄芩，尤长于清中焦湿热。治湿热阻滞中焦，气机不畅所致脘腹痞满、恶心呕吐；胃热呕吐；肝火犯胃所致胁肋胀痛、呕吐吞酸。

（2）湿热泻痢：本品善去脾胃大肠湿热，可治湿热泻痢，腹痛里急后重，湿热泻痢兼表证发热，湿热下痢脓血日久。

（3）高热神昏，心烦不寐，血热吐衄：本品泻火解毒之中，尤善清泻心经实火，可用治心火亢盛所致神昏、烦躁之证。可治三焦热盛，高热烦躁、神昏；热盛伤阴，心烦不寐；心火亢旺，心肾不交之怔忡不寐；邪火内炽，迫血妄行之吐衄。

（4）痈肿疔疮，目赤牙痛：本品既能清热燥湿，又能泻火解毒，尤善疗疔毒。用治痈肿疔毒，目赤肿痛，赤脉胬肉；胃火上攻，牙痛难忍。

（5）消渴：本品善清胃火，可用治胃火炽盛，消谷善饥之消渴证；肾阴不足，心胃火旺之消渴。

（6）外治湿疹、湿疮、耳道流脓：本品有清热燥湿、泻火解毒之功，取之制为软膏外敷，可治皮肤湿疹、湿疮。取之浸汁涂患处，可治耳道流脓；煎汁滴眼，可治眼目红肿。

《珍珠囊》曰："其用有六：泻心火，一也；去中焦湿热，二也；诸疮必用，三也；去风湿，四也；治赤眼暴发，五也；止中部见血，六也。"

《本草正义》曰："黄连大苦大寒，苦燥湿，寒胜热，能泄降一切有余之湿火，而心、脾、肝、肾之热，胆、胃、大小肠之火，无不治之。"

[配伍作用]

黄芩配黄连：二者均为苦寒清热泻火之品，黄芩长于清肺火，黄连善于泻心胃之火、去中焦湿热。二药配用，以泻上、中二焦邪热见长，其清热燥湿、泻火解毒作用显著。适用于中焦、上焦火热炽盛所致的高热头痛、目赤肿痛、齿龈肿胀、口舌生疮及湿热泄泻或痢疾。

【配伍主治】

（1）治湿温、暑湿证，湿热阻遏气机而致胸闷、恶心呕吐、身热不扬、舌苔黄腻者。如半夏泻心汤。

（2）治火毒炽盛之痈肿疮毒。黄芩和黄连都属于性寒的中药材，两者配合用药增加清热燥湿、泻火解毒的功用，泻上、中二焦邪热，改善火热炽盛证。

（3）湿热泄泻：黄芩、黄连，苦寒清热泻火，黄连也可以祛中焦湿热，可改善湿热泄泻症状。

【常用量】

黄芩：3～10g，

黄连：内服，2～5g。外用：适量，煎汁洗眼；或涂口舌。

【临床经验应用】

例1 患者邓某某，女，7岁，患外感发热数日，发热不退，伴随腹泻，大便3～5次/日，其家属认为为停食着凉，多方中西医结合治疗，效果不佳，查体显示：舌红苔白，尿黄口渴，大便臭秽，诊为"协热利"。

处方：葛根9g，黄芩9g，黄连9g，焦三仙各9g，炙甘草3g，嘱其节饮食，服药一剂热退，2剂腹泻止，三剂病愈。

例2 患者李某，女，19岁，未婚，右侧面颊出现一粟粒状疮疖，基底部硬结肿胀，近三天红肿热痛，小便赤黄，大便干结，舌红苔黄腻，脉实数。平素经期腹痛难忍，经色紫黑或成块状，伴手足发热，头痛乏力。

处方：黄芩15g，黄连（去须，微炒）15g，黄柏（炙微赤）15g。

按语：方中黄连清热解毒，清上焦之火，黄芩清热燥湿，泻火解毒，清中焦之火，辅以黄柏清利下焦，清热泻火，解毒疗疮，清除内热。

⑰ 黄连—栀子

【单味药药性】

黄连：本品为毛茛科黄连属植物的干燥根茎，以条粗壮，无毛须，金黄色者为佳。黄连味苦，性寒，归心、脾、胃、肝、胆、大肠经。

本品主含小檗碱（黄连素）、黄连碱、甲基黄连碱、掌叶防己碱、非洲防己碱、吐根碱等多种生物碱；并含黄柏酮、黄柏内酯等。

现代药理学研究发现，黄连具有抗真菌、抗病毒、抗炎作用，对心血管、血液系统有影响，有解热、降血糖、降血脂、抗氧化、抗溃疡作用。

栀子：本品为茜草科植物栀子的干燥成熟果实，以皮薄而圆小，刻房七棱至九棱者为佳。栀子性味苦、寒，归心、肺、三焦经。

栀子含黄酮类栀子素、果胶、鞣质、藏红花素、藏红花酸、D-甘露醇。另含有多种具环臭蚁醛结构的苷。

现代研究发现，栀子醇提物、水提物、乙酸乙酯部分和京尼平苷均有一定的抗炎作用。熊果酸是其镇静、降温作用的有效成分之一。京尼平苷具有镇痛作用，可明显抑制醋酸诱发的小鼠扭体反应。栀子水煎剂口服能使小鼠胆囊收缩；栀子浸出液能抑制结扎胆管家兔血中胆红素含量；栀子醇提物和栀子苷、栀子素均可促进胆汁分泌。栀子具有保肝作用，对四氯化碳所致小鼠急性肝损伤等有明显的保护作用，以生品为强，炒炭无效。栀子及其提取物能促进大鼠胰腺分泌，降低胰酶活性，能使胰腺细胞膜结构、功能趋于正常。

［单味药功用］

黄连：清热燥湿，泻火解毒。用于湿热痞满，呕吐吞酸，泻痢，黄疸，高热神昏，心火亢盛，心烦不寐，血热吐衄，目赤，牙痛，消渴，痈肿疔疮；外治湿疹，湿疮，耳道流脓。酒黄连善清上焦火热，用于目赤，口疮。姜黄连清胃和胃止呕，用于寒热互结，湿热中阻，痞满呕吐。萸黄连疏肝和胃止呕，用于肝胃不和，呕吐吞酸。

《景岳全书·本草正》曰："然其善泻心脾实火，虚热妄用，必致格阳，故寇宗奭曰：虚而冷者，慎勿轻用。王海藏曰：夏月久血痢不用黄连，阴在内也。"

栀子：栀子的叶、花、果实及根均能入药，具有清下焦湿热，清热凉血，利尿通淋之功效。

栀子清三焦火，上能清心肺热，中能清肝胆脾胃热，下能清膀胱水府热，又能引众热下归水道，使浊火下排，不上炎上扰，自然神明清静，身心和调。栀子治三焦热盛，凡目赤肿痛，口腔鼻腔炎热肿痛，以及咽喉红肿热痛，甚至中耳炎、鼻窦炎，但见脉势弦实有力偏数者。栀子还用于热毒、实火肿毒，又有凉血止血之作用，用治血热妄行。生栀子还能消肿活络，可用于跌扑损伤、扭挫伤、皮肤青肿疼痛等症，为民间常用的"吊筋药"。

生用清三焦实热；炒后减其寒性，药性缓和；焦栀子可清三焦郁热；栀子炭用于收敛止血；姜栀子治呕吐反胃，嘈杂吞酸，痞闷噫气；盐栀子清热利湿、凉血解毒。

《神农本草经》载其："主五内邪气，胃中热气，面赤、酒疱、齄鼻，白癫、赤癞，疮疡。"

〔配伍作用〕

由黄连、黄柏、栀子组成的黄连解毒汤原载于唐·王焘所著《外台秘要》，被视为清热解毒之代表方剂。方中黄连泻心火为君药，栀子通泻三焦之火、导热下行为使药。"君使"作为复方中的核心药具有相互增效并调和药性，引药归经的作用。主治大热烦躁，口燥咽干，错语不眠；或热病吐血、衄血；或热甚发斑，或身热下利，或湿热黄疸；或外科痈疡疔毒。小便黄赤，舌红苔黄，脉数有力。临床常用于治疗败血症、脓毒血症、痢疾、肺炎、尿路感染、流行性脑脊髓膜炎、乙型脑炎等属热毒者。

〔配伍主治〕

（1）热病心烦：两者配伍苦寒清降，能清泻三焦火邪、泻心火而除烦，治热病心烦、躁扰不宁，热病火毒炽盛，三焦俱热而见高热烦躁、神昏谵语者。

（2）湿热黄疸：此药对有清利下焦肝胆湿热之功效，可用于治肝胆湿热郁蒸之黄疸。

（3）血淋涩痛：此药对善清利下焦湿热而通淋，清热凉血以止血，故可治血淋涩痛或热淋证。

（4）血热吐衄：此药对清热凉血，可用治血热妄行之吐血、衄血等证，三焦火盛迫血妄行之吐血、衄血。

（5）目赤肿痛：此药对清泻三焦热邪，可治肝胆火热上攻之目赤肿痛。

（6）火毒疮疡：此药对清热泻火、凉血解毒，可用治火毒疮疡、红肿热痛者。

〔常用量〕

黄连 2～5g。

栀子鲜品 30～120g，干品 6～10g。外用生品适量，研末调敷。

〔临床经验应用〕

例 谢某某，女，28岁，已婚。

育龄女性，生育2胎，经期25天一行，盛夏之时户外劳作，因受热而全身灼热，面赤，汗出而烦躁，口渴，不欲食，小腹灼痛，阴肿，带下黑黄黏腻，味臭晦量多，大便秘结，小便不利，察其舌质红，苔黄腻，脉象洪大，证属阳明热盛，湿热伤血。治宜泻火祛湿，方用：大黄9g，白术15g，云茯苓9g，车前子9g（布包），王不留行9g，黄连9g，栀子9g，生石膏30g（先煎），知母10g，刘寄奴10g，盐黄柏6g，生地黄20g。服药3剂则热退汗止，带下由黑转黄白。诊其脉象洪而无力，察舌苔白腻，前方减量以清余热。大黄3g，栀子3g，黄连3g，生石膏15g，知母3g，黄柏3g，车前子6g（布包），王不留行6g，茯苓9g，生白术9g，生山药15g，刘寄奴6g，甘草3g，水煎服5剂。药后热退带白，带量不多，烦渴、阴肿等症向愈，月经日期也由提前转正常。

⑱ 黄柏—知母

〖单味药药性〗

黄柏：本品为芸香科植物黄皮树的干燥树皮，以肉敦厚、色鲜黄者为佳。黄柏性味苦、寒，归肾经、膀胱经。

黄柏含有小檗碱、黄柏碱、木兰花碱、药根碱、掌叶防己碱等多种生物碱，并含黄柏内酯、黄柏酮、黄柏酮酸及 7-脱氢豆甾醇、β-谷甾醇等；黄皮树树皮含小檗碱、木兰花碱、黄柏碱、掌叶防己碱等多种生物碱及内酯等。

现代药理研究表明：黄柏所含的一些生物碱，对金黄色葡萄球菌、大肠杆菌、痢疾杆菌、结核分枝杆菌、溶血性链球菌等均有一定的抑制作用；对白念珠菌、絮状表皮癣菌等皮肤致病性真菌具有较强的抑制作用。其有效成分药根碱有正性肌力作用和抗心律失常作用。黄柏提取物有明显的抗消化道溃疡作用。黄柏内酯有利尿、健胃，外用促进皮下淤血吸收等作用。黄柏中含有抑制细胞免疫反应的成分。

知母：为百合科知母属植物知母的干燥根茎，习称"毛知母"，晒干为"知母肉"。生用或盐水炙用。以条粗、质硬、断面色白黄者为佳。知母性味苦、寒。归肺、胃、肾经。

知母主要含有多种甾体皂苷及其苷元。

药理研究认为知母有解热、镇痛、消炎和利尿作用；调节肾上腺素能和胆碱能系统；能延缓肝细胞对皮质醇的分解代谢；降低血糖；可抗血小板聚集；抗病原微生物；延长环己巴比妥引起的睡眠时间；具有利胆、免疫抑制等作用。

〖单味药功用〗

黄柏：具有清热燥湿，泻火解毒，除骨蒸的功效。主治湿热带下，热淋涩痛，湿热泻痢，黄疸，湿热脚气，痿证，骨蒸劳热，盗汗，遗精，疮疡肿毒，湿疹瘙痒。

（1）湿热带下，热淋涩痛：本品苦寒沉降，长于清泻下焦湿热。

（2）湿热泻痢，黄疸：本品善除大肠湿热以治泻痢，可治湿热郁蒸之黄疸。

（3）湿热脚气，痿证：取本品清泄下焦湿热之功，用治湿热下注所致脚气肿痛、痿证。

（4）骨蒸劳热，盗汗，遗精：本品主入肾经而善泻相火、退骨蒸，用治阴虚火旺，潮热盗汗、腰酸遗精。

（5）疮疡肿毒，湿疹瘙痒：取本品既能清热燥湿，又能泻火解毒，用治疮疡肿毒。

《神农本草经》载其："主五脏、肠胃中结热，黄疸，肠痔，止泄利，女子漏下赤白，阴伤蚀疮。"

《珍珠囊》载其："黄柏……其用有六：泻膀胱龙火，一也；利小便热结，二也；除下焦湿肿，三也；痢疾先见血，四也；脐中痛，五也；补肾不足，壮骨髓，六也。"

《日华子本草》载其："安心除烦，治骨蒸劳热，洗肝明目。主口干，心热，杀疳虫，治蛔虫心痛，疥癣恶疮，蜜炙治肠风。"

知母：知母有清热泻火除烦的作用，用于温热病，邪热亢盛，壮热、烦渴、脉洪大等肺胃实热证。本品有清泻肺火，滋阴润肺之效，用于肺热咳嗽或阴虚燥咳、痰稠等证。知母滋阴降火，用于阴虚火旺，肺肾亏虚所致的骨蒸潮热、盗汗、心烦等症。本品有滋阴润燥、生津止渴功效，可用于阴虚消渴，症见口渴、饮多、尿多者。

《名医别录》："疗伤寒久疟烦热，胁下邪气，膈中恶及风汗内疸。"

《日华子本草》："通小肠，消痰止嗽，润心肺，补虚乏，安心止惊悸。"

【配伍作用】

知母甘寒质润，尤善清泻肺胃气分实火，又兼滋阴润燥之功，清中寓补，治阴虚内热证可奏标本兼顾之效。黄柏苦寒较甚，以清热燥湿为主，兼能泻火解毒，多用于湿热、实火及热毒证；若用于退虚热，则以治标降火为主，常配补肾养阴之品。二者均苦寒而能清热泻火，退虚热，治阴虚内热证时每相须为用，如知柏地黄丸。

【配伍主治】

(1) 下焦邪热，小便不通：《素问》所谓无阴则阳无以生，无阳则阴无以化，膀胱者州都之官，津液藏焉，气化则能出矣。法当用气味俱厚，阴中之阴药治之，黄柏、知母是也。

(2) 阴虚火旺、骨蒸潮热：《药品化义》谓二者皆入肾经，凡肾阴虚火旺之骨蒸潮热、盗汗遗精皆可应用。

(3) 肾水不足、相火妄动而致的梦遗滑精。《本草纲目》：古书言知母佐黄柏滋阴降火，有金水相生之义，黄柏无知母，犹水母之无虾也。盖黄柏能治膀胱命门中之火，知母能清肺金，滋肾水之化源，故洁古、东垣、丹溪皆以为滋阴降火要药，上古所未言也。

(4) 不孕不育：《本草求真》："黄柏，昔人同知母用于六味丸中，名为知柏八味丸，又同知母、黄柏各一两，酒洗焙研入桂，名为滋肾丸，谓其可滋真阴。此说一出，而天下翕然宗之，以至于今，牢不可破。"

【常用量】

黄柏 3～12g；知母 6～12g。

【临床经验应用】

例 林某，女，55 岁，绝经 2 年，患者近 8 个月，出现夜间潮热，心烦躁，汗流浃背，性情急躁，手足心红热，耳鸣，常失眠，有时终夜不眠，口苦口干，少饮，纳少，大便结、质硬，3 天 1 次，小便短赤，唇舌红、少苔，舌中央有裂纹，脉细数。

处方：黄柏 12g，知母 10g，杭菊花 12g，蝉蜕 8g，菖蒲 12g，酸枣仁 12g，郁金 12g，车前草 30g，云茯苓 30g，焦山楂 15g，枳壳 10g，小麦 30g，大枣 5 枚，甘草 6g。用法：日 1 剂，水煎 2 次，分早、晚分服。方中黄柏、知母清相火、除肝火，兼可滋阴，以除其火，含知柏地黄丸之义；总之，全方针对"火、湿、郁"清热祛湿、解郁安神治标为主，又兼顾治本。

⑲ 黄芩—白术

【单味药药性】

黄芩：本品为唇形科植物黄芩的干燥根，以外表皮棕黄色、切面色黄者为佳。黄芩味苦，性寒，归肺、胆、脾、大肠和小肠经。

黄芩的有效成分为黄酮类化合物，主要化学分为黄酮类，包括黄芩苷、黄芩苷元、汉黄芩苷、汉黄芩素等。

现代药理研究表明：黄芩的主要活性成分黄芩素、黄芩苷能清除羟自由基、烷自由基，抑制由此引起的线粒体脂质过氧化和卵磷脂质体代谢，对抗过氧化氢引起的细胞损伤，对心肌缺血再灌注有保护作用。黄芩素可降低黄曲霉毒素致染色体畸变的频率，还可增强白介素和肿瘤坏死因子等细胞介质的抑癌作用。黄芩苷对皮肤和指甲的致病真菌亦有抑制作用。低浓度黄芩素对离体的肠系膜动脉呈现收缩作用，高浓度时则呈现松弛血管平滑肌作用。

白术：本品为菊科植物白术的干燥根茎，以个大、坚实、断面黄白色、香气浓郁者为佳。白术味苦、甘，性温，归脾、胃经。

白术含挥发油，油中主要成分为苍术酮，白术内酯 A、白术内酯 B 及糖类（主要为甘露糖、果糖）等。

现代药理研究表明：白术具有促进肠道菌群中的有益菌双歧杆菌和乳杆菌的增殖、改善肠道内菌群状况的功能。白术挥发油能够通过降低重复性刺激引起的乙酰胆碱的再生释放对抗新斯的明诱导的神经肌肉障碍，具有较好的抗炎、镇痛作用。白术多糖作为免疫调节剂上调机体的免疫功能；另一方面可以增强机体对自由基的清除能力和抗氧化能力。白术能有效抑制脂质过氧化作用，降低组织脂质过氧化物的含量，避免有害物质对组织细胞结构和功能的破坏。

【单味药功用】

黄芩：具有清热燥湿、凉血安胎等功效。黄芩用于湿温发热、胸闷、口渴不欲饮，以及湿热泻痢、黄疸等症。黄芩治疗孕妇的胎动不安，常与白术、竹茹等配合应用，起到凉血保胎的作用。温热病特殊性表现为发病急、变化快、变证多，大多热势较高，服用黄芩能够缓解病情。

《神农本草经》载其："主诸热黄疸，肠澼泻痢，逐水，下血闭，恶疮疽蚀火疡。"

《滇南本草》载其："上行泻肺火，下行泻膀胱火，男子五淋，女子暴崩，调经安胎，清热。胎有火热不安，清胎热，除六经实火、实热。"

白术：白术具有健脾益气，燥湿利水，止汗，安胎的功效。用于脾虚食少，腹胀泄泻，痰饮眩悸，水肿，自汗，胎动不安。

生白术以燥湿健脾，利水消肿为主，用于痰饮、水肿以及风湿痹痛等。土炒白术，因借土气助脾，故补脾止泻力胜，用于脾虚食少、泄泻便溏等。麸炒白术能缓和燥性，借麸入中，增强健脾作用，用于脾胃不和、运化失常、食少胀满、倦怠乏力、表虚自汗、胎动不安等。

《名医别录》载其："主治大风在身面，风眩头痛，目泪出，消痰水，逐皮间风水结肿，除心下急满，及霍乱吐下不止，利腰脐间血，益津液，暖胃，消谷嗜食。"

《医学启源》载其："除湿益燥，和中益气……温中……去脾胃中湿……除胃热……强脾胃，进饮食……安胎。"

【配伍作用】

黄芩、白术为安胎圣药。白术苦、甘、温，阳中之阴，可升可降，补益脾气，健中增食，燥湿利水，固下安胎；黄芩苦寒而降，清热燥湿，泻火解毒，去热安胎，又善于除胃热，泻肝、胆、大肠之火。二药伍用，一补一泻，一温一寒，相互制约，相互促进，清热凉血，补脾统血，泻火利湿，增强安胎的力量。

【配伍主治】

（1）健脾燥湿：该药对具有健脾开胃、燥湿的功效，在临床可以用于缓解湿热泄泻、湿热食欲缺乏等症状。

（2）安胎：白术长于益气安胎；黄芩善于清热安胎。两药配伍，可增强益气清热，和阴安胎的作用，如《万病回春》之安胎丸；若妊娠胎漏下血，常与桑寄生、茯苓、甘草同用，以益气养血安胎，如《外台秘要》之安胎寄生汤。

（3）益气止汗：该药对健脾益气、清热止汗，在临床可以用于缓解自汗、盗汗等症状。

（4）燥湿利水：该药对具有燥湿利水的功效，在临床可以用于缓解湿热尿少、湿热疮疡久不收口等症状。

【常用量】

黄芩 3～10g，白术 6～12g；或熬膏；或入丸、散。

【临床经验应用】

例1　秦某，女，29 岁，因停经 48 天，劳累后阴道少量流血 3 天，色鲜红，小腹隐痛及有下坠感，腰酸痛，伴口渴、大便秘结，舌红，苔淡黄，脉细滑。尿妊娠试验阳性。人工流产 2 次，未生育。中医诊断：胎动不安，证属脾虚，兼有内热。治以健脾清热，益气安胎，佐以滋肾阴。

处方：党参 15g，黄芪 15g，黄芩 12g，白术 12g，杜仲 15g，川续断 15g，菟丝子 15g，桑寄生 15g，白芍 12g，香附 12g，荆芥炭 6g，甘草 6g。服药 3 剂后，阴道流血消失，腹痛、下坠感明显减轻。

例2　患者乙，女，67 岁，主诉：排便不畅十年余，加重半年。十余年前行子宫摘除术、直肠部分切除术，术后出现排便不规律，偶有脐下腹痛，大便每日少则没有，多则 3 次，无黏液脓血，无里急后重。近半年症状加重，伴听力减退，耳鸣，偶有反酸、烧心、嗳气，眠不实，入睡困难。多次肠镜检查无异常。腹部 B 超：脾大，胆囊炎。肛肠科检查无异常。既往高脂血症 5 年，子宫摘除术后 10 年，荨麻疹病史 2 年，痔疮病史 8 年。舌红，苔白，脉滑。四诊合参，为便秘之脾肾两虚，胃肠积热证。治以健脾补肾，清热通腑。

处方：黄芩 10g，生白术 15g，木香 5g，槟榔 10g，赤芍 15g，牡丹皮 10g，厚朴 10g，紫苏梗 10g，法半夏 10g，地榆 10g，茯苓 15g，补骨脂 10g，野菊花 10g，连翘 10g。7 付，水煎服。服药后症状好转。

⑳ 广藿香—猪胆粉

【单味药药性】

广藿香：本品为唇形科植物广藿香的干燥地上部分，以叶多、香气浓者为佳。广藿香味辛，性微温。归脾、胃、肺经。

广藿香主要含挥发性成分，其中广藿香醇含量最高，占 52%～57%，其他成分有广藿香酮、α-愈创木烯、δ-愈创木烯、顺式-石竹烯、反式-石竹烯、α-广藿香烯、β-广藿香烯、β-榄香烯等。非挥发性成分有 5-羟基-3′,7,4′-三甲氧基黄烷酮、5-羟基-7,4′-二甲氧基黄烷酮、藿香黄酮醇、商陆黄素、华良姜素、芹菜素、鼠李素、植物甾醇类、三萜类化合物等。

广藿香的主要药理作用有调节肠胃功能、抗病原微生物、抗病毒、抗炎、解热镇痛、抗肿瘤、调节免疫等。

猪胆粉：本品为猪科动物猪胆汁的干燥品。猪胆粉味苦，性寒。归肝、胆、肺、大肠经。

猪胆中主要含有胆汁酸类、胆色素类、氨基酸与蛋白类、脂类及无机物等类成分。其中胆汁酸类成分是其主要成分，主要有猪胆酸、猪去氧胆酸、鹅去氧胆酸、牛磺猪去氧胆酸、牛磺鹅去氧胆酸、甘氨猪去氧胆酸和甘氨鹅去氧胆酸等。

猪胆粉的药理作用有清热润燥，解毒，止咳平喘。此外，还有抗炎镇痛、抗过敏作用，抑菌作用，抗肿瘤作用，肠道平滑肌解痉作用。

〔**单味药功用**〕

广藿香：主要功效为芳香化浊，和中止呕，发表解暑。临床用于湿浊中阻，脘腹痞闷，呕吐，暑湿表证，湿温初起，湿热并重，发热倦怠，胸闷不舒，腹痛吐泻等症。湿浊中阻，脘腹痞闷，常与苍术、厚朴等同用；止呕，常与半夏、丁香等同用，若偏湿热者，配黄连、竹茹等，偏湿寒者，配生姜、豆蔻等，妊娠呕吐，配砂仁、紫苏梗等，脾胃虚弱者，配党参、白术等；暑湿表证，或湿温初起，湿热并重，发热倦怠，胸闷不舒，常与黄芩、滑石、茵陈等同用；寒湿闭暑，腹痛吐泻，常配伍紫苏、厚朴、半夏等。

《本草图经》云："治脾胃吐逆，为最要之药"。

《本草正义》曰："藿香芳香而不嫌其猛烈，温煦而不偏于燥烈，能祛除阴霾湿邪，而助脾胃正气，为湿困脾阳，倦怠无力，饮食不甘，舌苔浊垢者最捷之药。"

猪胆粉：主要功效为清热润燥，止咳平喘，解毒。临床上用于顿咳、哮喘、热病燥渴、目赤、喉痹、黄疸、泄泻、痢疾、便秘、痈疮肿毒等。常与广藿香叶同用，制成藿胆丸，是治疗鼻炎的经典中成药。方中藿香芳香开窍、祛湿化浊，猪胆粉清泄胆热，两药配伍用于湿浊内蕴、胆经郁火所致的鼻塞、流清涕或浊涕、前额头痛。因二者配伍具有芳香化浊、清热通窍的功效，故不宜与滋补性中药同时服用。常与芒硝、冰片同用，以消肿止痛，清热收敛，去腐生肌，促进患处愈合，治疗痔疮，如疮面有溃疡或分泌物多，可加入白矾调匀外敷。猪胆汁可与制天南星的细粉加工制成胆南星，或与生天南星经发酵加工制成胆南星，清热化痰，息风定惊。用于痰热咳嗽，咳痰黄稠，中风痰迷，癫狂惊痫。

《本草纲目》载："通小便，敷恶疮，杀疳蜃，治目赤、目翳，明目，清心脏，凉肝脾。"

〔**配伍作用**〕

广藿香—猪胆粉药对来源于清代《医宗金鉴》所记载的治疗鼻疾验方。

广藿香—猪胆粉药对以猪胆粉为君，其性苦寒，主入肝、胆二经，具有清热解毒之功，尤善清肝、胆二经之实热，是治疗肝、胆火盛之要药。广藿香芳香味辛，其性微温，主入脾肺二经，芳香味辛者，能行能散，善走窜而通清窍，《本草正义》谓其"能祛除阴霾湿邪"而化湿浊，因此广藿香是为臣药。两药相伍，一以清肝胆之郁热，而断其浊涕之生源；一以化浊涕之壅塞，而除清窍之闭郁，乃寓"标本兼治"之意。肝胆之热得除，则胆气平和，脑鼻安康，头痛自除；脓浊之涕得化，则清窍通利，闭窍得开，鼻塞自愈。

　　此外，猪胆汁不但能够口服，还可以外用，治疗一些皮肤科疾病，但是这两个药的联合使用是比较寒凉的，必须在医生指导下予以应用。

　　【配伍主治】

　　（1）湿浊内蕴、胆经郁火所致的鼻塞、流清涕、前额头痛等症者。

　　（2）湿热蕴结型慢性鼻炎、慢性鼻窦炎等症者。

　　（3）习惯性便秘、痔等患者。

　　【常用量】

　　广藿香 3～10g。猪胆粉内服 0.3～0.6g，冲服或入丸、散；外用适量，研末或水调涂敷患处。

　　【临床经验应用】

　　例1 由广藿香和猪胆粉制成的藿胆丸具有芳香化浊、清热通窍的功效，用于湿浊内蕴、胆经郁火所致的鼻塞、流清涕或浊涕、前额头痛等的治疗。而伤风感冒性鼻炎又称急性鼻炎，它是鼻腔黏膜的急性炎症，发病时常并发咽喉及气管等呼吸道炎症。采用藿胆丸治疗伤风感冒性鼻炎，能在较短时间内显著改善鼻炎的临床症状，且能达到较高的治疗总有效率。

　　处方：藿胆丸，口服，每次 4g，每日 2 次，服用 10 日。

　　例2 慢性鼻窦炎中医谓之"鼻渊"，儿童多因外感风热，或风寒外袭，久而化热，壅聚鼻窍发病者多见，治宜清热化湿解毒，采用藿胆丸治疗，方中广藿香与猪胆汁合用能疏散表邪，清热化湿，从而达到治疗目的。现代医学研究表明：广藿香对葡萄球菌、肺炎球菌、链球菌有较强的抑制作用。藿胆丸性微寒，入肺经，肺与大肠相表里。在临床应用时，少数患儿出现便次增多、稀薄，此为上病下取之意，使湿热之邪从大便而解，提高疗效。

　　处方：藿胆丸，口服，6～7 岁每次服 3g，一日两次，7～14 岁每次服 6g，一日两次，7 天为一疗程，服药最长者不超过 2 周。

第三章

祛风湿类药对

㉑ 蜈蚣—金钱白花蛇

【单味药药性】

蜈蚣：为蜈蚣科动物少棘巨蜈蚣的干燥体。以身干、条长、头红、足红棕色、身黑绿、头足完整、腹干瘪、气微腥、有特殊刺鼻的臭气、味辛微咸者为佳。蜈蚣性味辛、温，有毒；归肝经。

蜈蚣含有两种类似蜂毒成分，即组胺样物质及溶血性蛋白质。含有脂肪油、胆固醇、蚁酸及精氨酸、组氨酸、亮氨酸等多种氨基酸。尚含糖类、蛋白质以及铁、锌、钙、镁等元素。

蜈蚣的主要药理作用有：蜈蚣煎剂能改善小鼠的微循环，延长凝血时间，降低血液黏度，并有明显的镇痛、抗炎作用；蜈蚣水提液对士的宁引起的惊厥有明显的对抗作用；其水浸剂对结核分枝杆菌及多种皮肤真菌有不同程度的抑制作用。

金钱白花蛇：为眼镜蛇科动物银环蛇的幼蛇干燥体。金钱白花蛇味甘、咸，性温，有毒；归肝经。

白花蛇主要含 3 种毒蛋白：AaT-Ⅰ、AaT-Ⅱ、AaT-Ⅲ，由 18 种氨基酸组成。并含透明质酸酶、出血毒素等。

金钱白花蛇的主要药理作用有镇静、催眠及镇痛作用；注射液有显著降压作用；水提物能激活纤溶系统；醇提物可增强巨噬细胞吞噬能力，显著增加炭粒清除率。

【单味药功用】

蜈蚣：息风镇痉，通络止痛，攻毒散结。本品性温，性善走窜，通达内外，搜风定搐力强，可治疗各种原因引起的抽搐、痉挛；亦可用于癫痫、风中经络、口眼㖞斜等证。蜈蚣可以毒攻毒，味辛散结，外敷治恶疮肿毒、瘰疬溃烂、毒蛇咬伤。其善搜风，通络止痛，与全蝎相似，可治风湿痹痛、游走不定、痛势剧烈者，亦可用于顽固性偏正头痛。

《本草纲目》："小儿惊痫风搐，脐风口噤，丹毒，秃疮，瘰疬，便毒，痔漏，蛇瘕、蛇瘴、蛇伤。"

《神农本草经》："啖诸蛇、虫、鱼毒……去三虫。"

金钱白花蛇：祛风，通络，止痉。本品走窜，性温通络，能内走脏腑，外达肌表而透骨搜风，以祛内外之风邪，为截风要药，可治抽搐、痉挛；又能通经络，尤善治风湿顽痹，麻木拘挛，经络不通，及中风口眼㖞斜，半身不遂者。金钱白花蛇外走肌表而祛风止痒，兼以毒攻毒，故风毒之邪壅于肌肤亦常用本品，治麻风、疥癣、瘰疬、梅毒、恶疮。

《开宝本草》说其："主中风湿痹不仁，筋脉拘急，口面㖞斜，半身不遂，骨节疼痛，大风疥癣及暴风瘙痒，脚弱不能久立。"

《本草纲目》载其："能透骨搜风，截惊定搐，为风痹、惊搐、癫癣、恶疮要药。取其内走脏腑，外彻皮肤，无处不到也。"

〔配伍作用〕

蜈蚣—金钱白花蛇药对首见于《圣济总录·卷六》之"定命散"。

金钱白花蛇性善走窜，温通经络，内走脏腑，外达肌表，祛内外之风以止痉；蜈蚣性猛走窜，通内达外，功善搜风定痉。两药合用，既祛外风，又息内风，止痉力强。方如定命散。

〔配伍主治〕

能祛内外诸风，风去则惊搐自定，为治抽搐痉挛常用药。治疗风中经络，口眼㖞斜或破伤风，痉挛抽搐，角弓反张者。如小儿急慢惊风，破伤风之抽搐痉挛。

〔常用量〕

蜈蚣 3～5g。金钱白花蛇 2～5g。研末吞服 1～1.5g。外用适量。有毒，孕妇忌用。

〔临床经验应用〕

例1 杨某，女，48岁。患者3年前因着凉出现四肢近端关节麻木、红肿、疼痛，逐渐延及髋、膝、肘等大关节，遂去安徽省某医院就诊。确诊为类风湿关节炎，多处求医无好转，日渐加重，现出现掌指关节尺侧偏斜畸形，活动受限，青紫、疼痛、肿胀明显，受风寒、天气变化影响而诸症加剧，遂处方：鬼箭羽，生地黄，雷公藤，红藤，松节，地龙，透骨草，豨莶草，全蝎，金钱白花蛇，老鹳草，虎杖，蜈蚣，制川乌、制草乌与雷公藤一起先煎1小时，制马钱子（冲服）。久病入络加苏木、红花、桃仁，嘱水煎2遍，兑在一起分3次，1日服完。复诊7次均守原方，共40余剂，症状缓解，已能从事一般劳作，后制丸药一料常服，患者间断随诊至今，病情稳定。

例2 王某，女性，57岁，农民。患者患"三叉神经痛"13年，多年治疗无效。现症见：左颜面疼痛拘挛，口角疼痛尤著，向颞部放射，一日数发。说话、咀嚼疼痛必作，常垂泪惧餐，终日不语。腰酸腿软，痰多而黏，夜半咽痛。舌苔白滑，脉弦细，中医诊为偏头痛。证属肝肾阴虚，肝风内动，夹痰阻络证。治宜平肝息风，开窍通络，化痰解痉。药用：石决明、磁石、生地黄、决明子、白芍、天麻、僵蚕、竹茹、半夏、白附子、甘草、全蝎、蜈蚣。水煎服，每日1剂，分两次温服。7天为1个疗程。服2个疗程疼痛明显减轻；第5个疗程疼痛相对加重，血压升高，增加石决明等平肝药物剂量后，疼痛渐轻；到第9个疗程时，疼痛复增，遂加白花蛇1条，疼痛遂减；至第14个疗程，痛止症消，随访半年未发。

㉒ 威灵仙—葛根

【单味药药性】

威灵仙：本品为毛茛科植物威灵仙、棉团铁线莲或东北铁线莲的干燥根和根茎。以条匀、皮黑、肉白、坚实者为佳。威灵仙味辛、咸，性温；入膀胱经。

威灵仙含原白头翁素、白头翁内酯、甾醇、糖类、皂苷等。

威灵仙的药理作用有镇痛、抗利尿、抗疟、降血糖、降血压、利胆等作用。

葛根：本品为豆科植物野葛的干燥根。以块大、质坚实、色白、粉性足，纤维少者为佳。葛根味甘、辛，性凉；归脾、胃、肺经。

葛根主要含黄酮类物质如大豆苷、大豆苷元、葛根素等，还有大豆素-4,7-二葡萄糖苷、葛根素-7-木糖苷、葛根醇、葛根藤素及异黄酮苷和淀粉。

葛根的药理作用有改善心肌代谢，扩张血管，解痉，降血糖，解热及雌激素样作用。

【单味药功用】

威灵仙：祛风湿，通络止痛，消骨鲠。本品辛散温通，性猛善走，通行十二经，既能通经络而止痛，又能祛风湿，为治风湿痹痛要药。凡风湿痹痛，筋脉拘挛，肢体麻木，屈伸不利，无论上下皆可应用，尤宜于风邪偏盛，拘挛掣痛者。其宣通经络止痛，可治跌打伤痛、头痛、牙痛、胃脘痛等。并能消痰逐饮，用于痰饮、噎膈、痞积。此药味咸，能软坚而消骨鲠。

《开宝本草》："主诸风，宣通五脏，去腹内冷滞，心膈痰水久积，癥瘕痃癖气块，膀胱蓄脓恶水，腰膝冷痛及疗折伤。久服之，无温疫疟。"

《本草汇言》："大抵此剂宣行五脏，通利经络，其性好走，亦可横行直往。追逐风湿邪气，荡除痰涎冷积，神功特奏。"

葛根：解肌退热，透疹，生津止渴，升阳止泻。本品甘、辛，性凉，轻扬升散，具有发汗解表，解肌退热之功，外感表证发热，无论风寒与风热均可使用。葛根既能辛散发表以退热，又长于缓解外邪郁阻、经气不利、筋脉失养所致的项背强痛。其味辛性凉，有发表散邪、解肌退热、透发麻疹之功，故可用治麻疹初起，表邪外束，疹出不畅者。此药于清热之中，鼓舞脾胃清阳之气上升，故有生津止渴之功，用治热病津伤口渴或消渴证属阴津不足者。葛根味辛，能升发清阳而奏止泻痢之效，故可用治表证未解，邪热入里，湿热泻痢，热重于湿者或脾虚泄泻者。此外，其能直接扩张血管，有降压作用，能明显缓解高血压患者的"项紧"症状，故临床常用治高血压病之颈项强痛。

《神农本草经》："主消渴，身大热，呕吐，诸痹，起阴气，解诸毒。"

《名医别录》："主治伤寒中风头痛，解肌发表，出汗，开腠理，疗金疮，止痛，胁风痛。生根汁，大寒，疗消渴，伤寒壮热。"

〔配伍作用〕

葛根—威灵仙药对见于国医大师熊继柏教授的"葛根姜黄散"。

威灵仙辛咸性温，有排石利胆、镇痛消炎、降尿酸等作用；葛根甘辛性凉，能发汗解肌，是《伤寒论》中治疗项背强几几之要药，能改善循环，又可缓解肌肉痉挛，两药相配，功擅祛风解痉，通络止痛。

〔配伍主治〕

此药对用于治疗颈椎病引起的颈项强痛、转侧不利、双手麻木、头晕头痛及痛风等。

〔常用量〕

威灵仙6～10g，葛根10～15g。

〔临床经验应用〕

例1 患者，女，52岁。眩晕3年余，时发作，加重半年。发则天旋地转，身不敢动，久不能平。症见巅顶钝痛，颈项强痛及背部冷痛，胸闷，手麻肩痛，暖冷频作，口苦而干，便秘尿频。X线颈椎侧位片示：颈椎生理性曲度变直，颈4、颈5椎间隙变窄，5年前曾诊断为"颈椎病"。舌质暗红，舌苔薄白而腻，脉弦细无力。脉症合参，属阳虚失运，气滞血瘀，寒湿痹阻证。治法：温阳通络，活血解痉，理气降逆。方药：葛根，威灵仙，鸡血藤，钩藤，丹参，制香附，旋覆花，桂枝，川芎，天麻，白芷，茯苓，白术，半夏。上方煎服6剂后，眩晕明显减轻，仍肩痛背重。守方继服10剂，则诸症消失，仅感手微麻，前方减天麻、半夏、白术、茯苓，加肉苁蓉。共服2个疗程，诸症消除。随访至今患者未复发。

例2 刘某，女，77岁。主诉：颈肩反复疼痛8余年，加重1周。现病史：患者8余年前受凉后出现颈肩部疼痛，时有牵引上肢疼痛，天气寒冷则加重。多方求医，间断服药、牵引等治疗，效果欠佳，症状反复发作、时轻时重。一周前因颈部受凉后出现颈肩部疼痛，放射至上肢。刻下症：颈肩部疼痛，遇寒冷、潮湿环境或劳累时加重，平素怕冷，纳可寐差，二便调。舌暗，舌底有瘀点，苔白滑，脉弦。另患"糖尿病"12年。处方：葛根，松节，威灵仙，片姜黄，鸡血藤，羌活，当归，炒酸枣仁，五味子，水煎服，每日早晚各1次，嘱咐清淡饮食，避风寒，注意颈肩部保暖。1月后复诊，疼痛明显减轻，遇寒凉受风时偶有疼痛，寐差未见缓解。结合舌脉，在上方基础上酸枣仁加量，继服1个月，嘱清淡饮食，注意保暖。其后多次复诊，原方随症加减治疗半年后，患者颈肩部疼痛基本消失，受风遇冷时不再发作。

㉓ 海桐皮—豨莶草

【单味药药性】

海桐皮：为豆科植物刺桐或乔木刺桐的干燥干皮或根皮。以皮钉大、钉刺多者为佳。海桐皮味苦、辛，性平；归肝经。

树皮含刺桐花碱、水苏碱等多种生物碱，还含黄酮、氨基酸和有机酸等。

海桐皮的药理作用有抗炎，镇静，镇痛作用；并能增强心肌收缩力，且有降压作用；对金黄色葡萄球菌有抑制作用，对堇色发癣菌等皮肤真菌亦有不同程度的抑制作用。

豨莶草：为菊科植物豨莶、腺梗豨莶或毛梗豨莶的干燥地上部分。以干燥、茎粗、叶多、枝嫩而壮，花未开放、鲜绿色者为佳。豨莶草味辛、苦，性寒；归肝、肾经。

豨莶草主要含生物碱、酚性成分、豨莶苷、豨莶苷元、氨基酸、有机酸、糖类、苦味质等。还含有微量元素 Zn、Cu、Fe、Mn 等。

豨莶草的主要药理作用为抗炎、镇痛、降血压、扩张血管、抑制血栓形成和抑制免疫系统功能等。豨莶苷有兴奋子宫和明显的抗早孕作用。

【单味药功用】

海桐皮：祛风湿，通络止痛，杀虫止痒。本品辛能散风，苦能燥湿，主入肝经，能祛风湿，行经络，止疼痛，达病所，尤善治下肢关节痹痛。治风湿痹痛，四肢拘挛，腰膝酸痛或麻痹不仁。本品辛散苦燥，入血分能祛风燥湿，又能杀虫，故可治疥癣、湿疹瘙痒，可煎汤外洗或内服。

《海药本草》："主腰脚不遂，顽痹，腿膝疼痛，霍乱，赤白泻痢，血痢，疥癣。"

《本草纲目》："又入血分及去风杀虫。"

豨莶草：祛风湿，利关节，解毒。本品辛散苦燥，能祛筋骨间风湿，通经络，利关节。生用性寒，宜于风湿热痹；酒制后寓补肝肾之功，常用于风湿痹痛，筋骨无力，腰膝酸软，四肢麻痹，或中风半身不遂。其辛能散风，生用苦寒能清热解毒，化湿热，治风疹湿疮，或疮痈肿毒红肿热痛者。此外，能降血压，可治高血压病。

《本草图经》："治肝肾风气，四肢麻痹，骨蒸疼，腰膝无力者，亦能行大肠气……兼主风湿疮，肌肉顽痹。"

《本草蒙筌》："疗暴中风邪，口眼㖞斜者立效；治久渗湿痹，腰脚酸痛者殊功。"

〔配伍作用〕

海桐皮祛风湿、通经脉之力偏于走上，对于上半身疼痛等症较擅长；豨莶草走窜开泄之力更强，偏于走下，对四肢痿软、腰膝无力等症更优。前者通络止痛、祛风除湿；后者活血通络、清热解毒，二药相伍，使得周身风湿可祛，利关节、通血脉、强筋骨之效相得益彰。

〔配伍主治〕

（1）风湿客于关节筋脉，症见筋骨不利、骨节疼痛、肢体软弱无力等。

（2）半身不遂表现为患肢肿胀疼痛。

（3）脊髓灰质炎后遗症。

〔常用量〕

海桐皮 5～15g，豨莶草 9～12g。外用适量。

〔临床经验应用〕

例 王某，女，25岁，未婚。于2020年1月4日初诊，主诉：月经不调3余年。现症见：月经推后，量多，色暗质稠，无痛经，经期伴乳房胀痛，14岁初潮，3～5个月一行，经期7天左右，末次月经2019年10月2日。纳可嗜睡，全身困重，头部尤甚，口黏口苦，平素易疲乏头晕，多汗，汗后怕风，带下量多，烦躁，无胸胁疼痛，小便偏黄，大便偏稀，体形偏胖，舌红胖，边有齿痕，苔黄腻，脉濡，辨为脾虚夹湿热证，拟用东垣清暑益气汤加减，方药如下：当归、五味子、黄柏、党参、苍术、陈皮、葛根、麦冬、泽泻、甘草、升麻、青皮、荷叶、生姜、白术、豨莶草、大枣、神曲、海桐皮、黄芪、山楂、汉防己，水煎服，共15剂。二诊诉服上方后诸症改善，守上方加益母草，水煎服，共15剂。三诊诉服上方后月经已至，量中，色质正常，稍感疲乏头身困重，汗出、带下正常，续守上方共15剂，后随访诸症皆消。

㉔ 秦艽—晚蚕沙

〔单味药药性〕

秦艽：为龙胆科植物秦艽、麻花秦艽、粗茎秦艽或小秦艽的干燥根。前三种按性状不同分别习称"秦艽"和"麻花艽"，后一种习称"小秦艽"。以根条粗大、肉厚、色棕黄、气味浓厚者为佳。秦艽性味辛、苦，平；归胃、肝、胆经。

本品含秦艽碱甲、秦艽碱乙、秦艽碱丙、当药苦苷、龙胆苦苷、褐煤酸、褐煤酸甲酯、α-香树脂醇、栎樱酸、β-谷甾醇等。

秦艽的药理作用：镇痛、镇静、解热、抗炎作用；能抑制反射性肠液的分泌；

能明显降低胸腺指数，有抗组胺作用；对细菌、病毒、真菌皆有一定的抑制作用。秦艽碱甲能升血糖、降血压；龙胆苦苷能抑制 CCl_4 所致转氨酶升高，具有抗肝炎作用。

晚蚕沙：为蚕蛾科昆虫家蚕幼虫的粪便。以干燥、色黑、坚实、均匀、无杂质者为佳。晚蚕沙性味甘、辛，温；归肝、脾、胃经。

本品含叶绿素、植物醇、β-谷甾醇、胆固醇、麦角甾醇、羽扇豆醇、氨基酸、胡萝卜素、B 族维生素、维生素 C 等。

晚蚕沙的药理作用有抗炎、促生长等。

〖单味药功用〗

秦艽：祛风湿，通络止痛，清湿热，退虚热。本品辛散苦泄，质偏润而不燥，为风药中之润剂。风湿痹痛，骨节酸痛，筋脉拘挛，无问寒热新久均可配伍应用，其性偏寒，兼有清热作用，故对热痹尤为适宜，也可治风寒湿痹。其既能舒筋络，祛风邪，又善"活血荣筋"，可用于中风半身不遂、四肢拘急、口眼㖞斜、舌强不语等，单品水煎服即效。此药能退虚热，除骨蒸，亦为治虚热要药，可治骨蒸日晡潮热、肺痿骨蒸劳嗽、小儿疳积发热等。秦艽苦以降泄，能清肝胆湿热而退黄。此外尚能治痔疮、肿毒等。

《神农本草经》："主寒热邪气，寒湿风痹，肢节痛，下水，利小便。"

《名医别录》："治风无问久新，通身挛急。"

晚蚕沙：祛风湿，和胃化湿。本品辛甘发散，可以祛风，温燥而通，又善除湿舒筋，作用缓和，可用于各种痹证，单用蒸热，更熨患处，以治风湿痹痛，肢体不遂者。本品入脾胃，能和胃化湿，湿去则泄泻可止、筋脉可舒，治湿浊中阻而致的腹痛吐泻转筋。本品善祛风湿，止痒，可单用煎汤外洗。

《名医别录》："主治肠鸣，热中，消渴，风痹，瘾疹。"

《本草求原》："原蚕沙，为风湿之专药，凡风湿瘫痪固宜，即血虚不能养经络者，亦宜加入滋补药中。"

〖配伍作用〗

秦艽—晚蚕沙药对见于《医方类聚》卷九十三引《瑞竹堂经验方》之蚕沙散。

秦艽—晚蚕沙配伍功用在于祛风湿、止痹痛。

〖配伍主治〗

(1) 酒伤经络，筋软，周身不仁。

(2) 男子、妇人心气痛不可忍者。

(3) 风寒湿痹之肢节疼痛、屈伸不利者。

〖常用量〗

秦艽 3～10g。晚蚕沙 5～15g，纱布包煎。外用适量。

【临床经验应用】

例 1 某女，39岁。右枕部外伤后疼痛反复发作30年。9岁时枕部外伤大量失血，量不详，舌淡，脉细。辨为络脉空虚、血虚血瘀证，治宜填精补髓、活血通络。药用乌梢蛇，川芎，当归，生白芍，熟地黄，延胡索（元胡），桑枝，炙甘草，姜黄，红花，秦艽，三七，威灵仙，葛根，合欢皮，日一剂，水煎服，早晚各1次，头痛显著减轻。上方随症加减再服15剂而头痛消失。

二诊：头痛已消。调理气血经络，药用乌梢蛇，川芎，当归，生白芍，熟地黄，蚕沙，秦艽，炙甘草，天麻，生黄芪，肉苁蓉，姜黄，威灵仙，银线莲，枸杞子，日一剂，水煎服，早晚各1次。连续5个月未复发停药。

例 2 覃某，女，63岁，2020年8月7日初诊。双膝关节疼痛肿胀3年余。晨起或坐起站立时疼痛、发僵明显，活动后可缓解，但活动多时又加重，夜间痛甚。局部肿胀，膝关节功能障碍，活动、行走受限，受凉、劳累后有所加重，久坐后站立及上下楼梯时疼痛明显，休息后自行缓解。曾自行用药无明显缓解。经影像学检查，诊断为"双膝关节骨性关节炎"。治以舒筋活络，行气活血为主。药用生草乌、生川乌、乳香、没药、麻黄、苏木、蚕沙、秦艽、威灵仙、木瓜、羌活、独活、白芷、骨碎补、伸筋藤等组成烫疗方200g，加入2000mL沸水待稍凉后加入50mL白酒熏洗双膝关节，1日2次。治疗5天后关节肿胀缓解，继续熏洗2周，膝关节疼痛消失，功能基本恢复，可日常生活工作。

(25) 全蝎—蜈蚣

【单味药药性】

全蝎： 为钳蝎科动物东亚钳蝎的干燥体，以完整、色黄、盐霜少、腹中无杂质者为佳。其味辛，性平，有毒，归肝经。

全蝎含全蝎毒素，为一种含碳、氢、氧、氮及硫等元素之毒性蛋白，与蛇之神经毒类似。此外，尚含三甲胺、甜菜碱、牛磺酸、胆固醇、卵磷脂等。

现代药理学研究发现，全蝎具有一定的抗惊厥、抗癫痫作用；全蝎煎剂还有降压、收缩血管、抑制血栓形成、抑制肿瘤生长等作用。全蝎毒素作用于蛙、豚鼠、家兔等动物，均可产生中毒现象。

蜈蚣： 为蜈蚣科动物少棘巨蜈蚣的干燥体。以条长、完整、头红、身黑绿、腹黄、身挺、无杂质者为佳。其味辛，性温，有毒，归肝经。

蜈蚣含两种类似蜂毒之有毒成分，即组胺样物质及溶血性蛋白质；尚含脂肪油、胆固醇、蚁酸等。亦曾分离出δ-羟基赖氨酸；氨基酸有组氨酸、精氨酸、鸟氨酸、赖氨酸、甘氨酸、丙氨酸、缬氨酸、亮氨酸、苯丙氨酸、丝氨酸、牛磺酸、谷氨酸。

现代药理学研究发现，蜈蚣具有止痉、抗真菌、抗肿瘤作用。

【单味药功用】

全蝎：属息风止痉药。用于肝风内动，痉挛抽搐，小儿惊风，中风口㖞，半身不遂，风湿顽痹，偏正头痛，疮疡，瘰疬。

《开宝本草》："疗诸风瘾疹及中风半身不遂，口眼㖞斜，语涩，手足抽掣。"

《玉楸药解》：称全蝎能"穿筋透节、逐湿除风"。

蜈蚣：属息风止痉药。本品具祛风止痉，通络止痛，攻毒散结之功。主惊风，癫痫，痉挛抽搐，中风口㖞，风湿顽痹，偏正头痛，毒蛇咬伤，疮疡，瘰疬。

《神农本草经》："主啖诸蛇、虫、鱼毒，杀鬼物、老精、温疟，去三虫。"

《本草纲目》："小儿惊痫风搐，脐风口噤、丹毒、秃疮、瘰疬、便毒、痔漏、蛇瘕、蛇瘴、蛇伤。"

【配伍作用】

全蝎与蜈蚣均有毒，入肝经。味辛能行，虫类走窜，有毒力猛，专入肝经，长于平息肝风止痉挛，通利经络止疼痛，兼可以毒攻毒，辛散消肿以散结消痈。多用治各种原因之痉挛抽搐、风湿顽痹、筋脉拘挛、疮疡肿毒、瘰疬等。二药相须为用，互增疗效，解痉息风之力倍增。然二药终为辛燥伤阴之品，凡阴虚、血虚生风当慎用。

【配伍主治】

(1) 该药对配伍常用于肝风内动之痉挛抽搐及各种痞块、肿瘤疼痛等。也常用于风湿顽痹，中风半身不遂。

(2) 该药对配伍常用于慢性肾小球肾炎，也可治疗肺结核伴有空洞。近年来亦可治疗脑血管意外后遗症、类风湿关节炎、颈椎综合征等。

【常用量】

全蝎，3～6g；蜈蚣，3～5g。孕妇禁用。

【临床经验应用】

例1 安某，男，73岁。头摇手颤，不能持物，已然半载，日趋加重。静时稍轻，努力克制时，颤抖反更加剧。曾自服平肝息风之剂未效。诊时因颤抖而不能持脉，其子两手用力按住方可诊脉。两脉皆弦硬，苔薄腻。证属肝阳上亢，挟痰化风。治以息风止痉之剂，服7剂后，风息颤止，原有之高血压亦平未再发。处方为：蜈蚣40条，全蝎9g，生黄芪60g，僵蚕12g，当归15g，赤芍12g，乳香9g，怀牛膝15g，陈皮8g，半夏9g，茯苓12g，菖蒲7g，胆南星8g，郁金7g。

例2 任某，男，52岁。患高血压已10余年，头晕脑涨，烦躁易怒，口苦耳鸣，心悸腿软，脉弦数有力，舌暗红苔少，面色紫红。血压（180～210）/（100～120）mm-Hg。证属肝阳化风。治以平肝息风之剂。处方为：蜈蚣40条，全蝎9g，僵蚕12g，生黄芪15g，乳香8g，怀牛膝15g，龙胆9g，牡丹皮12g，赤芍12g，白芍15g，生石决明30g，女贞子15g，墨旱莲15g，3剂后，蜈蚣增至60条。再4剂，症除，血压后维持在140/86mmHg。

26　地龙—僵蚕

【单味药药性】

地龙：为钜蚓科动物参环毛蚓、通俗环毛蚓、威廉环毛蚓或栉盲环毛蚓的干燥体。钜蚓科动物参环毛蚓、通俗环毛蚓、威廉环毛蚓或栉盲环毛蚓之等数种蚯蚓之去内脏全体，以条大、肉厚、干燥、剖开后无泥土者为佳。其性寒，味咸，归肝经、脾经、膀胱经。

地龙含有次黄嘌呤、蚯蚓解热碱、蚯蚓素及多种氨基酸，尚含琥珀酸。地龙提取物对多数动物有缓慢持久之降压作用；浸剂对豚鼠实验性哮喘有平喘作用；对离体蛙心，适量可使心跳增强；动物实验尚有解热、镇静、抗惊厥作用；次黄嘌呤为降压成分，并有抗组胺及舒张气管作用。

现代药理学研究表明，地龙有溶栓、抗凝血、抗心律失常作用，且具有解热、镇静、抗惊厥等作用。

僵蚕：为蚕蛾科昆虫家蚕4～5龄的幼虫感染（或人工接种）白僵菌而致死的干燥体，以条粗、质硬、色白、断面光亮者为佳。其辛、咸，平。归肺、胃、肝经。

僵蚕主要含蛋白质（约67.5％）、促蜕皮甾醇（能合成类皮质激素）及一种白僵菌黄色素。

僵蚕药理作用：有镇静、抗惊厥作用；本品还具抗癌活性，对移植性小鼠肉瘤S-180之生长有抑制作用。

【单味药功用】

地龙：属清热息风类药物，具清热定惊、通络、平喘、利尿之功效。用于高热惊痫、癫狂。地龙咸寒降泄，性走窜，既能息风止痉，又善清解高热，故适用于高热所致之狂躁、惊风抽搐、癫痫等症。用于痹证及半身不遂。地龙长于通行经络，用于多种原因引起之经络阻滞，血脉不畅，肢节不利之证。本品还有清肺平喘，清热利尿之功。

《神农本草经》言其"主蛇瘕，去三虫……杀长虫"。

《本草纲目》："主伤寒疟疾大热狂烦，及大人小儿小便不通，急慢惊风，历节风痛，肾脏风注，头风，齿痛，风热赤眼，木舌，喉痹，鼻息，聤耳，秃疮，瘰疬，卵肿，脱肛，解蜘蛛毒，疗蚰蜒入耳"

僵蚕：是临床常用的一种息风止痉类中药，主要有息风止痉、祛风止痛、化痰散结之功，临床用于治疗肝风夹痰、惊痫抽搐、小儿急惊风以及中风口眼㖞斜、风热头痛、目赤咽痛、风疹瘙痒、痄腮等。

《神农本草经》："主小儿惊痫夜啼，去三虫，减黑䵟，令人面色好，男子阴疡病。"

《本草纲目》："散风痰结核、瘰疬、头风、风虫齿痛，皮肤风疮，丹毒作痒……一切金疮，疗肿风痔。"

【配伍作用】

僵蚕辛咸，气味俱薄，升多降少，长息风止痉，祛风止痛，既可祛外风，又可息内风。地龙咸寒，下行降泄，偏清热息风，通络止痛。二药合用，一升一降，升降协调，息风止痉，通络止痛力增强。

【配伍主治】

（1）该药对配伍常用于风痰阻络头痛，久久不愈。

（2）该药对配伍还常用于慢性肾小球肾炎高热惊风、抽搐等。

【常用量】

僵蚕，5～10g。地龙，5～10g。

【临床经验应用】

例 1 张某，40 岁，头痛一年余，以左侧为主，精神紧张时加重，脑病 CT 及颈椎 X 线均显示未见异常，曾服去痛片、天麻头疼胶囊均未见好转，常伴有失眠烦躁，大便干燥。诊时见神疲乏力，舌暗红，苔薄白，脉弦细。证属肝风夹火，上扰清空，兼气滞血瘀。治以祛风清热，活血通络之剂。处方为：僵蚕 15g，地龙 12g，钩藤 15g，桑叶 10g，菊花 12g，蔓荆子 15g，藁本 12g，川芎 12g，白芍 15g，柴胡 10g。每日一剂，服药 4 剂后，症状好转，头痛明显减轻，烦躁无，睡眠安，大便畅，后又服 4 剂，诸症皆无。

例 2 李某，男性，65 岁，有颅脑肿瘤 1 年余，一直有头痛伴有恶心呕吐症状，于外院行化疗、放疗治疗，效果不佳。诊时患者面色晦暗，舌质暗淡，脉玄细。证属瘀血阻窍。治以活血化瘀止痛之剂。处方为：地龙、僵蚕、苍耳子各 10g，蜈蚣 2 条，全蝎 6g，黄药子 15g，昆布、海藻各 30g。每日一剂，服药 7 剂后，症状好转，头痛明显减轻，无恶心呕吐，后又服 7 剂，诸症皆有改善。

27 川芎—蜂房

〔单味药药性〕

川芎：为伞形科植物川芎的干燥根茎，以个大、饱满、质地坚实、油性足、香气浓郁者为佳。其辛，温。入肝、胆、心包经。

川芎之化学成分主要有四甲基吡嗪，即川芎嗪、阿魏酸、川芎酚、川芎内酯、藁本内酯、维生素 A、维生素 E、叶酸等。

现代药理学研究发现，川芎挥发油少量时对动物大脑之活动具有抑制作用，而对延脑呼吸中枢、血管运动中枢及脊髓反射中枢具有兴奋作用。川芎对大肠杆菌、痢疾（宋内氏）杆菌、变形杆菌、铜绿假单胞菌、伤寒杆菌、副伤寒杆菌及霍乱弧菌等有抑制作用。川芎煎剂还有保护心脑血管、利尿等作用。

蜂房：为胡蜂科昆虫果马蜂、日本长脚胡蜂或异腹胡蜂的巢，以完整、色灰白、质轻软、略有弹性、无死蜂和杂质者为佳。采后晒干，倒出死蜂死蛹，除去杂质，剪成块状，生用或炒、煅用。其味甘，性平。归胃经。

蜂房主含蜂蜡及树脂、挥发油、矿物质（如钙、镁、铁等）、多种蛋白质和氨基酸等成分。另外研究表明，本品还包括二萜、三萜等类型的化合物，这些萜类成分在抗肿瘤、抗炎等方面可能发挥一定作用。

现代药理学研究发现，蜂房中的某些成分具有抗肿瘤活性和抗炎作用。本品有一定的镇痛效果，能够减轻疼痛症状。对于一些神经性疼痛、风湿性疼痛等可能有缓解作用。它能够刺激机体的免疫系统，提高免疫细胞的活性，增强机体的抵抗力。有助于预防疾病和促进身体的康复。并具有降压和保护心血管系统的作用。

〔单味药功用〕

川芎：属活血化瘀药。常用于活血行气，祛风止痛，川芎辛温香燥，走而不守，既能行散，上行可达巅顶；又入血分，下行可达血海。活血祛瘀作用广泛，适宜瘀血阻滞的各种病症；可治头风头痛、风湿痹痛等。昔人谓川芎为血中之气药，言其寓辛散、解郁、通达、止痛等功能。治风冷头痛眩晕、胁痛腹痛、寒痹筋挛、经闭、难产、产后瘀阻痛、痈疽疮疡。

《日华子本草》："治一切风，一切气，一切劳损，一切血，补五劳，壮筋骨，调众脉，破症结宿血，养新血，长肉，鼻洪，吐血及溺血，痔瘘，脑痈发背，瘰疬瘿赘，疮疥，及排脓消瘀血"。

《本草纲目》：记载川芎"燥湿，止泻痢，行气开郁"。

蜂房：属祛风杀虫药。常用于祛风止痛、攻毒消肿、杀虫止痒。主风湿痹痛，风虫牙痛，痈疽恶疮，瘰疬，喉舌肿痛，痔漏，风疹瘙痒，皮肤顽癣。

《神农本草经》云其："主惊痫瘛疭，寒热邪气，癫疾……肠痔。"

《新修本草》言其："灰之，酒服，主阴痿；水煮洗狐尿刺疮；服之疗上气，赤白痢，遗尿失禁也。"

【配伍作用】

川芎行气开郁，祛风燥湿，活血止痛。蜂房质轻上行，善搜风止痛，有祛风、攻毒、杀虫、止痛之功效。川芎配伍蜂房既能祛风通络，又能活血行气止痛，"治风先治血，血行风自灭"，故川芎为治疗头痛之首药。两者配伍合用行气开郁，祛风止痛。相得益彰功效显著。用于治疗风邪上犯所致之偏头痛掣痛难忍者有较好疗效。

【配伍主治】

该药对配伍常用于散风止痛，适用于剧烈之偏头痛、血管神经性头痛。

【常用量】

川芎，3～10g。露蜂房，3～5g。

【临床经验应用】

例1 宋某，女，32岁，头痛反复发作7年，多方治疗无效，拟诊为偏头痛，头颅CT平扫无异常。患者自觉头痛彻巅，日轻暮甚，痛甚则彻夜难寐，每于劳累或气候变化时加剧，经事前后易诱发，脉细缓，舌苔薄腻，久痛入络为瘀，从"治风先治血，血行风自灭"立法。处方为：川芎15g，蜂房10g，羌活9g，当归9g，生地黄12g，赤芍12g，桃仁12g，红花9g。服药1周，头痛见减，但夜间仍有小发，原方加全蝎粉、蜈蚣粉各1.5g另吞。1周后头痛痊愈，随访经年未发。

例2 胡某，女，67岁，有高血压病史多年，曾大小中风数次，左侧肢体不用，头项易于下坠，口苦，舌苔薄腻，脉细弦。证属瘀阻脉络，阳气不行。方用补阳还五汤加味。处方为：黄芪30g，桃仁9g，赤芍9g，广地龙6g，虎杖15g，红花9g，千年健9g，蜂房9g，菖蒲4.5g，丹参15g，炒苍术9g，接骨木（扦扦活）15g，防风6g，川芎9g。上方出入治疗1月，患者已能独立行走，颈项不坠，其他症状亦减，原方继续治疗半月，以竟全功。

28 全蝎—蜂房

【单味药药性】

全蝎：为钳蝎科动物东亚钳蝎的干燥体，以完整、色黄、盐霜少、腹中无杂质者为佳。其性味辛，平。有毒。归肝经。

全蝎含全蝎毒素，为一种含碳、氢、氧、氮及硫等元素之毒性蛋白，与蛇之神经毒类似。此外，尚含三甲胺、甜菜碱、牛磺酸、胆甾醇、卵磷脂等。

现代药理学研究发现，全蝎具一定之抗惊厥、抗癫痫作用；全蝎煎剂还有降压、收缩血管、抑制血栓形成、抑制肿瘤生长等作用。全蝎毒素作用于蛙、豚鼠、家兔等动物，均可产生中毒现象。

露蜂房：为胡蜂科昆虫果马蜂、日本长脚胡蜂或异腹胡蜂的巢，以完整、色灰白、质轻软、略有弹性、无死蜂和杂质者为佳。采后晒干，倒出死蜂死蛹，除去杂质，剪成块状，生用或炒、煅用。其味微甘，性平。归胃经。

蜂房主含蜂蜡及树脂、挥发油、矿物质（如钙、镁、铁等）、多种蛋白质和氨基酸等成分。另外研究表明，本品还包括二萜、三萜等类型的化合物，这些萜类成分在抗肿瘤、抗炎等方面可能发挥一定作用。

现代药理学研究发现，蜂房中的某些成分具有抗肿瘤活性和抗炎作用。本品有一定的镇痛效果，能够减轻疼痛症状；同时它还能够刺激机体的免疫系统，增强机体的抵抗力，有降压和保护心血管系统的作用，有助于预防疾病和促进身体康复。

〔单味药功用〕

全蝎：属息风止痉药。功效作用：①息风止痉，用于痉挛抽搐。②攻毒散结，用于疮疡肿毒、瘰疬结核。③通络止痛，用于风湿顽痹、偏正头痛。

《开宝本草》："疗诸风瘾疹及中风半身不遂，口眼㖞斜，语涩，手足抽掣。"

《玉楸药解》：称全蝎能"穿筋透节、逐湿除风"。

露蜂房：属祛风杀虫药。常用于祛风止痛、攻毒消肿、杀虫止痒。主风湿痹痛，风虫牙痛，痈疽恶疮，瘰疬，喉舌肿痛，痔漏，风疹瘙痒，皮肤顽癣。

《神农本草经》云其："主惊痫瘈疭，寒热邪气，癫疾……肠痔。"

《新修本草》言其："灰之，酒服，主阴痿；水煮洗狐尿刺疮；服之疗上气，赤白痢，遗尿失禁也。"

〔配伍作用〕

全蝎辛平有毒，是古老之节肢动物，中医称其为"五毒"之首，功善息风止痉、解毒散结、通络止痛。用于治疗痉挛抽搐、疮疡肿毒、瘰疬结核、癌肿疼痛、风湿顽痹、顽固性偏正头痛等；蜂房甘平，功能攻毒杀虫、祛风止痛。用于治疗疮疡肿毒、乳痈、瘰疬、顽癣瘙痒、风湿痹痛、牙痛、风疹瘙痒、喉痹肿痛等。两药配伍祛风消肿，散结止痛，在治风、攻毒、散结方面可起到协同增效作用。两药配伍在癌肿之治疗中也取得了突破性进展，多用于肝癌、胃癌、乳腺癌、宫颈癌、大肠癌、皮肤癌、舌癌等恶性肿瘤之治疗及术后调治。两药不仅发挥其以毒攻毒、消坚散结之功，而且其止痛作用颇著，可用于癌肿疼痛。

【配伍主治】

该药对配伍常用于祛风通络，攻毒散结。

【常用量】

全蝎，3~6g。露蜂房，3~5g。

【临床经验应用】

例1 江某，男，67 岁，有食管癌病史 1 年余，曾于外院行手术及放疗化疗治疗。患者形体消瘦，食欲差，精神萎靡，大便稀，日行数次，舌淡无苔，脉沉细。治以软坚散结，滋阴养胃。处方：全蝎、蜈蚣各 30g，蜂房、僵蚕、壁虎各 60g，制成散剂，每次服 5g，同时以煅赭石、太子参各 20g，姜半夏 10g，石斛、麦冬 12g，煎汤送服，每天服药 3 次。服药一周后患者食欲改善，口干症状改善。后继服 3 周，患者一般症状较前明显改善。

例2 华某，男性，39 岁，有直肠癌病史 3 年余，于外院行根治术，后行放化疗及靶向治疗，复查腹部 CT 显示：肝脏及腹膜后淋巴结转移。后于外院服用中药治疗，效果不佳。刻下见患者神清，精神萎靡，食欲差，全身水肿，大便稀，日行数次，舌淡无苔，脉沉细。处方为：全蝎 90g，硇砂 60g，硫黄 60g，赭石 60g，斑蝥 9g，蜈蚣 20 条，麝香 1.2g。配方：蜂房 60g，僵蚕 60g，水蛭 60g，蛇皮 30g，壁虎 30g，海马 15g。将壁虎去内脏，蜈蚣、全蝎去头足，斑蝥去翅足，用白酒洗净，沥干，微火大炒至焦黄，研末。另将赭石、硫黄、硇砂分别研末，取主方中各药（麝香除外）混合置瓦罐中外包黄泥，于炭火中煅烧 4~6 小时，埋入沙土退火 1 夜，取出与配方中各药及麝香共研匀，分成 30 包，口服 1 包，每日 2 次，30 包为 1 疗程。患者服用两月后食欲较前改善，且全身水肿较前明显消退，复查肿瘤系列指标均较前下降。

(29) 蜈蚣—当归

【单味药药性】

蜈蚣： 为蜈蚣科动物少棘巨蜈蚣的干燥体。以身干、条长、头红、足红棕色、身黑绿、头足完整者为佳。蜈蚣味辛，性温。有毒。归肝经。

蜈蚣含两种类似蜂毒的有毒成分，即组胺样物质及溶血性蛋白质；尚含脂肪油、胆固醇、蚁酸等。

蜈蚣的主要药理作用为解毒、抗惊厥、抗肿瘤、抗真菌作用。

当归： 本品为伞形科植物当归的干燥根。以主根大、身长、支根少、断面黄白色、气味浓厚者为佳。当归味甘、辛，性温；归肝、心、脾经。

当归主要成分包括挥发油、黄酮类、氨基酸、有机酸和多糖等。

当归的药理作用主要有调经止痛、抗心律失常、兴奋子宫、降血脂、抑制血小板聚集、增强免疫、抗肿瘤等。

〔单味药功用〕

蜈蚣：具有息风镇痉、通络止痛、攻毒散结之效。本品性温，性善走窜，通达内外，与全蝎同用，可治各种原因引起的痉挛抽搐；配全蝎、僵蚕、钩藤等药物，可治小儿撮口；与丹砂、轻粉等分研末，可治小儿急惊风；配伍胆南星、防风等同用，治破伤风，角弓反张；同雄黄、猪胆汁配伍制膏，外敷可治恶疮肿毒；配伍全蝎、防风、独活、威灵仙等药，可治风湿痹痛、游走不定、痛势剧烈者；与天麻、川芎、僵蚕同用，可治经久不愈之顽固性头痛或偏正头痛。本品用量过大可引起中毒、溶血反应、过敏、肝功能损害以及肾功能衰竭等。

《神农本草经》载其："味辛，温。主治鬼注、蛊毒，啖诸蛇、虫、鱼毒，杀鬼物、老精、温疟，去三虫。"

《本草求真》誉之为："本属毒物，性善啖蛇，故治蛇症毒者无越是物。"

当归：补血活血，调经止痛，润肠通便，为补血之圣药。若气血两虚，常配黄芪、人参补气生血；若血虚萎黄、心悸失眠，常与熟地黄、白芍、川芎配伍；血虚血瘀，月经不调，经闭，痛经常以本品补血活血，调经止痛，常与丹参同用，既为补血之要剂，又为妇科调经的基础方；若兼气虚者，可配人参、黄芪；若兼气滞者，可配香附、延胡索；若兼血热者，可配黄芩、黄连或牡丹皮、地骨皮；若血虚寒滞者，可配阿胶、艾叶等。同时当归也是活血行瘀之要药。若风寒痹痛、肢体麻木，宜活血、散寒、止痛，常与蜈蚣、羌活等同用；常与肉苁蓉、牛膝、升麻等同用，治血虚肠燥便秘。湿盛中满、大便泄泻者忌服。

《神农本草经》曰："味甘，温。主咳逆上气，温疟寒热，洒洒在皮肤中，妇人漏下绝子，诸恶疮疡、金创。"

《名医别录》言："味辛，大温，无毒。主温中，止痛，除客血内塞，中风至，汗不出，湿痹，中恶，客气虚冷，补五脏，生肌肉。"

〔配伍功能〕

蜈蚣、当归均辛温，蜈蚣尤善搜风，贯穿经络脏腑无所不至，当归味甘而重能补血，气轻而辛能行血，二药合用，补心益血而通络，治手足厥寒、脉细欲绝。

〔配伍主治〕

（1）该药对常用于治疗中风半身不遂和口眼㖞斜、痉挛抽搐、手足麻木、癫痫、惊风等肝风内动证。

（2）该药对常用于治疗面神经麻痹。

〔常用量〕

蜈蚣 3～5g，孕妇禁用。当归 6～12g。

【临床经验应用】

例 某女，12 岁，于数月前无明显诱因（排除外伤史），双目出现复视现象，且视物时眼球左斜，而头部不自主右倾。曾往省市多家医院就诊（诊断为复视、神经性斜视，排除眼底及脑部病变），多方治疗无效。患儿就诊时舌质黯红、边尖有瘀点、苔薄白，脉沉弦；诊为肝郁气滞血瘀、筋脉失荣生风。

处方：当归 10g，桃仁 10g，红花 8g，大蜈蚣 1 条，百合 10g，桑叶 12g，菊花 12g，白蒺藜 15g，钩藤 12g，谷精草 15g，枸杞子 15g。续服 12 剂后基本痊愈；上方蜈蚣改为 2 条，10 剂后复视和斜视均消失，视物完全正常。

第四章

化湿类药对

广藿香—佩兰

㉚ 广藿香—佩兰

【单味药药性】

广藿香：为唇形科植物广藿香的干燥地上部分，以叶多、香气浓者为佳。广藿香味辛，性微温。归脾、胃、肺经。

广藿香主要含挥发性成分，其中广藿香醇含量最高，其他成分有广藿香酮、α-愈创木烯、δ-愈创木烯、顺式-石竹烯、反式-石竹烯、α-广藿香烯、β-广藿香烯、β-榄香烯等。非挥发性成分有 5-羟基-3′,7,4′-三甲氧基黄烷酮、5-羟基-7,4′-二甲氧基黄烷酮、藿香黄酮醇、商陆黄素、华良姜素、芹菜素、鼠李素、植物甾醇类、三萜类化合物等。

广藿香的主要药理作用有调节胃肠功能、抗病原微生物、抗病毒、抗炎、解热镇痛、抗肿瘤、调节免疫等。

佩兰：为菊科植物佩兰的干燥地上部分，以质嫩、叶多、色绿、香气浓郁者为佳。佩兰味辛，性平。归脾、胃、肺经。

佩兰主要含有挥发油成分，包括冰片烯、石竹烯、荜澄茄油烯醇、对聚伞花素、百里香酚甲醚等；另含生物碱类成分，包括仰卧天芥菜碱、宁德络非碱、兰草素等；甾醇及其酯类成分，包括蒲公英甾醇、蒲公英甾醇乙酸酯等；有机酸类成分，包括延胡索酸、琥珀酸等。

佩兰的药理作用有抑菌、抗炎、抗病毒、祛痰、抗肿瘤、增强免疫力、兴奋胃平滑肌作用等。

【单味药功用】

广藿香：主要功效为芳香化浊，和中止呕，发表解暑。临床用于湿浊中阻，脘腹痞闷，呕吐，暑湿表证，湿温初起，湿热并重，发热倦怠，胸闷不舒，寒湿闭暑，腹痛吐泻等。湿浊中阻，脘腹痞闷，常与苍术、厚朴等同用；止呕，常与半夏、丁香等同用，若偏湿热者，配黄连、竹茹等，偏湿寒者，配生姜、豆蔻等，妊娠呕吐，配砂仁、紫苏梗等，脾胃虚弱者，配党参、白术等；暑湿表证，或湿温初起，湿热并重，发热倦怠，胸闷不舒，常与黄芩、滑石、茵陈等同用；寒湿闭暑，腹痛吐泻，常配伍紫苏、厚朴、半夏等。

《本草图经》云："治脾胃吐逆，为最要之药"。

《本草正义》曰："藿香芳香而不嫌其猛烈，温煦而不偏于燥烈，能祛除阴霾湿邪，而助脾胃正气，为湿困脾阳，倦怠无力，饮食不甘，舌苔浊垢者最捷之药。"

佩兰：主要功效为芳香化湿，醒脾开胃，发表解暑。临床用于湿浊中阻，脘痞呕恶、口中甜腻、口臭、多涎、暑湿表证、头胀胸闷等。用于湿浊中阻，脘痞呕恶，常与苍术、厚朴、豆蔻等同用，增强芳香化湿之功；脾经湿热，口中甜腻，口臭，多涎，可单用煎汤服，或配伍黄芩、白芍、甘草等药；暑湿表证，湿温初起，发热倦怠，胸闷不舒，常与藿香、荷叶、青蒿等同用，若湿温初起，可与滑石、薏苡仁、藿香等同用。

《神农本草经》曰："主利水道，杀蛊毒。"

《本草纲目》云："消痈肿，调月经。"

《中药志》载："发表祛湿，和中化浊。治伤暑头痛，无汗发热，胸闷腹满，日中甜腻，口臭。"

广藿香、佩兰为化湿类药物，多属辛温香燥之品，易于耗气伤阴，故阴虚血燥及气虚者慎用。

【配伍作用】

广藿香—佩兰药对是常用作防暑祛湿、化湿辟秽、祛邪扶正的中药材，藿香芳香温煦，散表邪、化里湿、醒脾开胃、和中止呕；佩兰气香味辛性平，醒脾化湿解暑。细分起来，藿香解表的作用更好，佩兰行气的作用更佳。两者同用，能去除中焦湿气，振奋脾胃，是芳香化湿、辟秽的要药。

【配伍主治】

（1）该药对主治夏日伤暑、湿浊中阻、胃失和降而致的倦怠、胃脘痞闷、恶心、呕吐、口中发黏等症。

（2）现代医学也认同藿香、佩兰对流行性感冒病毒有抑制作用。

【常用量】

广藿香 3～10g，佩兰 3～10g。

【临床经验应用】

例1 症见胃脘痞胀，甚则隐痛，食欲缺乏，口黏或甜，不欲饮食，身体困倦，舌苔白腻，脉细、濡。

治法兼以芳香化湿。

处方：藿香5～10g、佩兰10g、炒陈皮5～10g，煎服。

例2 患者急性起病时以急性右下腹疼痛，腹胀，泄泻，发热为主症，患者初诊时大便不成形，日数次，且苔白腻、脉滑，可见湿浊壅盛，舌红瘦，苔剥脱，是阴虚之象，腹部喜温喜按，腹痛、腹胀遇寒加重，纳差，面黄肌瘦，说明其中焦阳虚有寒。

处方：藿香12g，佩兰12g，豆蔻12g，干姜15g，炮姜12g，白术15g，茯苓20g，草薢20g，半夏10g，黄连10g，红藤20g，甘草6g。每剂3煎，两日1剂，分4次温服。

例 3 患者有心悸病史，就诊时已发热 3 天，无汗，咳嗽频繁，无痰，纳差，寐不安，小便调，腹泻，黄水样便。舌淡红，苔薄黄腻，脉浮。证属外感时邪，肺气失和，湿热下注。治以清热化湿，解表宣肺。

处方：藿香 15g，佩兰 15g，豆蔻 12g，滑石 12g，青蒿 15g，金银花 20g，香薷 15g，前胡 15g，白前 15g，杏仁 12g，半夏 12g，黄连 15g，玉竹 20g，羚羊角粉 3g（单包冲服），生龙齿 30g。前 3 剂，每日 1 剂；后 7 剂，两日 1 剂。

第五章

利水渗湿类药对

㉛　蝼蛄—蟋蟀

【单味药药性】

蝼蛄：本品为蝼蛄科昆虫蝼蛄或大蝼蛄的成虫全体。以身干、完整、无杂质及泥土者为佳。蝼蛄性味咸，寒。有小毒。归膀胱、大肠、小肠经。体虚者及孕妇忌用。

蝼蛄机体组织中含多种氨基酸，主要是谷氨酸、丙氨酸、组氨酸、缬氨酸等。

蝼蛄主要药理作用是利尿。

蟋蟀：本品为蟋蟀科昆虫蟋蟀干燥全体。以身干、完整、色黑、腿壮、无泥、无蛀者为佳。蟋蟀味辛、咸，性温。有毒。归膀胱、小肠经。孕妇禁服。

全虫含维生素 B_{12}，雌虫含量高于雄虫，又含精氨酸、α-酮-δ-胍基戊酸、γ-胍基丁酸等胍基化合物。

蟋蟀主要药理作用有解痉挛，退热，降压。

【单味药功用】

蝼蛄：利水通淋，消肿解毒。主小便不利、水肿、石淋、瘰疬、恶疮。

《神农本草经》："主难产，出肉中刺，溃痈肿，下哽噎，解毒，除恶疮。"

《本草纲目》："利大小便，通石淋，治瘰疬，骨鲠。"

蟋蟀：利尿消肿。主癃闭、水肿、腹水、小儿遗尿。

《本草纲目拾遗》："性通利，治小便切。"

《任城日记》："治水蛊。"

【配伍作用】

该药对出自叶橘泉《现代实用中药》。

蝼蛄利水通便，清热解毒；蟋蟀利尿消肿。二药参合，利尿消肿力增。

【配伍主治】

（1）水肿、臌胀之小便不利。

（2）癃闭：前列腺肥大，小便淋漓不畅者。

（3）石淋：尿路结石，小便不利者。

【常用量】

蝼蛄 3～5 只，焙干研粉，黄酒或温开水送服。蟋蟀 2～6 只，水煎或焙干研粉服。

【临床经验应用】

治疗老人尿闭：蝼蛄、蟋蟀各 4 只，生甘草 3g，水煎服。

㉜　茯苓—猪苓

【单味药药性】

　　茯苓：为多孔菌科真菌茯苓的干燥菌核。产云南者称"云苓"，质较优。以体重坚实、皮细皱密、无裂隙、断面色白、质细腻、嚼之黏性强、香气浓者为佳。茯苓味甘、淡，性平；入心经、肺经、脾经、肾经。

　　茯苓主要活性成分为 β-茯苓聚糖，占干重约 93%，另含茯苓酸、蛋白质、脂肪、卵磷脂、胆碱、组氨酸、麦角甾醇等。

　　茯苓主要药理作用有利尿，镇静，抗肿瘤，降血糖，增加心肌收缩力的作用。茯苓多糖有增强免疫功能的作用。茯苓有护肝作用，能降低胃液分泌，对胃溃疡有抑制作用。

　　猪苓：为多孔菌科真菌猪苓的干燥菌核。以个大、外皮黑褐色且光亮、肉粉白色、体较重者为佳。猪苓味甘、淡，性平。猪苓入肾经、膀胱经。

　　猪苓主要含猪苓葡聚糖Ⅰ、甾类化合物、游离及结合型生物素、粗蛋白等。

　　猪苓主要药理作用为利尿，其机制是抑制肾小管对水及电解质的重吸收所致，猪苓多糖有抗肿瘤、防治肝炎的作用。猪苓水及醇提取物分别有促进免疫及抗菌作用。此外，猪苓尚有抗放射、抗菌、抗衰老、增强血小板聚集、抗诱变作用。

【单味药功用】

　　茯苓：利水渗湿，健脾，宁心。本品味甘而淡，甘则能补，淡则能渗，药性平和，既可祛邪，又可扶正，利水而不伤正气，实为利水消肿之要药。可用治寒热虚实各种水肿。本品善渗泄水湿，使湿无所聚，痰无由生，可治痰饮之目眩心悸，或饮停于胃而呕吐者。茯苓味甘，善入脾经，能健脾补中，可治脾胃虚弱，倦怠乏力，食少便溏。本品益心脾而宁心安神，常用治心脾两虚，气血不足之心悸，失眠，健忘，或心气虚，不能藏神，惊恐而不安卧者。

　　《神农本草经》说其："主胸胁逆气，忧恚，惊邪，恐悸，心下结痛，寒热，烦满，咳逆，口焦舌干，利小便。久服安魂、养神、不饥、延年。"

　　《世补斋医书》载其："茯苓一味，为治痰主药，痰之本，水也，茯苓可以行水。痰之动，湿也，茯苓又可行湿。"

　　猪苓：利水渗湿。本品甘淡渗泄，利水作用较强，用于水湿停滞的各种水肿，单味应用即可取效。猪苓药性沉降，入肾、膀胱经，善通利水道，善治热淋，小便不通，淋沥涩痛。

　　《神农本草经》："主痎疟、解毒……利水道。"

【配伍作用】

茯苓—猪苓药对见于张仲景《伤寒论》之"五苓散"。

猪苓与茯苓二者均具利水之功。猪苓功专利水，凡水湿停滞者皆可选用，茯苓兼具健脾之功，两药配伍，可增利水之力，适用于水湿内停、水肿、小便不利等。

【配伍主治】

（1）该药对常伍用于小便不利、水肿之症。茯苓、猪苓为利水渗湿治水湿内停的要药，水湿内停的小便不利、水肿常用。

（2）该药对常伍用于水湿内停之泄泻，兼小便赤少者。

（3）该药对常伍用于湿热黄疸，湿重于热，症见小便不利者。

（4）该药对常伍用于淋浊小便频数，茎中或痒或痛，口渴，脉滑数者。

（5）该药对常伍用于湿热蕴结中焦之湿温病，症见发热身痛，汗出而解，继而复热，渴不多饮，或不渴，舌苔淡黄而滑者。

【常用量】

茯苓 10～15g，猪苓 6～12g。

【临床经验应用】

例 蔡某，女，30 岁。身发黄疸，其色轻浅，恶心厌油，胁肋胀满，腹胀便溏，身热不扬，身重困倦，嗜睡少神，胸闷不饥，口中黏腻，尿少色淡黄，小腹急满，苔厚微黄，脉象弦滑。肝功：黄疸指数（十），谷丙转氨酶 180 单位。

辨证：湿热困脾，蕴郁发黄（湿重于热型）。

治法：健脾渗湿，解毒退黄。

方药：茵陈五苓散加味。

组成：茵陈，茯苓，白术，泽泻，猪苓，枳实，豆蔻，佩兰，郁金，板蓝根，柴胡。每日 1 剂，水煎，分早晚两次温服。

复诊：上方服 7 剂，尿多黄退，腹胀好转，大便成形，湿盛困脾的症状明显改善。继服上方 12 剂，余症消失，胃肠功能恢复正常，复查肝功能无异常。

㉝ 路路通—地龙

【单味药药性】

路路通：为金缕梅科植物枫香树的干燥成熟果序。气微，味淡。以个大、色黄、无杂质、无果柄者为佳。味苦，性平。归肝、肾经。

路路通含 28-去甲齐墩果酮酸、苏合香素、环氧苏合香素、异环氧苏合香素、氧化丁香烯、白桦脂酮酸等。

路路通提取物可抑制大鼠佐剂性关节炎的肿胀度；其甲醇提取物白桦脂酮酸有明显的抗肝细胞毒活性。

地龙：为钜蚓科动物参环毛蚓、通俗环毛蚓、威廉环毛蚓或栉盲环毛蚓的干燥体。前一种习称"广地龙"，后三种习称"沪地龙"。地龙性寒，味咸，归肝经、脾经、膀胱经。

地龙含有多种氨基酸，以谷氨酸、天冬氨酸、亮氨酸含量最高，尚含次黄嘌呤、蚯蚓解热碱、蚯蚓素及多种微量元素，花生四烯酸、琥珀酸等有机酸。

地龙主要药理作用有纤溶、抗凝作用；以及舒张支气管及缓慢而持久的降压作用；具有解热、镇静、抗惊厥等作用；此外地龙还具有增强免疫、抗肿瘤、抗菌、利尿、兴奋子宫及肠平滑肌作用。

［单味药功用］

路路通：祛风活络，利水，通经。本品既能祛风湿，又能舒筋络，通经脉。善治风湿痹痛，麻木拘挛者，或气血瘀滞，脉络痹阻，中风后半身不遂。亦能通行经脉而散瘀止痛，治跌打损伤，瘀肿疼痛。本品味苦降泄，能通经利水消肿，治水肿胀满。其能疏理肝气而通经，治气滞血瘀之经少不畅或经闭，小腹胀痛。本品能通经脉，下乳汁，治乳汁不通，乳房胀痛，或乳少之证。此外，能祛风止痒，用于风疹瘙痒，可内服或外洗。

《本草纲目拾遗》说其："辟瘴却瘟，明目除湿，舒筋络拘挛，周身痹痛，手脚及腰痛，焚之嗅其烟气，皆愈。""其性大能通十二经穴，故《救生苦海》治水肿胀满用之，以其能搜逐伏水也。"

《岭南采药录》载其："治风湿流注疼痛，及痈疽肿毒。"

地龙：清热息风，通络，平喘，利尿。本品性寒，既能息风止痉，又善于清热定惊，故适用于热极生风所致的神昏谵语、痉挛抽搐及小儿惊风，或癫痫、癫狂等。其性走窜，善于通行经络，治疗中风后气虚血滞，经络不利，半身不遂、口眼喝斜等。亦长于通络止痛，适用于多种原因导致的经络阻滞、血脉不畅、肢节不利。地龙性寒降泄，长于清肺平喘，用治邪热壅肺，肺失肃降之喘息不止，喉中哮鸣有声者，单用研末内服即效；亦可用鲜品水煎，加白糖收膏用。本品咸寒走下入肾，能清热结而利水道，用于热结膀胱，小便不通，可单用。此外，其有降压作用，常用治肝阳上亢型高血压病。

《本草纲目》说其："性寒而下行，性寒故能解诸热疾，下行故能利小便，治足疾而通经络也。"

［配伍作用］

地龙伍路路通，地龙咸寒，以下行为主，功擅通经、清热活络；路路通苦性平疏泄，偏入下焦肝肾，能疏通十二经而奏祛风通络、利水消肿之功。两药相伍，地龙咸寒偏入血分，路路通能走十二经气分，气血同治，以通为用，通经活络利水之力益彰。

【配伍主治】

（1）地龙性寒下行，善走窜而通络利尿；路路通上通乳络，下疏胞脉。均为治疗输卵管阻塞及输卵管积水之要药。两药配合，尤宜于经前乳胀兼有输卵管积水阻塞之症。

（2）该药对清热利水、通利脉络，适用于湿热丹毒病。

【常用量】

路路通 5～10g，地龙 5～10g。外用适量。

【临床经验应用】

例1 王某，女，27岁，教师，收住妇产科，患者系第一胎足月产，会阴裂伤缝合4针。产后尿潴留已6天，曾留置导尿管，但拔管后仍不能自行排尿，又先后给予肌内注射加兰他敏、新斯的明等，小腹热敷和口服中药补中益气汤加味，均未能奏效，刻诊：脐下胀满而急，小便点滴不通，恶露涩少，乳汁不行，脉濡涩。辨其产后元气大亏，血气不和，水道瘀阻。处方：生黄芪，当归，川芎，地龙，赤芍，红花，牛膝，路路通，上方当晚煎服，夜半即小便畅通，腹胀顿失。

例2 杨某，女，13岁，主诉右上臂皮损伴局部硬化2年余。患者2009年6月发现右上臂条状皮损，局部发暗发硬，右足背外侧皮肤条状萎缩，右大拇指有2块青紫色斑块，5月19日于协和医院诊断为"硬皮病"，使用泼尼松（强的松）、环磷酰胺治疗，现发展至全身皮损，刻下症见右上臂外侧硬化皮损，左侧前臂及右手背外侧条状硬化皮损，局部发黄发硬发亮，肩部、臀部、后背及腕部亦有小块皮损，局部皮肤发硬、有瘀斑，偶尔瘙痒，无疼痛，双下肢下蹲站起后发紧，纳眠可，二便调，舌红苔薄白，脉沉细。中医诊断：皮痹。治宜益气健脾养血，疏风通络。

方药：生黄芪，炒苍术，炒白术，当归，川芎，赤芍，路路通，炒桑枝，地龙，皂角刺，地肤子，防风，汉防己，晚蚕沙（包），土茯苓，炒芥子，鸡血藤，生姜，14剂，水煎服。服用中药9个月病变有明显改善，顽固性皮肤硬斑逐渐变软，皮肤颜色变淡，长远疗效较好。

㉞ 槟榔—茯苓皮

【单味药药性】

槟榔： 为棕榈科植物槟榔的干燥成熟种子。以果大体重、坚实、不破裂、断面颜色鲜艳者为佳。槟榔性味苦、辛，温；归胃、大肠经。

槟榔含生物碱，主要为槟榔碱，其余有槟榔次碱、去甲基槟榔碱、去甲基槟榔次碱、高槟榔碱、异去甲基槟榔次碱等，均与鞣酸结合而存在。又含脂肪油。其中脂肪酸有月桂酸、肉豆蔻酸、棕榈酸、十四碳烯酸、油酸、亚油酸、硬脂酸等。尚含鞣质及槟榔红色素。

槟榔的主要药理作用有驱虫；抑制皮肤真菌、流感病毒、幽门螺杆菌；拟胆碱作用，兴奋胆碱受体，促进唾液、汗腺分泌，增加肠蠕动，减慢心率，降低血压，滴眼可使瞳孔缩小。

茯苓皮：为多孔菌科真菌茯苓菌核的干燥外皮。气微、味淡，嚼之粘牙。茯苓皮味甘、淡，性平；归肺、脾、肾经。

茯苓皮主要含茯苓多糖和三萜类两大类，还含有甾醇类、挥发性成分、脂肪酸、蛋白质、腺嘌呤、氨基酸以及钙、镁、铁、钾等无机元素。

茯苓皮的主要药理作用有利尿、抗氧化、抑菌、抗炎、抗肿瘤、美白、降血脂、抗癫痫、免疫调节等。

【**单味药功用**】

槟榔：杀虫消积，行气，利水，截疟。临床用治绦虫证疗效较好，可单用；与使君子、苦楝皮同用，可治蛔虫病、蛲虫病；与乌梅、甘草配伍，可治姜片虫病。本品辛散苦泄，入胃、大肠经，善行胃肠之气，消积导滞，兼能缓泻通便。本品既能利水，又能行气，可治水肿实证，二便不利；亦可截疟。

《本草纲目》："除一切风、一切气，宣利脏腑。"

《名医别录》："主消谷，逐水，除痰癖，杀三虫，去伏尸，治寸白。"

茯苓皮：具有利水消肿之功效。长于行皮肤水湿，多治皮肤水肿。

《本草纲目》："主水肿肤胀，开水道，开腠理。"

《医林纂要》："行皮肤之水。"

【**配伍作用**】

槟榔—茯苓皮行气导滞，使气畅水行，配伍使用有行水退肿之功效。适用于水湿壅阻，遍身水肿，喘急气促，烦躁口渴，小便不利，大便秘结，脉滑。

【**配伍主治**】

气滞水停之水肿病。

【**常用量**】

槟榔 3～10g，茯苓皮 15～30g。外用适量。

【**临床经验应用**】

例　患某，男性，30岁，工人，经西医明确诊断为肾病综合征。来诊之前日尿常规示：蛋白（＋＋＋＋）。血生化示：总胆固醇、甘油三酯等均升高。患者诉近两月来四肢、眼睑水肿，溲赤便干，苔黄腻，脉滑。拟为三焦气机不利，水热互结之证，方用疏凿饮子。用药如下：商陆，泽泻，赤小豆，羌活，大腹皮，蜀椒目，木通，秦艽，茯苓皮，槟榔，鲜生姜，5 剂。药后复诊，患者全身水肿消退大半，尿常规示：蛋白（＋＋），效不更方，复进 5 剂，药后诸症消失，生化及尿常规近于正常，继用易黄汤合己椒苈黄汤为主加减二十余剂，其生化及尿常规完全正常。用资生丸做散，每次 9g，水煮少顷代茶饮，日 3 服，以健脾化湿，脾肾双调，滋养荣卫，以求全功，半年后未再复发。

35　田基黄—垂盆草

【单味药药性】

田基黄：为藤黄科植物地耳草的干燥全草。以色黄绿、带花者为佳。田基黄味甘、微苦，性微寒；入肝、脾经。

田基黄的化学成分包括色原烯类、二肽类、双苯吡酮类、间苯三酚类衍生物以及黄酮类等。

田基黄具有抑菌、抗病毒、抗肝损伤、抗氧化以及抑制癌细胞等多种药理功效。

垂盆草：为景天科植物垂盆草的干燥全草。以干燥、质嫩、叶多、青绿色者为佳。垂盆草味甘、淡，性凉；入肝、胆、小肠经。

垂盆草的化学成分为黄酮类、甾醇类、生物碱类、三萜类、氨基酸及挥发油等。

垂盆草具有降酶保肝、抗肿瘤、抗氧化、抗炎、免疫调节等药理作用。

【单味药功用】

田基黄：始载于《生草药性备要》。田基黄的功效为清热利湿，解毒，散瘀消肿。临床上用于湿热黄疸，泄泻，痢疾，肠痈，痈疖肿毒，乳蛾，口疮，目赤肿痛，毒蛇咬伤，跌打损伤。

《生草药性备要》曰："治酒病，消肿胀，敷大恶疮，理疳疮肿。"

《福建民间草药》谓："活血、破瘀、消肿、解毒。"

广州部队《常用中医药手册》载："清热解毒，渗湿利水，消肿止痛。"

垂盆草：始载于《本草纲目拾遗》。垂盆草功效为清利湿热、解毒，属利水渗湿药下分类的利湿退黄药。垂盆草有降低谷丙转氨酶的作用，临床上主要用于湿热黄疸，小便不利，痈肿疮疡，急、慢性肝炎的治疗。本品有良好的清热解毒功效，可用于水火烫伤，因其有良好的清热解毒功效。垂盆草善解蛇毒，可单用，也可配合半枝莲、野菊花、鬼针草、车前草、生大黄等药煎汤内服，并用鲜草洗净捣烂外敷。对降低血清转氨酶有一定作用，且可使患者的口苦、胃口不好、小便黄赤等湿热症状减轻或消除。消炎退肿，用于炎性肿痛。治无名肿毒、烫火伤、乳腺炎、腮腺炎、丹毒等，一般采集鲜草，洗干净，捣烂外敷，日换 2 次，数日即愈。

〔配伍作用〕

田基黄—垂盆草药对属于相须药对，二者均有抗肝损伤作用，经药理试验证明，两药都有降低血清谷丙转氨酶的作用，用于患者体质素健，感受湿热之邪，久蕴化火，或上犯中上二焦的实热内结型，常伴烦躁、口渴、便秘、尿赤等症。

〔配伍主治〕

(1) 肝病中期肝胆脾胃湿热，常见目黄、皮肤黄染，小便色黄增深，神疲乏力，胃纳不佳，胁肋胀满，脘痞腹胀，二便偏少，舌苔浊腻，脉弦。肝功能明显异常，黄疸指数显著增高，丙氨酸转氨酶（ALT）明显上升。

(2) 肝病后期为正虚湿热未尽，脘腹痞满减轻，二便增多，右胁肋按之隐痛，下肢酸软，舌薄白或微腻，脉弦缓。肝功能已趋正常，或 ALT 略有升高。

〔常用量〕

田基黄 30g，垂盆草 15～30g。

〔临床经验应用〕

例 可用于湿热疫毒流行时，经常接触湿热疫病人群，致肝病者。此药对用于疫毒虽寄于肝，但临床常以脾胃见证为多，有专药治专病之功效。

处方：田基黄、垂盆草各30g，水煎，每日 3 次。该药量的一半可做预防用，效果颇佳；黄疸深者，加制大黄、黑栀子。

㊱ 浮萍—木贼

〔单味药药性〕

浮萍：本品为浮萍科植物紫萍的干燥全草。以色绿、背紫者为佳。浮萍味辛，性寒。归肺经。

浮萍全草含荭草素、木樨草素-7-单糖苷、牡荆素、芹菜素-7-单糖苷、芦丁等黄酮类化合物，尚有 β-胡萝卜素、叶黄素、脂肪、醋酸钾等物质。

浮萍主要药理作用有解热、利尿、强心等。

木贼：本品为木贼科植物木贼的干燥地上部分。以茎粗长、色绿、质厚、不脱节者为佳。木贼味甘、苦，性平。归肺、肝经。

木贼含挥发油，黄酮苷类。另含生物碱及磷、硅、鞣质、皂苷等。

〔单味药功用〕

浮萍：功效宣散风热，透疹，利尿。用于外感风热及麻疹透发不畅。临床常与西河柳、牛蒡子、薄荷等配伍应用。对风热瘾疹亦可内服、外用。浮萍能泄热利水，故对于水肿而有表热者用之。

《神农本草经》："主暴热身痒，下水气，胜酒，长须发，止消渴。"

《本草图经》："治时行热病，亦堪发汗"。

木贼：功效疏风散热，明目退翳。用于风热目赤，迎风流泪，目生云翳。

《嘉祐本草》："主目疾，退翳膜，消积块，益肝胆，疗肠风，止痢及妇人月水不断。"

《本草纲目》："解肌，止泪，止血，祛风湿，疝痛，大肠肛脱。"

〔配伍作用〕

浮萍—木贼药对见于王肯堂《证治准绳·类方》。

浮萍辛凉开达、解肌祛风以散风热或透邪外出；木贼有疏散肝经风热以明目退翳之效，有助少阳之气升发以透疹之功，二者配伍，则辛散之力更甚，可治热毒在表者。

〔配伍主治〕

该药对用于外感风热或麻疹不透，也可用于目赤多泪、发热无汗之症，若有咳嗽、头昏等症，可配伍桑叶、菊花、连翘等常用的调理风温之品。

〔常用量〕

浮萍 3～9g，外用适量，煎汤浸洗。木贼 3～9g。

〔临床经验应用〕

例 患者，女，面部呈现粟粒样红色丘疹，顶部有白色粉汁，尤以前额、口唇为著，胸背有散在丘疹。伴有口干而苦，眠差多梦，大便秘结，月经提前，脉象沉细而数，舌质红，苔薄黄。诊断为粉刺，证属肺胃湿热。治宜清热活血，解毒消疮。

处方：桑白皮、地骨皮、枇杷叶、野菊花、金银花、地肤子各 15g，栀子、黄芩、牡丹皮、当归、浮萍、木贼、蝉蜕各 10g，甘草 6g。水煎服，每日 1 剂。

服药期间勿用香皂、化妆品，清水洗面后用纸巾吸干，忌食辛辣、生冷之物。

服药 7 剂后，面部粉刺减轻。然后在原方基础上化裁，连续治疗 1 个月后，粉刺消失，诸证悉除。

第六章

温里类药对

③⑦　生姜—枳实

【单味药药性】

生姜：为姜科植物姜的新鲜根茎，以质嫩者为佳。生姜味辛，性微温。归肺、脾、胃经。

生姜含挥发油、姜辣素等；还含有二苯基庚烷类化合物、氨基酸、黄酮类、多糖类成分。

生姜药理作用有促进消化、保护胃黏膜、调节肠道、保肝、利胆、抗炎、解热、抗菌、镇痛、镇吐、抗氧化、增强免疫、抗肿瘤等。

枳实：为芸香科植物酸橙及其栽培变种或甜橙的干燥幼果，以外皮色黑绿、香气浓者为佳。枳实味苦、辛、酸，性微寒。归脾、胃经。

枳实主要含黄酮类成分，包括橙皮苷、橙皮素、柚皮苷、柚皮素、新橙皮苷、柚皮芸香苷、红橘素、异樱花素-7-O-β-D-新橙皮糖苷、8-四甲氧基黄酮、野漆树苷、忍冬苷等；生物碱类成分有辛弗林、N-甲基酪胺、乙酰去甲辛弗林等；挥发油类成分有 α-水茴香萜、α-蒎烯、桧烯、β-香叶烯、α-松油烯、柠檬烯、芳樟醇等；枳实还含有腺苷、柠檬苦素、去甲肾上腺素、脂肪、蛋白质、碳水化合物、胡萝卜素、核黄素、γ-氨基丁酸等。

枳实的药理作用有调节胃肠运动、调节子宫功能、升高血压、强心、抗氧化、抗菌、镇痛、护肝、降血糖、降血脂、抗血栓、抗休克、利尿、抗过敏等。

【单味药功用】

生姜：主要功效为解表散寒，温中止呕，化痰止咳，解鱼蟹毒。临床上用于风寒感冒、胃寒呕吐、寒痰咳嗽、鱼蟹中毒等。用于风寒感冒轻症，可配红糖、葱白煎服；增强发汗解表之力，可与桂枝、羌活等同用；驱寒开胃、止痛止呕，可与高良姜、豆蔻等同用；脾胃气虚，宜与人参、白术等同用；痰饮呕吐，常与半夏等同用；胃热呕吐，可与黄连、竹茹、枇杷叶等同用；某些止呕药用姜汁制过，能增强止呕作用，如姜半夏、姜竹茹等；治疗风寒客肺、痰多咳嗽、恶寒头痛，可与麻黄、苦杏仁等同用；外无表邪而咳嗽痰多色白，常与陈皮、半夏等同用。生姜助火伤阴，故热盛及阴虚内热者忌服。

《神农本草经》曰："主胸满咳逆上气，温中止血，出汗，逐风，湿痹……下利。生者尤良，久服去臭气，通神明。"

《本草纲目》载："生用发散，熟用和中。"

《本草备要》道："行阳分而祛寒发表，宣肺气而解郁调中，畅胃口而开痰下食。治伤寒头痛，伤风鼻塞（辛能入肺，通气散寒），咳逆呕哕（有声有物为呕，有声无物为哕，有物无声为吐，其证或因寒、因热、因食、因痰，气逆上冲而然。生姜能散逆气，呕家圣药）。"

枳实：主要功效为破气消积，化痰散痞。临床上用于积滞内停、痞满胀痛、泻痢后重、大便不通、痰阻气滞、胸痹、结胸、脏器下垂等。食积气滞，脘腹胀满疼痛，常与山楂、麦芽、神曲等同用；热结便秘，腹满胀痛，可与大黄、芒硝、厚朴等同用；脾胃虚弱，运化无力，食后脘腹痞满作胀，常与白术配伍；湿热泻痢，里急后重，可与黄芩、黄连等同用；痰浊痹阻，胸阳不振之胸痹，胸中满闷、疼痛，可与薤白、桂枝同用；痰热结胸，可与黄连、瓜蒌、半夏同用；心下痞满，食欲缺乏，可与半夏曲、厚朴等同用；脏器下垂，可与黄芪、白术等同用。

《本草蒙筌》曰："泻肺脏，宽大肠。结气胸中，两胁关节并利；破痰癖积聚，宿食亦推。"

《雷公炮制药性解》言："主消胸中之癖满，逐心下之停水，化日久之稠痰，削年深之坚积，除腹胀，消宿食，定喘咳，下气逆。"

《增广和剂局方药性总论》载："主心腹结气，两胁胀虚，关膈壅塞。"

【配伍作用】

生姜辛散而温，益脾胃，温中止呕除湿，且能止咳、消痞满。枳实苦泄沉降，为行气通滞要药。二药合用，集宣降行散于一体，共奏宣通降逆行散之功。

【配伍主治】

（1）气滞偏盛兼有水饮停滞，寒饮气逆等胸痹之症。

（2）湿热中阻，气机不畅，呕甚而痞之症。

（3）痰饮阻滞，脾胃气虚之症。

【常用量】

生姜 3～10g，枳实 3～10g。

【临床经验应用】

例1 枳实消痞丸，又名失笑丸，出自金·李杲《兰室秘藏·卷上·胃脘痛门》。治疗右关脉弦，心下虚痞，恶食，懒倦，开胃进饮食。

处方：干生姜一钱，炙甘草、麦芽曲、白茯苓、白术各三钱，半夏曲、人参各三钱，炙厚朴四钱，枳实、黄连各五钱，为细末，汤浸蒸饼为丸，梧桐子大。每服五七十九，白汤下，食远服。

例2 经常性胃胀满闷，食不消化，口吐涎水，饱胀嗳气，按之心下有振水音，气短疲惫，营养欠佳。采用桂枝生姜枳实汤加味方。

治宜补气温胃，通阳化饮。

处方：桂枝20g，生姜30g，枳实15g，苍术、白术各15g，党参30g，吴茱萸9g，

草果 12g（去皮，打碎，入煎），猪苓 18g，槟榔片 10g，厚朴 15g，茯苓 30g。每日 1
剂，水煎，分早晚 2 次温服。

(38) 附子—肉桂

【单味药药性】

附子：本品为毛茛科植物乌头的子根的加工品。盐附子以个大、体重、色灰
黑、表面起盐霜者为佳；黑顺片以身干片大、均匀、皮黑褐、切面油润有光泽者为
佳；白附片以身干片大、均匀、色黄白、油润半透明者为佳。附子味辛、甘，性大
热。有毒。归心、肾、脾经。

附子主含乌头碱、中乌头碱、次乌头碱以及异飞燕草碱、新乌宁碱、乌胺及尿
嘧啶等。

附子的药理作用为强心、抗炎、镇痛、抗衰老等。

肉桂：为樟科植物肉桂的干燥树皮。以皮细肉厚、断面紫红色、油性大、香
气浓、味甜微辛，嚼之无渣者为佳。肉桂味辛、甘，性大热；归肾、脾、心、
肝经。

肉桂中主要含挥发油（桂皮油）。

肉桂药理作用有扩张血管、促进血液循环、增强冠脉及脑血流量、使血管阻力
下降、抑制真菌等。

【单味药功用】

附子：回阳救逆，补火助阳，散寒止痛。本品能上助心阳、中温脾阳、下补
肾阳，为"回阳救逆第一品药"。本品辛甘温煦，有峻补元阳、益火消阴之效。本
品气雄性悍，走而不守，能温经通络，逐经络中风寒湿邪，凡风寒湿痹周身骨节疼
痛者均可用之。

《本草汇言》："附子，回阳气，散阴寒，逐冷痰，通关节之猛药也……附子乃
命门主药，能入其窟穴而招之，引火归原，则浮游之火自熄矣。凡属阳虚阴极之
候，肺肾无热证者，服之有起死之殊功。"

《本草正义》："附子，本是辛温大热，其性善走，故为通行十二经纯阳之要药，
外则达皮毛而除表寒，里则达下元而温痼冷……果有真寒，无不可治。"

肉桂：补火助阳，温经通脉，散寒止痛，引火归原。其辛甘大热，能补火助
阳，益阳消阴，药性温和持久，为治命门火衰之要药，治命门火衰，肾阳不足的阳
痿宫冷，夜尿频多，腰膝冷痛，滑精遗尿，以及脾胃虚寒或寒邪内侵的脘腹冷痛，
寒疝腹痛。此药辛散温通，能运经脉、行气血、散寒止痛，治风寒湿痹，尤以治寒

痹腰痛为主，以及寒邪内侵，胸阳不振的胸痹心痛；阳虚寒凝，痰阻血滞的流注、阴疽；冲任虚寒，寒凝血滞的痛经、闭经等证。

肉桂大热入肝、肾，可使因下元虚衰所致上浮之虚阳回归故里，名曰引火归原。用治元阳亏虚，虚阳上浮的面赤、汗出、失眠、心悸、虚喘、脉微弱者。此外，久病体虚气血不足者，在补气益血方中少入，有鼓舞气血生长之效。

《本草求真》："大补命门相火，益阳治阴。凡沉寒痼冷、营卫风寒、阳虚自、腹中冷痛、咳逆结气、脾虚恶食、湿盛泄泻、血脉不通、死胎不下、目赤肿痛，因寒因滞而得者，用此治无不效。"

〔配伍作用〕

附子、肉桂配伍使用最早出现在晋代《肘后备急方》治瘴气疫疠温毒诸方之"赤散方"。

附子、肉桂均为纯阳辛热温里药。既善补火助阳，治肾阳虚衰或脾肾阳虚所致诸症，又善散寒止痛，治寒邪直中、寒湿痹痛、胸痹冷痛及阴黄等症，常配伍使用。二药相合，附子善入气分而散寒止痛，肉桂善入血分而温经通脉，动静结合，补火助阳，用治肾阳不足、命门火衰、腰膝酸软、阳痿、尿频等。

〔配伍主治〕

（1）风寒湿痹，症见周身骨关节疼痛，遇寒疼痛加剧，得温则痛减者。

（2）寒邪内侵，胸阳不振所致的胸痹心痛，或痛引肩背，时缓时甚，经久不愈者。

（3）心脾肾阳虚，不能气化水液，症见面浮肢肿，气短心悸，面色晦暗，腹部胀满，下肢不温，或妊娠水肿者。

（4）腹痛腹泻、脾胃虚寒呕吐，症见脘腹冷痛，喜温，口淡不渴，腹满不食，呕吐下利，舌淡苔白。

（5）温肾助阳，温经散寒止痛，治疗虚寒痛经或宫寒不孕；寒湿带下，白带腥臭，多悲不乐者。亦可治男子阳痿早泄。

〔常用量〕

肉桂1～5g，附子3～15g（有毒，宜先煎、久煎）。

〔临床经验应用〕

例1 某患，男，39岁。一周前因受寒感冒，服银翘散一剂，夜晚旋即牙痛发作，痛引额部，其势难忍，终夜眼不交睫，持续不休。次日，牙龈亦肿痛，龈满齿长，齿根浮动，不能咬合。冷、热水入口，浸及齿冠，其痛加剧。近日水米不进，时时呻吟。右下牙龈赤肿，未见龋洞。察其脉，无力虚数，舌尖色红，舌苔薄白而润，根部稍黄。此系表寒而误服清凉之剂，寒邪凝滞经络，里阳受损，相火不潜，虚火上浮所致。治则：发散凝寒，引火归原，纳阳归肾。方用潜阳封髓丹加味。附子，肉桂（研末，泡水兑入），炙龟甲，砂仁，黄柏，细辛，白芷，生姜，蜂房，甘草。上方煎服一次，牙痛轻，夜可寐。继服二次则疼痛渐止。2 剂尽，牙龈肿胀及疼痛全消而愈。

例2 患者张某，男，56 岁。罹患耳聋、耳鸣 4 年余。症见耳鸣如蝉，昼夜不息，时轻时重，听力逐渐下降，伴见腰膝酸软，头晕眼花，虚烦失眠，夜尿频多，两颧潮红，舌红苔少，脉细弱。证脉合参，证属肾元不足，虚火上扰所致。治则：滋阴潜阳，引火归原。拟方：熟地黄，山药，肉桂，附子，泽泻，五味子，龙骨，牡蛎，川芎，柴胡，石菖蒲，香附，川牛膝。服药 10 剂，耳鸣大减，后继 10 剂，耳鸣消失，听力恢复。

㊳ 附子—干姜

【单味药药性】

附子：本品为毛茛科植物乌头的子根的加工品。盐附子以个大、体重、色灰黑、表面起盐霜者为佳；黑顺片以身干片大、均匀、皮黑褐、切面油润有光泽者为佳；白附片以身干片大、均匀、色黄白、油润半透明者为佳。附子味辛、甘，性大热。有毒。归心、肾、脾经。

附子主含乌头碱、中乌头碱、次乌头碱以及异飞燕草碱、新乌宁碱、乌胺及尿嘧啶等。

附子的药理作用有强心、抗炎、镇痛、抗衰老等。

干姜：为姜科植物姜的干燥根茎。以色白、粉质多、味辣者为佳。干姜味辛，性热。归脾、胃、肾、心、肺经。

干姜主含挥发油。尚含树脂、淀粉及多种氨基酸。

干姜含有的干姜甲醇或醚提取物有镇静、镇痛、抗炎、止呕及短暂升高血压的作用；水提取物或挥发油能明显延长大鼠实验性血栓形成时间；干姜醇提取物及其所含姜辣素和姜辣烯酮有显著灭螺和抗血吸虫作用。干姜醇提取物能明显增加大鼠肝脏胆汁分泌量，维持时间长达 3～4 小时。

【单味药功用】

附子：回阳救逆，补火助阳，散寒止痛。本品能上助心阳、中温脾阳、下补肾阳，为"回阳救逆第一品药"。本品辛甘温煦，有峻补元阳、益火消阴之效。本品气雄性悍，走而不守，能温经通络，逐经络中风寒湿邪，凡风寒湿痹周身骨节疼痛者均可用之。

《本草汇言》："附子，回阳气，散阴寒，逐冷痰，通关节之猛药也……附子乃命门主药，能入其窟穴而招之，引火归原，则浮游之火自熄矣。凡属阳虚阴极之候，肺肾无热证者，服之有起死之殊功。"

《本草正义》："附子，本是辛温大热，其性善走，故为通行十二经纯阳之要药，外则达皮毛而除表寒，里则达下元而温痼冷……果有真寒，无不可治。"

干姜：温中散寒，回阳通脉，温肺化饮。本品辛热燥烈，主入脾胃而长于温中散寒、健运脾阳，为温暖中焦之主药。本品辛热，用治心肾阳虚，阴寒内盛所致亡阳厥逆，脉微欲绝者，每与附子相须为用。

《珍珠囊》："干姜其用有四：通心阳，一也；去脏腑沉寒痼冷，二也；发诸经之寒气，三也；治感寒腹痛，四也。"

《本草求真》："干姜……大热无毒，守而不走，凡胃中虚冷，元阳欲绝，合以附子同投，则能回阳立效，故书有附子无姜不热之句。"

〔配伍作用〕

附子与干姜配伍最早出现于张仲景《伤寒杂病论》，该书中记载的 32 首关于附子的方剂中，有 10 首为附子与干姜配伍，如干姜附子汤、四逆汤等。

干姜配附子，干姜大热无毒，有温阳守中、回阳通脉之效；附子纯阳燥烈有毒，上助心阳以通脉，下补肾阳以益火，为回阳救逆第一药。两药配伍，具有协同作用，故有"附子无姜不热"之说。可治疗脾肾阳气虚弱、外寒直中、宫冷阳痿、寒湿痹痛、腹痛吐泻、水肿尿频、咳喘痰涎等。

〔配伍主治〕

（1）该药对治疗阳气衰微，阴寒内盛或大汗、大吐、大泻而致的四肢逆冷、汗自出、脉微欲绝等亡阳证。

（2）附子与干姜属于相须配伍，以治伤寒下后复发汗，昼日烦躁不得眠，夜而安静，不呕不渴，无表证，脉沉微，身无大热者。

（3）治疗阳虚烦躁证。

（4）治脾肾阳虚之慢性腹泻。

〔常用量〕

干姜 3～10g，附子 3～15g（有毒，宜先煎、久煎）。

〔临床经验应用〕

例1 李某，男，54 岁。2023 年 11 月 19 日初诊。规律血液透析 3 年，双下肢酸胀、蚁行感半年，加重 7 天。自述双下肢酸胀，深部烧灼、蚁行感，夜间尤甚，需拍打、走动、捏揉缓解，每晚痛苦异常，仅可入睡 4～5h，觉醒 2～3 次。患者平素喜温恶寒，大便不实，舌淡苔白，脉沉。诊断为"不安腿综合征"。辨其脉证，与《伤寒论》中"昼日烦躁不得眠……不呕、不渴，无表证，脉沉微，身无大热者，干姜附子汤主之"相符，乃阴寒内盛，阳气虚，病入少阴之证。方用干姜附子汤加减：附子，干姜，乌梅，木瓜，白芍，薏苡仁，川牛膝，煅龙骨，煅牡蛎（先煎），甘草。7 剂，水煎服，日 1 剂。复诊 11 月 26 日：畏寒减轻，余症好转，原方加细辛、桂枝，7 剂。三诊 12 月 3 日：患者双下肢酸胀，深部烧灼、蚁行感明显减轻，夜间可睡 6～7h，觉醒 1～2 次，上方去煅龙骨，煅牡蛎，加川续断、狗脊，14 剂以固疗效。2 月后随访，未复发。

例 2 刘某，女性，25 岁，产后 25 天。阴道出血，夹有血块，西医予大量补液、酚磺乙胺（止血敏）、维生素 K₁ 等治疗未效。患者面色苍白，畏冷，口不干，舌淡苔白润，脉沉细。拟方当归补血汤合干姜附子汤加味。处方：熟附子（先煎）、干姜、阿胶、黄芪、姜炭、地榆炭、当归炭、藕节、仙鹤草、岗稔根，共 6 剂，血止。

㊵ 附子—桂枝

【单味药药性】

附子：本品为毛茛科植物乌头的子根的加工品。盐附子以个大、体重、色灰黑、表面起盐霜者为佳；黑顺片以身干片大、均匀、皮黑褐、切面油润有光泽者为佳；白附片以身干片大、均匀、色黄白、油润半透明者为佳。附子味辛、甘，性大热。有毒。归心、肾、脾经。

附子主含乌头碱、中乌头碱、次乌头碱以及异飞燕草碱，新乌宁碱，乌胺及尿嘧啶等。

附子的药理作用为强心、抗炎、镇痛、抗衰老等。

桂枝：本品为樟科植物肉桂的干燥嫩枝。桂枝味辛、甘，性温；归心、肺、膀胱经。

桂枝含挥发油，其主要成分为桂皮醛等。另外尚含有酚类、有机酸、多糖、苷类、香豆精及鞣质等。

桂枝的药理作用有解热、降温等。桂枝煎剂及乙醇浸液对金黄色葡萄球菌、白色葡萄球菌、常见致病皮肤真菌、伤寒杆菌、霍乱弧菌、痢疾杆菌、流感病毒等均有抑制作用。桂皮醛、桂皮油对结核分枝杆菌有抑制作用，桂皮油有健胃、缓解胃肠道痉挛及强心、利尿等功效。桂皮醛可镇静、镇痛、抗惊厥。挥发油有祛痰、止咳功用。

【单味药功用】

附子：回阳救逆，补火助阳，散寒止痛。本品能上助心阳、中温脾阳、下补肾阳，为"回阳救逆第一品药"。本品辛甘温煦，有峻补元阳、益火消阴之效。本品气雄性悍，走而不守，能温经通络，逐经络中风寒湿邪，凡风寒湿痹周身骨节疼痛者均可用之。

《本草汇言》："附子，回阳气，散阴寒，逐冷痰，通关节之猛药也……附子乃命门主药，能入其窟穴而招之，引火归原，则浮游之火自熄矣。凡属阳虚阴极之候，肺肾无热证者，服之有起死之殊功。"

《本草正义》："附子，本是辛温大热，其性善走，故为通十二经纯阳之要药，外则达皮毛而除表寒，里则达下元而温痼冷……果有真寒，无不可治。"

桂枝：发汗解肌，温通经脉，助阳化气，平冲降气。本品辛甘温煦，甘温通阳扶卫，对于外感风寒，不论表实无汗、表虚有汗及阳虚受寒者，均宜使用。另可用于风寒感冒，脘腹冷痛，血寒经闭，关节痹痛，痰饮，水肿，心悸，奔豚。

《医学启源》："伤风头痛一也，开腠理二也，解表三也，去皮肤风湿四也。"

《本草经疏》："实表祛邪。主利肝肺气，头痛，风痹骨节疼痛。"

【配伍作用】

桂枝—附子药对见于张仲景《伤寒论》之"桂枝附子汤"。

桂枝、附子药性颇为相似，可相须使用。桂枝有散寒、温阳、利关节之效，附子辛热散寒止痛，通行十二经脉。二者相伍，既可散寒止痛，又可温通经络，标本兼治，可用于大汗不止、阳气虚衰的桂枝加附子汤证；还可用于风寒湿痹，如甘草附子汤、桂枝芍药知母汤；用于少腹拘急、小便不利的肾气丸证。

【配伍主治】

(1) 用于治疗风寒湿痹证。

(2) 用于治疗阳虚外感证。

(3) 用于治疗中焦虚寒所致的腹痛、纳呆、舌淡胖、苔白、脉沉迟等症。

(4) 用于治疗肾阳不足所致的腰痛、早泄、阳痿诸症。

【常用量】

桂枝 3～10g，附子 3～15g（有毒，宜先煎、久煎）。

【临床经验应用】

例1 程某，女，59岁，2022年6月17日就诊。以双肘、双膝关节交替疼痛7天为主诉。患者为餐馆洗碗工，平素接触凉水多，7天前下班后出现双肘、双膝交替疼痛，关节处怕冷，得温痛减，自行购头骨药外用，症状未缓解。症见双肘、双膝关节疼痛，遇寒加重，得温痛减，畏寒怕冷，纳眠可，大便偏稀，每日2次，小便正常，余无不适。舌淡红，苔薄白，边有齿痕，脉沉细。中医诊断：骨痹（寒湿痹阻证）。治则：散寒除湿，通络止痛。方予桂枝加附子汤。处方：白附片（先煎3h）、桂枝、白术、防风、川芎、羌活、独活、桑寄生、杜仲、牛膝、淫羊藿、白芍、知母、炙麻黄、石菖蒲、山药、黄芪、薏苡仁、茯苓。7剂，每剂加4片生姜水煎，饭后温服，每日3次。嘱注意关节保暖，适当活动。6月28日二诊，患者关节怕冷减轻，右肘关节疼痛明显缓解，左肘、双膝仍有痛感，纳眠可，二便调，舌淡红，苔薄白，边有齿痕，脉沉细。继予上方7剂，煎服方法同前。7月7日三诊，患者关节怕冷、疼痛明显改善，纳眠可，二便调，舌淡红，苔薄白，边有齿痕，脉细。继守原方 7 剂。3 月后随诊，病情稳定。

例 2 赵某，男，43 岁。1 年来经常心悸气短，活动后加重，伴畏寒肢冷，背酸痛，神疲乏力，时有头晕目眩，二便如常，面白少泽，舌体胖，色淡隐青，脉沉迟无力。治以益气通阳法。方以桂枝附子汤加味。药用：桂枝、生姜、红参、附子（先煎）、丹参、黄芪、五味子、大枣、炙甘草，水煎取汁服。服药 7 剂，患者气短胸闷症状减轻，继服 7 剂，隐青舌转红，脉虽迟但较前有力，乃心阳渐复之象，效不更法。后以前方加减继服 28 剂，诸症消失。

第七章

理气类药对

㊶ 陈皮—青皮

【单味药药性】

陈皮：为芸香科植物橘及其栽培变种的干燥成熟果皮，贮藏的时间越久越好，故称"陈皮"，以片大、色红、油润、质柔软、香气浓、味微辛者为佳。其性味辛、苦，温。归脾、肺经。

陈皮含右旋柠檬烯等挥发油，并含橙皮苷、柑橘素、川皮酮、肌醇及 B 族维生素 B、维生素 C 等。

现代药理学研究表明，陈皮促进消化液分泌，调节胃肠运动，具有一定的抗溃疡作用，可减轻胃溃疡的发生和发展。本品还可祛痰止咳，可缓解咳嗽症状，并可缓解哮喘等呼吸道疾病引起的喘息症状。本品具有降血脂，抗血栓形成，抗氧化，抗菌，抗肿瘤，调节免疫提高机体抵抗力的作用。

青皮：为芸香科植物橘及其栽培变种的干燥幼果或未成熟果实的果皮。5～6 月收集自落之幼果，晒干，习称"个青皮"；7～8 月采收未成熟之果实，在果皮上纵剖成四瓣至基部，除尽瓤瓣，晒干，习称"四花青皮"，以个匀、质硬、体重、肉厚、瓤小、香气浓者为佳。其味苦、辛，性温。归肝、胆、胃经。

青皮含挥发油，且多含黄酮苷等。

青皮的药理作用为祛痰、平喘、升压。抗休克作用：对于创伤性休克、输血性休克、中草药肌松剂（粉叶轮环藤总碱）过量引起之休克、内毒素休克以及麻醉意外及催眠药中毒等，用青皮注射液均取得显著疗效。

【单味药功用】

陈皮：属理气药。《本草备要》中有陈皮"辛能散，苦能燥能泻，温能补能和，同补药则补，同泻药则泻，同升药则升，同降药则降，为脾肺气分之药，调中快膈，导滞消痰，宣通五脏"之记载。"陈皮专理气，留白补胃中。"

《名医别录》：记载陈皮"治脾不能消谷，气冲胸中，吐逆，霍乱，止泄。"

《本草纲目》：记载"其治百病，总取其理气燥湿之功。同补药则补，同泻药则泻，同升药则升，同降药则降"。

青皮：属破气药。长于疏肝破气，散结消痰。功效主治：治胸胁胃脘疼痛，疝气，食积，乳肿，乳核，久疟癖块。

《医学启源》云："《主治秘诀》云……厥阴、少阳之分，有病用之一也。破坚癖二也，散滞气三也，去下焦诸湿四也，左胁有积气五也。"

【配伍作用】

陈皮味辛、苦，性温，气芳香入脾、肺。辛以行气，苦以降气；又苦以燥湿，芳香以化湿，温化寒湿，湿去则脾健，脾健则水湿得运，水湿得运则无以为痰。青皮其性峻烈，沉降下行，功能疏肝胆，破气滞，散结消坚止痛，而治肝郁气滞，胁痛乳痈、寒疝腹痛等。又兼入胃，消积化滞，而治食积气滞，脘腹胀痛及气滞血瘀积聚痞块等。故陈皮长于燥湿健脾，青皮长于疏肝破气；陈皮长于降逆止呕，青皮长于消积化滞。二药配伍，能调和肝脾，理气止痛，消积化滞。

【配伍主治】

（1）该药对配伍常用于胸胁胀痛，胃脘痛。此药对重在调和肝脾，对肝胃不和者尤宜。怒气伤肝，肝郁化火，胸胁胀痛：配伍栀子、牡丹皮、白芍等。中焦虚寒，肝郁气滞：配伍人参、白术、干姜、炙甘草等。饮食积滞，呕吐，腹泻，脘腹胀痛：配伍山楂、神曲、麦芽。

（2）该药对配伍还常用于乳房疾患。乳痈红肿疼痛，配伍瓜蒌、牛蒡子、天花粉、黄芩等。乳房癖块，乳腺结核及经期乳房胀痛。现代临床见于胃十二指肠溃疡、慢性胃炎、消化不良、急慢性胃肠炎、急慢性肝炎、胆系疾病以及急性乳腺炎、乳腺小叶增生。

【常用量】

陈皮，3～10g。青皮，3～10g。

【临床经验应用】

例1 吴某，男性，35岁，因受凉后出现鼻塞流涕喷嚏频繁，头痛，畏寒，形寒肢冷。舌淡红，脉浮略带数。辨证外感风邪，营卫不和。治以祛风利咽，调和营卫。处方为：荆芥、防风各9g，黄芩18g，连翘12g，西青果、川桂枝各9g，白芍18g，青皮、陈皮、姜半夏、姜竹茹、石菖蒲、炙紫菀、炙蜂房各9g。患者服用5剂后上述症状逐渐缓解。

例2 周某，女性，48岁，近半年来情绪波动较大，善哭易怒，常见咽喉似乎有物梗阻，吐之不出，咽之不下。情绪变化时症状加重，口干口苦，夜寐欠安，大便干燥。舌红、苔黄腻，脉弦数。中医诊断为：梅核气，肝气郁结型。治以疏肝解郁，利咽化痰。处方为：柴胡、前胡各8g，赤芍、白芍各18g，平地木30g，黄芩18g，青皮、陈皮、姜半夏、桑叶、桑皮各9g，连翘12g，板蓝根30g，炙款冬花、桃仁各9g，淮小麦30g，炙甘草、炒枣仁各9g。患者服用14剂后咽干口苦症状明显改善，配合调节情志，后继续14剂上述症状皆消除。

㊷　枳实—厚朴

【单味药药性】

枳实：为芸香科植物酸橙及其栽培变种或甜橙之干燥幼果，以皮青黑、肉厚色白、瓤小、体坚实、香气浓者为佳。除去杂质，生用或麸炒用，为麸炒枳实。其味苦、辛、酸，性温。归脾、胃经。

枳实含挥发油、黄酮类、生物碱等成分。本品含橙皮苷、川陈皮素-3-O-β-葡萄糖苷、松柏苷、柚皮素-7-芸香糖苷、福橘素、甜橙素、新橙皮苷、欧前胡内酯、独活内酯、亚油酸等成分。

现代药理学研究发现，枳实对胃肠道运动及子宫平滑肌有抑制和兴奋双重作用，有强心、增加心排血量和收缩血管作用，抗炎，抗菌、抗病毒，抗变态反应，抗氧化，镇痛，中枢抑制，解热，治疗毛细血管脆性增加之出血性紫癜。

厚朴：为木兰科植物厚朴或凹叶厚朴之干燥干皮、根皮及枝皮，以皮厚、肉细、油性足、内表面紫棕色且有发亮结晶状物、香气浓者为佳。其味苦、辛，性温。归脾、胃、肺、大肠经。

厚朴含挥发油、生物碱、皂苷，以及鞣质和微量烟酸等。含厚朴酚和厚朴新酚、丁香树脂酚-4′-O-β-D-吡喃葡萄糖苷、厚朴木脂体 A、厚朴木脂体 B、厚朴木脂体 C、厚朴木脂体 D、厚朴木脂体 E、厚朴木脂体 F、厚朴木脂体 G、厚朴木脂体 H、厚朴木脂体 I、龙脑基厚朴酚等成分。

现代药理学研究发现，厚朴具有松弛肌肉作用；小剂量兴奋肠管平滑肌，而大剂量具有抑制作用；具有抗溃疡之作用，有显著之中枢抑制作用，降血压，抗病原微生物，抗肿瘤；还有抑制细胞内钙流动等作用。

【单味药功用】

枳实：属理气药，长于破气消积、化痰散痞。功效作用：破气，散痞，泻痰，消积。治胸腹胀满，胸痹，痞痛，痰癖，水肿，食积，便秘，胃下垂，子宫下垂，脱肛。

《神农本草经》云："主大风在皮肤中，如麻豆苦痒，除寒热结，止痢，长肌肉，利五脏。"

《名医别录》云："除胸胁痰癖，逐停水，破结实，消胀满，心下急痞痛，逆气，胁风痛，安胃气，止溏泄，明目。"

厚朴：属化湿药，长于燥湿消痰、下气除满。功效：行气消积，燥湿除满，降逆平喘。主食积气滞，腹胀便秘，湿阻中焦，脘痞吐泻，痰壅气逆，胸满喘咳。

用于湿滞伤中，脘痞吐泻，食积气滞，腹胀便秘，痰饮喘咳。

《神农本草经》云："主中风伤寒，头痛，寒热惊悸，气血痹，死肌，去三虫。"

《名医别录》云："温中益气，消痰下气。疗霍乱及腹痛，胀满，胃中冷逆及胸中呕不止，泄痢，淋露，除惊，去留热，心烦满，厚肠胃。"

【配伍作用】

枳实辛行苦泄，行气力强，属于破气之品，长于破滞气，行痰湿，消积滞，除痞塞，凡积滞内停，痰浊阻塞，气滞不畅而见胸痹、结胸、痞满、便秘及泻痢后重等皆可应证选用。厚朴苦辛而温，其气芳香，味辛能行气而消胀，味苦能下气以平喘，气香能化湿以散满，性温能散寒而止痛，善除肠胃之气滞，而燥脾家之湿浊，为行气、导滞、燥湿常用药。二药配伍，具有较强之破气除满，祛痰消痞作用。

【配伍主治】

该药对配伍常用于气滞痰郁所致之胸腹胀满，脘腹痞闷或喘满呕逆或便秘不通。现代临床用于急性、慢性肠梗阻，肠扭转，急性、慢性浅表性胃炎，慢性萎缩性胃炎，急性、慢性胰腺炎，冠心病心绞痛，风湿性心脏病，病毒性心肌炎，肋间神经痛。

【常用量】

厚朴，3～10g；枳实，3～9g。孕妇慎用。

【临床经验应用】

例1 任某，女性，42 岁。诉间断胃脘胀满 7 个月，加重 10 天。患者 2017 年因上腹部胀满、嗳气、进食差并逐渐消瘦、面色苍白、乏力等住院治疗，近 10 天胃脘胀满加重，伴有痞闷、隐痛，故来就诊。现患者胃脘痞满，偶有隐痛、食后加重，口干、纳呆，大便干，二三日一行，舌紫红，苔黄腻，脉弦滑。诊断：肝胃不和型胃痞。治以疏肝理气，和胃降逆。处方为：香附 15g，紫苏梗 15g，青皮 15g，柴胡 15g，甘草 6g，姜黄 9g，厚朴 15g，枳实 20g，清半夏 12g，绞股蓝 9g，砂仁 9g，炒莱菔子 15g，槟榔 12g，瓜蒌 15g，芦荟 1g。7 剂，水煎服，1 日 1 剂，分 2 次温服。患者服 7 剂后胃脘部不适较前改善，建议忌食辛辣，调畅情志，监测胃镜。

例2 张某，男，12 岁，2 天前因食韭菜饺子过量，腹部作痛，大便秘结。今日阵发性腹痛，逐渐加重，伴有恶心欲吐，小便黄。诊为"机械性肠梗阻"。患儿家属要求中医治疗。症见：腹满疼痛，少腹坚硬而痛不可按，小便自利，烦躁不安，脉弦而短。此为腑气闭塞不通。虽不谵语，但躁扰不宁，除食滞蕴结外，有蓄血之兆。治仿《金匮》厚朴三物合《伤寒论》桃核承气汤加减。处方为：桃仁泥 9g，大黄 12g，甘草 6g，莱菔子 30g，厚朴 9g，枳实 9g，桂枝 3g，木香 4.5g。药后大便已解，矢气连续，腑气得行，自觉腹痛、腹满消失，恶心已止，惟感肛门处疼痛，大便时有下坠感，小便黄而涩痛，脉转沉弦而略数，舌苔微干。再予清小肠之热，行大肠之滞。处方：车前子 12g，淡竹叶 6g，生白芍 12g，莱菔子 12g。上药连服 3 剂，痊愈出院。

㊸ 香附—川楝子

【单味药药性】

香附： 本品为莎草科植物莎草的干燥根茎。以个大、质坚实、色棕褐、香气浓者为佳。香附味辛、微苦、微甘，性平；归肝、脾、三焦经。

本品含挥发油。油中主要成分为香附子烯、α-香附酮、β-香附酮、广藿香酮、α-莎香醇、β-莎草醇、柠檬烯等。此外尚含生物碱、黄酮类及三萜类等。

现代药理研究表明：香附挥发油可松弛兔肠平滑肌，丙酮提取物可对抗乙酰胆碱、钾离子所致肠肌收缩。对组胺喷雾所致的豚鼠支气管平滑肌痉挛也有保护作用。可明显增加胆汁流量及胆汁中固体物含量。香附流浸膏使子宫平滑肌松弛，肌张力下降，收缩力减弱。香附醇提物对注射酵母菌引起的大鼠发热有解热作用，对阿扑吗啡（去水吗啡）所致呕吐有拮抗作用。

川楝子： 本品为楝科植物川楝的干燥成熟果实，以个大、饱满、外皮金黄色、果肉黄白色者为佳。川楝子性味苦、寒，有小毒。归肝、小肠、膀胱经。

川楝子中含有多种类型的化合物，包括三萜、木脂素、黄酮、甾体、有机酸及其他类成分，主要成分为柠檬苦素型三萜。

现代药理研究表明川楝子具有显著的抗炎、抗肿瘤、抗氧化、抗菌等作用。其中，抗炎作用是最为突出的药理作用之一，可有效治疗胃炎、肠炎等疾病。此外，川楝子还可以抑制肿瘤细胞的生长和扩散，对多种癌症具有治疗作用。同时，川楝子还具有很好的抗氧化作用，可有效清除自由基，保护细胞免受氧化损伤。

【单味药功用】

香附： 疏肝解郁，调经止痛，理气调中。主要用于肝郁气滞胁痛、腹痛、月经不调、痛经、乳房胀痛、气滞腹痛等。治肝气郁结之胁肋胀痛，多与柴胡、川芎、枳壳等同用。治寒凝气滞、肝气犯胃之胃脘疼痛，可配高良姜用。治寒疝腹痛，多与小茴香、乌药、吴茱萸等同用。治气、血、痰、火、湿、食六郁所致胸膈痞满、脘腹胀痛、呕吐吞酸、饮食不化等，可配川芎、苍术、栀子等同用。治月经不调、痛经，可单用，或与柴胡、川芎、当归等同用。治乳房胀痛，多与柴胡、青皮、瓜蒌皮等同用。

《本草纲目》曰："利三焦，解六郁，消饮食积聚、痰饮痞满，跗肿腹胀，脚气，止心腹、肢体、头目、齿耳诸痛……妇人崩漏带下，月候不调，胎前产后百病。乃气病之总司，女科之主帅也。"

《本草求真》曰："专属开郁散气，与木香行气，貌同实异，木香气味苦劣，故通气甚捷，此则苦而不甚，故解郁居多，且性和于木香，故可加减出入，以为行气通剂，否则宜此而不宜彼耳。"

川楝子：除湿热，清肝火，止痛，杀虫。治脘腹胁肋疼痛、疝气疼痛、虫积腹痛、头癣。

《神农本草经》载其："主温疾、伤寒、大热烦狂，杀三虫、疥疡，利小便水道。"

《本草求原》载其："治淋病茎痛引胁，遗精，积聚，诸逆冲上，溲下血，头痛，牙宣出血，杀虫。"

【配伍作用】

香附与川楝子两者皆入肝经，肝主疏泄，性喜条达，其经脉布胁肋循少腹。若情志不遂，木失条达，则致肝气郁结，经气不利。川楝子苦寒泄热，香附辛甘气平，擅长疏理肝气，相伍为用共奏疏肝解郁、行气止痛之功效。用于治疗肝郁气滞之胸胁闷胀不适、善太息、乳房胀痛以及月经不调等。香附辛平，理气解郁、调经止痛，乃气病之总司，女科之主帅，配川楝子尤其擅长妇科肝郁气滞所致诸症。

【配伍主治】

（1）胸腹胁肋疼痛：肝郁化火症见胸腹胁肋疼痛，时发时止，口苦，舌红苔黄，脉弦数者，该药对配伍同用，疏肝泄热，行气活血止痛。

（2）痛经气滞血瘀，症见经前或经期小腹胀痛，行经量少，淋漓不畅，血色紫黯有血块，胸胁乳房胀痛者，该药对配伍同用，行气活血，调经止痛。

（3）疝气痛：寒凝肝脉气滞，症见少腹拘急疼痛，或胀或痛，该药对配伍同用，行气散结止痛。

（4）腹痛腹泻：肝气犯脾，腹痛腹胀者，该药对配伍同用，疏肝健脾止泻。

【常用量】

香附 6~10g。川楝子 5~10g。

【临床经验应用】

例 患者，杜某，30 岁，月经不调 15 年，15 岁初潮，周期延长至每 2~3 月一行，8~10 天干净，经血量多伴下腹疼痛，期间药物调理后好转，停药复发。自然流产 2 次皆不足孕 3 月，经前乳房胀痛、腹胀、恶心欲呕、纳差，经后可缓解，苔薄白，脉细弦。症型分析：患者肝胃不和，气失调达，气滞则血亦滞，治疗拟疏肝和胃，以舒气化。

处方：当归、白芍、白术、茯苓、制香附、川楝子、橘皮各 9g，柴胡 6g。七剂为一疗程。三诊后，月经周期相对规则，持续 4～5 天净，腹部痛胀明显减轻，乳房未胀，无腰酸，偶有泛恶欲吐，舌苔薄白，微黄。

㊹ 延胡索—川楝子

〖单味药药性〗

延胡索：本品为罂粟科植物延胡索的干燥块茎，以个大、饱满、质坚、色黄、内色黄亮者为佳。延胡索味辛、苦，性温，归肝、脾经。

延胡索中含有异喹啉生物碱，而根据其连接基团的不同又可见阿朴啡类生物碱、原小檗碱类生物碱、苄基异喹啉、双苄基异喹啉、吗啡类生物碱等九类，其中以阿朴啡类生物碱和原小檗碱类生物碱较多。

延胡索的多种制剂均有明显的镇痛作用，尤以醇制浸膏、粉剂及醋制流浸膏的作用最为明显。多次给予延胡索醇提取物，能明显减轻皮下注射大剂量异丙肾上腺素所产生的心肌坏死程度，提示延胡索具有改善坏死边缘区营养性供血的能力。对心肌梗死可能有一定的防治价值。延胡索的一些成分对胃溃疡有保护作用，延胡索尚有肌肉松弛作用。

川楝子：本品为楝科植物川楝的干燥成熟果实，以个大、饱满、外皮金黄色、果肉黄白色者为佳。川楝子味苦，性寒；有小毒。归肝、小肠、膀胱经。

川楝子主要包含黄酮、挥发油、多糖等类化学物。

川楝子的主要药理作用为驱虫、呼吸中枢的抑制作用等。

〖单味药功用〗

延胡索：延胡索辛散温通，能活血行气，治疗胸痹心痛，心脉瘀阻、气滞血瘀的胃痛、胁痛、头痛及痛经，跌打损伤、瘀肿疼痛。延胡索味辛能行，能宣通瘀滞，利气通络。可用于癥瘕积聚，胸腹刺痛，妇女瘀血阻滞而闭经、痛经，产后恶露不尽、崩中漏下等症。

《严氏济生方》载其："治妇人室女，七情伤感，遂使气与血并，心腹作痛，或连腰胁……上下攻刺，经候不调，一切血气疼痛。"

《本经逢原》曰：延胡索色黄入脾胃，能活血止痛，治小便溺血。得五灵脂同入肝经散血破滞。

川楝子：川楝子有止痛之功，尤适用于热厥心痛和肝胃气滞，郁而化热之脘胁疼痛。有"治疝专药"之美誉。川楝子还有驱虫、止痛之功，尤适用于蛔虫引起的腹痛。

《药性论》载其："主人中大热，狂，失心躁闷，作汤浴。"

《珍珠囊》载其："主上下部腹痛，心暴痛。"

《本草纲目》载其："治诸疝、虫、痔。"

〖配伍作用〗

川楝子配延胡索具有疏肝解热，理气活血止痛的功效。川楝子味苦性寒。属于肝、小肠和膀胱经。具有益气、止痛、杀虫的效果。主要用于治疗肝郁化火证、虫积腹痛、头癣、脱发。延胡索味辛性温。具有活血益气止痛功效。主要用于胸痛、血瘀腹痛、外伤、风湿性关节痛等。两药合用不仅能疏肝清热，而且能活血行气止痛，使气血通畅。建议脾胃虚寒时慎用。

〖配伍主治〗

（1）疏肝泄热：该药对具有疏肝气、泻肝火的作用，可治肝气不舒、气郁化火，现用于治疗胃及十二指肠溃疡、慢性胃炎、慢性肝炎、胆囊炎等属于肝郁化火的病症。

（2）活血化瘀：该药对具有活血化瘀的功效，可增强行气活血之功，一般用于治疗跌打损伤、血气不通。

（3）胸腹痹痛：《医略六书·杂病证治》："热伏厥阴，木火气郁而厥阳不伸，故热厥心痛，作止不常焉。金铃子专入厥阴，化伏热以祛湿，延胡索专走血分，活血脉以调血。"该药对具有消炎止痛的功效，可用于治疗肋间神经痛、胆道蛔虫症引起的腹痛以及痛经等病症。

〖常用量〗

川楝子，内服：煎汤，5～10g；研末吞服1.5～3g；外用适量，研末调涂。

延胡索，煎服，3～10g，研末吞服1.5～3g。

〖临床经验应用〗

例1 张某，女，49岁，主诉为小腹及外阴阵痛2月余。患者足月产2胎，近1年月经紊乱。2月前在无明显诱因下出现外阴及小腹不明原因疼痛，疼痛呈阵发性刺痛。患者精神状态不佳，神疲乏力，心烦，多梦，夜眠不实，纳差，大便溏泄，舌淡红，苔薄白，脉弦细。妇科检查及超声未见明显异常。辨证为肝脾气虚、冲任不足。治拟健脾疏肝养血、温中止痛。处方：黄芪30g，党参15g，延胡索12g，川楝子12g，生白芍20g，小茴香12g，焦艾叶12g，乌药10g，何首乌15g，当归12g，枸杞子10g，柴胡12g，升麻12g，合欢皮15g，炒酸枣仁15g，炒白术10g，怀山药15g，炙甘草10g。服用6剂后症状减轻，再进12剂，诸症十去八九。

例2 林某某，男，18岁，主诉：反复右下腹疼痛4天，病史：患者无明显诱因下出现右下腹疼痛，症状初起于右侧腹部，先右后左作痛，随后于右下腹定点作痛，阵发加剧，外院就诊，检查发现白细胞升高，西医拟诊断为"阑尾炎急性发作"，行输液治疗（具体不详），输液后复查血常规示血象正常，但腹部仍时时疼痛不适，遂转诊我院。刻下症：右下腹痛，痛处固定，刺痛拒按，喜蜷背弓，痛时腹泻，便如水样，日解 6 次，纳食欠佳，神疲乏力，身热口苦，舌质暗红，舌苔黄腻，脉象滑数。诊为肠痈，证属湿热蕴结、气滞血瘀证；治予清热化湿、活血祛瘀之法。处方：生大黄 3g，牡丹皮 10g，薏苡仁 30g，桃仁 10g，川楝子 10g，延胡索 15g，蒲黄 10g（布包），炒白芍 30g，甘草 10g，大血藤 15g，两面针 15g。7 剂，1 剂/天，水煎两次，早晚温服。二诊药后诸证均除，续以健脾益气法调之善后。

㊺　柴胡—郁金

【单味药药性】

柴胡：本品为伞形科植物柴胡或狭叶柴胡的干燥根，以条粗壮，根须少者为佳。按性状不同，分别习称"北柴胡"和"南柴胡"。柴胡味辛、苦，性微寒，归肝、胆、肺经。

柴胡的化学成分主要包括柴胡皂苷、挥发油、黄酮类、甾醇和其他成分。

现代药理研究表明：柴胡有显著的中枢性解热降温作用，其有效成分与所含的皂苷和挥发油有关。北柴胡皂苷和其挥发油、柴胡粗皂苷、柴胡皂苷元 A、山奈苷等对血管通透性有明显的抑制作用，具有很好的抗炎作用。柴胡粗皂苷、柴胡皂苷元 A 有明显的镇静作用。柴胡粗皂苷有明显的抑制胃液分泌的功效，使胃蛋白酶活性降低，溃疡系数减少。其还能明显抑制血小板的聚集，有明显的抗凝作用。

郁金：为姜科植物姜黄、温郁金、蓬莪术或广西莪术的干燥块根，以个大、外皮少皱缩、断面灰黑色者为佳。郁金味辛、苦，性寒，归肝、心、肺经。

郁金的化学成分主要包括挥发油、姜黄素类、多糖、微量元素、淀粉、脂肪油、黄色染料、β-谷甾醇、生物碱、阿魏酸和阿魏酸乙醇等。

现代药理研究表明：郁金有保护肝细胞、促进肝细胞再生、去脂和抑制肝细胞纤维化的作用，能抗肝中毒和抗突变；还有抗菌、抗炎、镇痛、利胆、终止妊娠等作用。郁金煎剂、水浸液分别对伤寒杆菌、麻风杆菌、皮肤真菌有抑制作用。其所含姜黄素有促进胆汁分泌、利胆作用。温郁金能增强肝脏解毒作用，有促进肝细胞损伤修复、保护肝细胞的作用及抗血栓形成作用。郁金挥发油有增加冠脉血流量、降低心肌耗氧量、降血压、降低外周血管阻力及镇痛作用。

【单味药功用】

柴胡：解表退热，疏肝解郁，升举阳气。解表退热宜生用，且用量宜稍重，疏肝解郁宜醋炙，升阳可生用或酒炙，其用量均宜稍轻。本品辛散苦泄，微寒退热，善于祛邪解表退热和疏散少阳半表半里之邪。对于外感表证发热，无论风热、风寒表证，皆可使用。本品能升举脾胃清阳之气。慢性肝病之后遗症、胆石症、胆囊之其他疾患、他处未归类之忧郁性疾患、情感性精神病等属于肝郁气滞者，胃下垂、子宫下垂等脏器脱垂属于中气不足者。

《神农本草经》载其："味苦、平。主心腹，去肠胃中结气，饮食积聚，寒热邪气，推陈致新。久服轻身、明目、益精。"

郁金：活血止痛，行气解郁，清心凉血，利胆退黄。本品味辛能行能散，既能活血，又能行气，故治气血瘀滞之痛证。辛散苦泄，能解郁开窍，且性寒入心经，又能清心热，故可用于痰浊蒙蔽心窍、热陷心包之神昏；入肝经血分而能凉血降气止血，用于气火上逆之吐血、衄血、倒经，可配生地黄、牡丹皮、栀子等以清热凉血。能清利肝胆湿热，可治湿热黄疸。

《本草正》载其："止吐血，衄血；单用治妇人冷气血积，结聚气滞，心腹作痛。"

《本草述》载其："治发热，郁，咳嗽，齿衄，咳嗽血，溲血，头痛眩晕，狂痫，滞下，淋，并眼目鼻舌咽喉等证。"

《本草备要》载其："行气，解郁……泄血，破瘀……凉心热，散肝郁。治……妇人经脉逆行。"

【配伍作用】

郁金主入肝经血分，既能活血祛瘀而止痛，又能疏肝行气以解郁；柴胡主入肝经气分，善于疏肝行气解郁。两药配用，疏肝解郁、活血止痛作用增强。

【配伍主治】

(1) 外感发热：该药对具有解热退热、抗菌、抗病毒功效，能调节体温，对寒热往来、感冒发热有治疗作用。

(2) 胁痛：胁痛责之于肝胆，肝郁气滞、瘀血阻滞肝胆之胸胁疼痛，常用柴胡疏肝解郁、和解少阳；郁金活血行气止痛，利胆退黄。

(3) 胃脘痛：该药对能抑制人体内胃酸分泌，可防止胃酸量过多，药物成分中的挥发油则能修复受损的黏膜防止胃溃疡的出现。

(4) 经行腹痛：经行腹痛为冲任气血瘀滞不畅所致。然气血不畅有虚实之别，因于滞者，行而通之；因于虚者，补而通之，多数痛经以虚实夹杂为主。柴胡郁金疏肝之郁，祛瘀而止痛疗效显著。

【常用量】

柴胡，煎服，3～10g。郁金，煎服，3～10g。

【临床经验应用】

例 患者谢某某，33岁，因精神打击后出现经行腹痛症状。月经周期尚规则，30天一行，6～7天干净，月经量少色红，末次月经2021年11月3日。平素精神焦虑，纳寐差，二便正常。经前 2~3 天出现少腹痛，经行后可缓解，伴胸胁胀痛。中医辨证分析：肝司血海，主疏泄，肝气条达，则血海通调，患者因情绪因素导致肝的疏泄功能失调，肝气不利，故胸胁胀痛，肝气不舒则冲任气血瘀滞不畅，故出现腹痛症状。肝郁日久化火生热，火灼血少，故经量少。患者舌红苔黄，脉弦滑为血虚火郁之象。治以疏肝清热，理气解郁，养血止痛。

处方：竹叶 9g，柴胡 9g，白芍 15g，郁金 9g，香附 9g，当归 12g，延胡索（元胡）9g，川楝子 9g，牡丹皮 9g，栀子 6g，黄芩 6g，黄柏 6g，甘草 3g，芥子 6g。5 剂，每日一剂，水煎服。上方加减服用 14 日，患者症状缓解。

㊻ 川楝子—路路通

【单味药药性】

川楝子：首载于《神农本草经》，为楝科植物川楝的干燥成熟果实，以个大、饱满、外皮金黄色、果肉黄白色者为佳。川楝子味苦，性寒；有小毒。归肝、小肠、膀胱经。

川楝子主要包括黄酮、挥发油、多糖等类化学物。

现代药理研究表明：川楝子有松弛奥狄括约肌，收缩胆囊，促进胆汁排泄的作用；能兴奋肠管平滑肌，使其张力和收缩力增加；川楝素具有驱虫作用，作用缓慢而持久，对猪蛔虫、蚯蚓、水蛭等有明显的杀灭作用；川楝子对金黄色葡萄球菌、多种致病性真菌有抑制作用；此外，尚有抗炎、镇痛、抗氧化、抗生育、抗癌等作用。

路路通：本品为金缕梅科植物枫香树的干燥成熟果序，以个大、色黄、无泥、无果柄者为佳。路路通味苦，性平，归肝、肾经。

路路通的化学成分包括挥发油、黄酮类、酚类、有机酸及糖类。此外，路路通还含有齐墩果酮酸甲酯、3-表齐墩果酸甲酯、熊果酸、28-去甲齐墩果酮酸、苏合香素、齐墩果酸、氧化丁香烯、α-榄香烯、环氧苏合香素和路路通内酯等成分。挥发油中含有 β-松油烯、β-蒎烯、柠檬烯和 α-松油烯等成分。

现代药理研究表明：路路通具有抗炎、消肿、镇痛的作用，其发挥作用的主要成分是桦木酮酸和没食子酸，主要通过降低毛细血管通透性，抑制炎性介质分泌等途径发挥抗炎效应。路路通中的有机酸对病毒、细菌及真菌均有一定的抑制效果，路路通中的有机酸在治疗神经系统疾病方面具有潜在价值，其可能是通过维持钙稳态及营养神经细胞发挥神经保护作用。

【单味药功用】

川楝子：川楝子用于肝郁化火，胸胁、脘腹胀痛，疝气疼痛，虫积腹痛。生川楝子有小毒，长于杀虫、疗癣，亦能泻火止痛，常用于治疗虫积腹痛，头癣。川楝子炒后可缓和苦、寒之性，降低毒性，并减轻滑肠之弊。经醋炒后增强了川楝子疏肝行气、止痛和驱虫的功效，其疏肝理气力胜，常用于胁肋胀痛及胃脘疼痛。盐制川楝子能引药下行，作用专于下焦，长于疗疝止痛，常用于疝气疼痛。焦川楝子长于消积化痞，多用于食积胃脘痞满。

《医学入门》载其："治肾脏气伤，膀胱连小肠气痛……又治脏毒下血。"

路路通：祛风活络，利水通经。主治风湿痹痛，中风半身不遂，跌打损伤，水肿，经行不畅，经闭，乳少，乳汁不通，风疹瘙痒。本品"大能通十二经穴"，既能祛风湿，又能舒筋络，通经脉用治风湿痹痛，中风半身不遂；长于通行经脉而散瘀止痛，用于跌打损伤；味苦降泄，能通经利水消肿；其能疏理肝气通经而治疗经行不畅，经闭等症；亦能通经脉，下乳汁；祛风止痒，治疗风疹瘙痒之症。

《本草纲目拾遗》载其："辟瘴却瘟，明目，除湿，舒筋络拘挛，周身痹痛，手脚及腰痛，焚之嗅其烟气，皆愈。"

《本草纲目拾遗》载其："枫果去外刺，皮肉圆如蜂窠，即路路通。其性大能通行十二经穴，故《救生苦海》治水肿胀用之，以其能搜逐伏水也。"

《中药志》载其："通经利水，除湿热痹痛。治月经不调，周身痹痛、小便不利，水肿胀满等证。"

【配伍作用】

路路通味苦，能疏肝行气，活血通络，凡少腹疼痛者，与川楝子同用，以疏肝止痛。路路通、川楝子疏肝通络，适用于肝郁之疝气。

【配伍主治】

（1）肠道气滞证：肠道气滞证是由于肝郁气滞、筋脉不利，气胀流窜、驻于阴部。或寒湿凝滞聚于阴部，致筋脉挛急。或先天不足、气血虚弱，气血下陷，筋脉迟缓而成。该药对配伍疏肝通络，缓急止痛。

（2）经行腹痛：经行腹痛大多系经血排出障碍，瘀滞不畅，引发疼痛。痛经之证病虽在血分，但调血诸法，皆当以调气为先导、为枢纽。故对痛经之治，常用路路通、川楝子以理气通达。

（3）不孕症：不孕症究其病机均系胞脉塞而不通所致，该药对疏肝理气，活血通络，可治疗输卵管阻塞性不孕症。

（4）胃脘痛：百病皆生于气，气郁则生湿，胃为多气多血之腑，久病脾气虚弱，气不运血，而致胃络阻滞而痛。路路通性味苦平，具有通利之功效，行气宽中而止痛，川楝子除湿热，止痛，两药配合使用效用佳。

【常用量】

川楝子，煎服，6～10g。外用适量，研末调涂。

路路通，煎服，5～10g。

【临床经验应用】

例 刘某某，28 岁，工人。婚后 3 年不孕，症见月经 28～40 天一行，行经 4～5 天，经血量少，色紫暗有小血块，经前烦躁，经期少腹胀痛不适。平素腰膝酸软，偶见赤白带下。舌质略红，脉弦细。妇检双侧附件增厚，有轻微压痛。输卵管碘油造影显示：左侧输卵管伞端梗阻，右侧输卵管迁曲。辨证为不孕症，肝郁肾虚、冲任阻滞。治宜补益肝肾，理气行滞。

处方：路路通 12g，川楝子 10g，茯苓 12g，生熟地黄各 10g，怀牛膝 10g，桂枝 8g，制黄精 12g。于经后服用 14 剂，连续服药 6 月停药后成孕。

㊆ 小茴香—沉香

【单味药药性】

小茴香：为伞形科植物茴香的干燥成熟果实，以颗粒均匀、饱满、黄绿色、香浓味甜者为佳。小茴香味辛，性温，归肝、肾、脾、胃经。

果实含挥发油 3％～6％，主要成分为茴香醚 50％～60％、小茴香酮 18％～20％。另含 α-蒎烯、α-水芹烯、莰烯、二戊烯、茴香醛、茴香酸、顺式茴香醚、对聚伞花素等成分。此外，茴香含脂肪油约 18％，苦茴香的果实含茴香醚 60％，茴香酮 30％，而甜茴香含茴香醚 80％、茴香酮 10％，也有的茴香不含茴香醚而含爱草脑。

茴香药理作用主要为增强肠道张力及蠕动、抗菌等。

沉香：本品为瑞香科植物白木香含有树脂的木材，以油质乌黑，碎捻成团而不分散者为佳。沉香味辛、苦，性微温，归脾、胃、肾经。

本品含挥发油和树脂等，成分有白木香酸、白木香醛、沉香螺旋醇、白木香醇、苄基丙酮、呋喃白木香醛、呋喃白木香醇等，还有酸性成分等。

沉香可抑制家兔离体小肠运动，并能拮抗乙酰胆碱的作用——在麻醉猫试验中，预先给予沉香提取物可使乙酰胆碱诱导的肠管收缩幅度降低，蠕动频率减慢；所含挥发油有促进消化液及胆汁分泌作用，以及麻醉、止痛、肌松等作用；沉香煎剂对结核分枝杆菌、伤寒杆菌、福氏痢疾杆菌均有较强的抗菌作用。

【单味药功用】

小茴香：功效为温肾暖肝，散寒止痛。用治寒疝腹痛，本品炒热后布裹温熨腹部可治腹部冷痛，还可用于肝气郁滞、睾丸坠胀疼痛或冲任虚寒之痛经。本品善理脾胃之气而开胃、止呕，用于胃寒气滞之脘腹胀痛。

《开宝本草》："主膀胱、肾间冷气及盲肠气，调中止痛，呕吐。"

《日华子本草》："治干、湿脚气并肾劳疝气，开胃下食，治膀胱痛，阴疼。"

沉香：功效为行气止痛，温中散寒，降逆平喘。善散胸腹阴寒，行气散寒以止痛，又可温胃降气而止呕，尚有温肾纳气、降逆平喘之功，治下元虚冷、肾不纳气之虚喘证。

《本草纲目》："治上热下寒，气逆喘息，大肠虚闭，小便气淋，男子精冷。"

《医林纂要》："坚肾，补命门，温中、燥脾湿，泻心、降逆气，凡一切不调之气皆能调之。并治噤口毒痢及邪恶冷风寒痹。"

【配伍作用】

小茴香、沉香药对见于宋《太平惠民和剂局方》黑锡丹和《普济方》沉香内消丸等。小茴香暖肝散寒，配伍沉香，可加强温中降逆、纳气平喘之功，用于治疗真阳不足，肾不纳气，浊阴上泛，上盛下虚之证，或疝气腹痛，肠鸣滑泄，或男子阳痿精冷，女子血海虚寒，月经不调，带下清稀，不孕，或小肠疝气，阴囊肿大，结核疼痛难忍，下元虚冷，久而不愈者等。

【配伍主治】

（1）腹部、胃脘阴寒冷痛、呕吐不适等症。

（2）肝气郁滞、睾丸坠胀疼痛，或冲任虚寒痛经、宫寒不孕、男子阳痿精冷等生殖系统疾病。

（3）治下元虚冷、肾不纳气之虚喘证。

【常用量】

煎服：小茴香 3～6g，沉香 1～5g，宜后下。沉香研磨冲服或入丸散每次 0.5～1g。

【临床经验应用】

例1 某女，32岁，2018年7月19日初诊。主诉：备孕2年未孕。夫妻性生活正常，男方精液检查正常。既往月经周期28～30天，末次月经2018年7月17日，色暗红，量中等，有血块，无痛经。经前7天有乳胀、恶心，排卵期前后腰腹胀痛明显，舌淡紫有瘀斑，前部有少许瘀点，苔白润，脉沉弦。诊断：经前期综合征，原发性不孕。予温肾健脾，活血化瘀法治疗。处方：桂枝15g，艾叶15g，川芎10g，当归15g，赤芍15g，熟大黄6g，炒五灵脂（包煎）10g，生蒲黄（包煎）10g，熟地黄15g，路路通15g，乌药10g，小茴香10g，沉香6g，制神曲10g。10剂，水煎服，每日1剂，经后起服。调治半年后自然受孕。沉香、小茴香合用针对卵巢功能下降者，可以改善卵巢功能，达到促孕目的。小茴香辛温，有暖肾散寒止痛之功，专入少腹，沉香兼顾脾肾，温中有补，配小茴香为促排卵的经验药对，温肾阳，暖少腹，促进成熟卵泡顺畅排出。

例2 沉香、小茴香合用治疗月经无定期伴剧烈腰痛。患者，女，36岁。近3年来月经无定期，每月约来2次，量多色红暗紫伴有剧烈腰痛。2018年3月在某医院妇检进行刮宫 2 次，诊断为子宫内膜增生。经治疗效果不佳。院方建议患者行全宫切除术未同意，多次注射孕酮后，月经过多基本控制，但经来腰痛如故。症见：体瘦羸弱，面色㿠白，神倦懒言，头晕心悸，饮食无味，颈脊酸痛，腰骶剧痛，下肢乏力，步履困难，舌质淡略胖，舌苔薄白，脉沉尺弱。辨证：肝肾亏虚，血海虚寒。治法：温养肝肾，散寒止痛。处方：鹿角霜 30g（先煎），沙苑子（关沙苑）12g，紫石英 15g（先煎），当归 6g，小茴香 5g，沉香 5g，杜仲 15g，茯苓 15g，锁阳 12g，熟附子 5g，肉桂 5g。服药 3 剂，经水已净，腰痛有所缓解。原方不变继服 7 剂，腰痛大减，可自行活动。按法以补骨脂，菟丝子，山茱萸，巴戟天加减。连服 45 剂，来经 2 次，均无明显腰痛，嘱每于经前来诊，按方服药 1 周。半年后临床症状基本消失。

第八章

消食类药对

麦芽—谷芽

鸡内金—三棱

㊽ 麦芽—谷芽

【单味药药性】

麦芽：为禾本科植物大麦的成熟果实经发芽干燥的炮制加工品。以色黄粒大，饱满，芽完整者为佳。麦芽性味甘，平；归脾、胃经。

麦芽主要含 α-淀粉酶及 β-淀粉酶、催化酶、过氧化异构酶、膳食纤维、大麦碱、麦芽糖、蛋白质、氨基酸、B 族维生素、维生素 D、维生素 E、细胞色素 C 等。

麦芽主要的药理作用是：①助消化作用；②降血糖作用；③抗真菌作用；④抑制催乳素分泌；⑤本品所含的大麦碱其药理作用类似麻黄碱。

谷芽：为禾本科植物粟的成熟果实经发芽干燥的炮制加工品。以颗粒饱满、均匀、色黄、无杂质者为佳。谷芽味甘，性温；归脾、胃经。

谷芽主要含蛋白质、脂肪油、淀粉、淀粉酶、麦芽糖、腺嘌呤、胆碱以及天冬氨酸、γ-氨基丁酸等 18 种氨基酸。

谷芽主要的药理作用：本品所含的 β-淀粉酶能将糖淀粉完全水解成麦芽糖，α-淀粉酶则使之分解成短直链缩合葡萄糖，但本品所含的 α-淀粉酶和 β-淀粉酶量较少，其消化淀粉的功能不及麦芽。

【单味药功用】

麦芽：行气消食，健脾开胃，回乳消胀。善消米面食积，治疗食积不化、脘闷腹胀，可与山楂、神曲等配伍；如遇脾胃虚弱、运化无力导致的食欲缺乏，宜与白术、党参、陈皮等补气健脾药同用。用于断乳及乳汁郁积引起的乳房胀痛等症，可单用生麦芽或者炒麦芽 120g（或生、炒麦芽各 60g）煎服。哺乳期妇女不宜使用。

《滇南本草》言："宽中下气、止呕吐、消宿食、止吞酸、吐酸、止泻、消胃宽膈，并治妇人奶乳不收，乳汁不止。"

《景岳全书》道："善于化食和中，破冷气，消一切米面诸果食积，去心腹胀满，止霍乱，除烦热，消痰饮，破癥结，宽肠下气。"

谷芽：消食和中，健脾开胃。用于食积证兼有脾胃虚寒者。常与麦芽相须为用，治疗食积证；常与砂仁、白术等同用，治疗脾虚不饥食少；若脾胃虚弱、食积泄泻，常与茯苓、建曲、山楂等同用。

《名医别录》云："主治寒中，下气，除热。"

《本草纲目》曰："快脾开胃，下气和中，消食化积。"

【配伍作用】

麦芽、谷芽两者配伍主要具有健脾开胃，行气消食，回乳消胀的功效。

谷芽又称稻芽，性温，味甘，归脾、胃经，长于消食和中，健脾开胃。麦芽味甘，性平，归脾、胃经，具有行气消食、健脾开胃、回乳消胀之效。二药同用，既能消肉食之油腻，化米面之积滞，专治饮食不节、胃纳过度而致食积不化、腹痛腹胀、泄泻之症，又能疏肝行气解郁、消除乳房胀痛，此外尚可用于哺乳后期回乳之用。

【配伍主治】

（1）各类食物积滞、运化无力导致的食积证，对米面薯芋等食物所致的食积证疗效为佳。

（2）乳汁淤积导致的乳房胀痛。

【常用量】

麦芽：10～15g。谷芽：9～15g。

【临床经验应用】

例1 钱某某，女，5岁。胃纳不佳二年。自幼厌食，不思饮食，二便自调，足软无力，经常摔跤，盗汗自汗，面色欠华。舌淡，苔薄，脉细，血红蛋白9.8g/L。脾胃虚弱，运化失司。宜健脾开胃助运化。

处方：黄芪15g，白术9g，茯苓9g，甘草3g，鸡内金6g，陈皮5g，佛手6g，炒谷芽、麦芽各15g，六曲9g，红枣6枚，防风5g，麻黄根9g，浮小麦30g。研末。14剂（一日一剂，用100～200mL开水冲开，分早晚两次温服）。

例2 患儿，男，12岁。患儿食欲缺乏10年余。患儿自幼胃纳不佳，食欲缺乏、食量少，形体偏瘦，面色少华，下眼圈淡褐色，舌下静脉有迂曲，二便调。舌淡红，苔薄腻，脉滑数。中医诊断：厌食（脾虚失运证）。治法：健脾开胃。

处方：太子参10g，炒苍术10g，玉竹10g，石斛10g，茯苓10g，山药10g，陈皮6g，砂仁6g，焦山楂10g，六神曲10g，炒谷芽30g，炒麦芽30g，炒鸡内金9g，当归10g，罗汉果6g，炙甘草6g。研末。14剂（一日一剂，用100～200mL开水冲开，分早晚两次温服）。

㊾ 鸡内金—三棱

【单味药药性】

鸡内金：本品为雉科动物家鸡的干燥砂囊内壁。以干燥、完整、个大、色黄者为佳。鸡内金味甘，性平，归脾、胃、小肠、膀胱经。

鸡内金含胃激素、角蛋白、微量胃蛋白酶、淀粉酶、多种维生素与微量元素，以及 18 种氨基酸等。

鸡内金药理作用包括增加胃液分泌量，提高胃消化力，体外实验证明能增强胃蛋白酶、胰脂肪酶活性。动物试验证明可增强膀胱括约肌收缩，减少尿量，提高醒觉。鸡内金的酸提取物可加速放射性锶的排泄。

三棱：为黑三棱科植物黑三棱的干燥块茎。以个匀、体重、质坚实、去净外皮、表面黄白色者为佳。三棱味辛、苦，性平，归肝、脾经。

三棱含有挥发油，油中主要成分为苯乙醇、对苯二酚、棕榈酸、去茎木香内酯等以及多种有机酸。

三棱的药理作用有抑制血小板聚集，降低全血黏度，抗体外血栓形成，水煎剂对离体家兔子宫有兴奋作用等。

【单味药功用】

鸡内金：功效健胃消食，涩精止遗，通淋化石。主治饮食积滞，小儿疳积，本品消食化积作用较强，广泛用于米面薯芋乳肉各种食积证。与白术、山药、使君子等同用，可治小儿脾虚疳积。本品可固精缩尿止遗，治疗遗精、遗尿。本品入膀胱经，有化坚消石之功，现常与金钱草等药同用，治砂石淋证或胆结石。

《本草纲目》："消酒积，同豆粉丸服。"

《滇南本草》："宽中健脾，消食磨胃。治小儿乳食结滞，肚大筋青，痞积疳积。"

三棱：功效破血行气，消积止痛。用于癥瘕痞块，痛经，瘀血经闭，胸痹心痛，食积胀痛。琥珀散：三棱在琥珀散中与鳖甲、延胡索、没药、大黄等配伍用于止血生肌，镇心明目，破癥瘕气块，产后血晕闷绝，儿枕痛；与干姜配伍治疗气攻头痛。

《开宝本草》："主老癖癥瘕结块。"

《医学启源》："主心膈痛，饮食不消，破气最良。"

【配伍作用】

主治瘀血、气滞、痰湿等有形之邪所致的妇人癥瘕。《医学入门·妇人门》指出："善治癥瘕者，调其气而豁其血，消其食而豁其痰，衰其大半而止，不可猛攻峻施，以伤元气。宁扶脾胃正气，待其自化。"张锡纯由此创制理冲汤，方中三棱三钱、生鸡内金三钱（黄者），配伍使用治疗癥瘕。

【配伍主治】

（1）该药对用于治疗泌尿系结石。

（2）该药对可用于胃中瘀滞疼痛不适。

（3）该药对可用于胆系恶性肿瘤，鸡内金与三棱、莪术、金钱草等配伍可用于治疗消化系统的恶性肿瘤。

【常用量】

鸡内金 3～10g，研末每次 1.5～3g。三棱 5～10g。

【临床经验应用】

例1 妇人癥结于上脘病案：患者上脘部癥大如橘，硬痛碍食，遍寻医药而不可治。使用理冲汤调之，连服 40 余剂，癥消而愈。方中黄芪、党参补气养血，三棱、莪术、鸡内金理气化痰消癥。正所谓"邪之所凑，其气必虚"，临床治疗身体羸弱的患者，应减少三棱、莪术用量，或去除三棱、莪术。然鸡内金一药，化瘀不伤气分，同时健脾运化药力，此时可加大鸡内金剂量，与顾护正气之黄芪、党参同用，补破兼施，屡见奇效。（《医学衷中参西录》）

例2 潘某，男，34 岁。曾发生左腰部持续性剧烈绞痛约一小时，伴呕吐。尿检发现：红细胞（＋＋）。腹部 CT 见：左腹部第四腰椎横突处可见 0.4cm×1cm 大小一枚阴影，诊断为尿路结石。诊治时见：左腰部叩痛明显，舌质红，苔黄腻，脉弦数。治以"排石汤"加减：金钱草 60g，车前子、土石、川牛膝各 30g，冬葵子 20g，鸡内金、三棱、莪术各 10g，甘草 5g。服药 11 剂后，腰痛即平，并从小便排石一枚。复查未见结石影。

第九章

化痰止咳平喘类药对

㊿ 甘草—桔梗

［单味药药性］

甘草：为豆科植物甘草、胀果甘草或光果甘草的干燥根及根状茎，以外皮细紧、色红棕、质坚实、断面黄白色、粉性足、味甜者为佳。甘草味甘，性平，归心、肺、脾、胃经。

甘草主要包括黄酮类化合物、三萜皂苷类化合物、香豆素类化合物以及其他结构的化合物。三萜皂苷类化合物是其具有的特异性标志成分，尤以甘草酸含量较高。

现代药理研究表明：甘草中含有多种黄酮类成分，如甘草素、异甘草素、甘草苷、异甘草苷等。这些成分具有抗氧化、抗癌、抗炎等多种生物活性。甘草中含有的三萜皂苷类成分主要包括甘草酸及其衍生物，这些成分具有抗炎、抗过敏等作用。甘草中含有多种香豆素类化合物，如甘草香豆素等，这些成分具有抗菌、抗病毒等作用。还含有一些其他结构的化合物，如多糖、生物碱等，这些成分在人体的免疫调节和抗氧化等方面也有重要作用。

桔梗：本品为桔梗科植物桔梗的干燥根，以根肥大、白色、质充实、味苦者为佳。桔梗味苦、辛，性平，归肺经。为肺经气分之要药。

桔梗的化学成分主要包括皂苷类化合物、黄酮类化合物、氨基酸、矿物质元素和脂肪酸类。皂苷类化合物是桔梗中的主要活性成分之一。桔梗中的皂苷类化合物包括远志酸类、桔梗皂苷元、桔梗酸内酯型以及桔梗二酸等。桔梗根中含有 16 种以上的氨基酸，以及钙、铁、镁等矿物质元素，油酸和硬脂酸。

现代药理研究表明：桔梗的根、根皮、茎、叶、花、果均有显著的祛痰作用。桔梗具有宣肺、利咽、祛痰、排脓的功效。桔梗的祛痰作用主要是其所含的皂苷经口服刺激胃黏膜，反射性地增加支气管黏膜分泌，使痰液稀释而被排出。桔梗本身无直接抗菌作用，但其水提物可增强巨噬细胞的吞噬功能，增强中性粒细胞的杀菌力，提高溶菌酶的活性。桔梗皂苷可降低大鼠肝内胆固醇的含量，增加胆固醇和胆酸的排泄。还具有镇静、镇痛、解热、抗消化性溃疡的作用。

［单味药功用］

甘草：清热解毒、祛痰止咳，缓急止痛。用于心气虚，心悸怔忡，脉结代，以及脾胃气虚，倦怠乏力等；痈疽疮疡、咽喉肿痛；胃痛、腹痛及腓肠肌挛急疼痛等；用于调和药物的烈性。

《名医别录》："无毒。主温中，下气，烦满，短气，伤脏，咳嗽，止渴，通经脉，利血气，解百药毒，为九土之精，安和七十二种石，一千二百种草。"

《开宝本草》："味甘，平。无毒……温中下气，烦满短气，伤脏咳嗽，止渴，通经脉，利血气，解百药毒。"

桔梗：开宣肺气，祛痰排脓。治外感咳嗽，咽喉肿痛，肺痈吐脓，胸满胁痛，痢疾腹痛。

《本经逢原》："主胸胁痛如刀刺，腹满，肠鸣幽幽，惊恐悸气。"

《药性论》："治下痢，破血去积气，消积聚、痰涎，去肺热气促嗽逆，除腹中冷痛，主中恶及小儿惊痫。"

《日华子本草》："下一切气，止霍乱转筋，心腹胀痛，补五劳，养气，除邪辟温，补虚消痰，破癥瘕，养血排脓，补内漏及喉痹。"

【配伍作用】

桔梗清肺、化痰、利咽、排脓，甘草清热解毒、润肺、止咳、止痛。两者结合可缓解肺热过盛引起的咽喉痛、咳嗽、咳痰、胸闷等症状。

【配伍主治】

两药配伍具有止咳平喘、宣肺止咳、清喉清热之功效。

（1）清热宣肺：桔梗甘草配伍能够清除肺热，宣肺止咳，对于肺热引起的咳嗽、痰多等症状有较好的治疗效果。

（2）利咽止痛：桔梗具有利咽化痰的作用，能够缓解咽喉肿痛、声音嘶哑等症状。甘草则能够缓急止痛，对于咽喉部的疼痛有很好的缓解作用。两者配伍效增。

（3）排脓消肿：桔梗消肿排脓，甘草清热解毒，对于肺痈、肺热等病症，能够促进脓液的排出，减轻肿胀和疼痛感。张仲景的《伤寒杂病论》曰："桔梗一两，甘草二两，上二味，以水三升，煮取一升，去渣，分温再服，则吐脓血也。"

【常用量】

甘草 2～10g。桔梗 3～10g。

【临床经验应用】

例 1 何某，女，36 岁，大暑。发热恶寒 4 天，伴咽痛、咳嗽。4 天前着凉后发热，服用退热药及鱼腥草后无明显好转。现症：发热、畏寒、恶风，咽痛咽痒，口干口渴，喜饮，多汗，咳嗽，痰少，晨起有黄稠痰，痰中带血，身重疲乏，纳一般，大便可，尿黄，咽部充血红肿，双侧扁桃体无肿大，舌红，苔中度黄腻，脉浮数有力，沉取有力。诊断：急性上呼吸道感染。处方：金银花 15g，连翘 15g，荆芥穗 10g，薄荷 10g，生石膏 50g，知母 30g，炙甘草 10g，苦杏仁 10g，薏苡仁 20g，炒牛蒡子 10g，淡竹叶 10g，桔梗 10g，粳米 1 把。服药 5 剂，咽痛、咳嗽明显好转，稍有头晕、乏力，后嘱其清淡饮食，调理数天即愈。

例 2 陈某，女，42 岁，春节期间休息不足，进食油炸煎炒之品过多，病初起咽痛、干咳，甚则胸闷痛，两天后渐至头痛、微微恶风，发热 37.5℃。诊时见咽红，唇红，舌边尖红、苔微黄，脉浮略数。诊断：风温。辨证：风温袭肺卫。治则：疏风清热，宣肺止咳。

处方：桑叶、菊花、连翘各 12g，桔梗 10g，苦杏仁 10g，天花粉 10g，板蓝根 20g，薄荷（后下）5g，蝉蜕、甘草各 3g。每天 1 剂，连服 5 天后低热已退，恶风已除，咽痛、咳嗽等症减轻。

(51) 款冬花—紫菀

【单味药药性】

款冬花：为菊科植物款冬的干燥花蕾。以个大、肥壮、色紫红、花梗短者为佳。木质老梗及已开花者不可供药用。款冬味辛、微苦，性温；归肺经。

款冬花中主要含有黄酮类、倍半萜类、三萜类、酚酸类、甾醇类、生物碱类、多糖类、挥发油类等成分。此外，还含有维生素 C、鞣质、氨基酸和微量元素等成分。

款冬花药理作用广泛，其中，黄酮类、皂苷类、多糖类具有降脂、抗氧化、提高免疫力等作用；酚酸类、黄酮类、甾醇类具有化痰止咳等作用；此外，款冬花还具有呼吸系统兴奋作用、心血管保护作用、抗炎、抗过敏、抗肿瘤等作用。

紫菀：为菊科植物紫菀的干燥根和根茎。以根茎粗壮、干燥、色紫、质柔软、去净泥土以及茎叶者为佳。紫菀味辛、苦，性温；归肺经。

紫菀化学成分丰富，包括萜类及其苷、肽类、黄酮、蒽醌、香豆素、有机酸、酚类、甾醇、挥发油及苯丙素类等。

紫菀主要具有镇咳、祛痰、平喘的作用，此外还有抗菌、抗肿瘤、抗氧化、通便利尿等多种作用。

【单味药功用】

款冬花：润肺下气，止咳化痰。用于治疗新久咳嗽，喘咳痰多，劳嗽咯血。本品辛散而润，温而不燥，趋向沉降，为润肺止咳化痰之良药。治寒邪伤肺，久咳不止，常与紫菀相须为用，如紫菀散；治外感风寒，痰饮内停，咳喘痰多，配麻黄、细辛、半夏等，以解表散寒、宣肺化痰平喘，如射干麻黄汤；治肺热咳喘，配伍川贝母、桑白皮等，以清热化痰、止咳平喘，如款冬花汤；治肺气虚而咳者，配伍人参、黄芪等，以补肺益气；治阴虚燥咳，配沙参、麦冬等，以养阴润燥止咳；咳喘日久痰中带血，配百合同用，如百花膏；治肺痈咳吐脓痰，配桔梗、薏苡仁等，以清热化痰排脓，如款花汤。

《神农本草经》曰："味辛，温。主治咳逆上气，善喘，喉痹，诸惊痫，寒热邪气。"

《名医别录》道："味甘，无毒。主消渴，喘息呼吸。"

《日华子本草》言："润心肺，益五藏。除烦，补劳劣，消痰，止嗽，肺痿，吐血，心虚，惊悸，洗肝明目，及中风等疾。"

紫菀：润肺下气，消痰止咳。也用于咳喘痰多，新久咳嗽，劳嗽咯血的治疗。本品长于开肺郁，化痰浊，润肺下气而止咳。凡咳嗽痰多，无论外感、内伤，寒热虚实，病程长短，皆可用之。治外感风邪，咳嗽咽痒，咳痰不爽者，则配伍荆芥、桔梗、百部等，以宣肺疏风，化痰止咳，如止嗽散；治肺热咳嗽，痰黄稠者，常配伍桑白皮、浙贝母、黄芩等清肺化痰止咳药同用；治阴虚久咳，咯血，可配伍阿胶、川贝母等养阴润肺之品，如紫菀汤（王海藏方）；治妊娠咳嗽，胎动不安，配伍桔梗、桑白皮、天冬等同用，如紫菀汤。

《名医别录》谓："味辛，无毒。主治咳唾脓血，止喘悸，五劳体虚，补不足，小儿惊痫。"

《药性论》云："治尸疰，补虚，下气，劳气虚热，百邪鬼魅。"

【配伍作用】

紫菀和款冬花皆味辛、苦，性温。其辛味能行能散，有助于宣发肺气、驱散外邪；苦味可降气、泻火、燥湿，利于肺气的肃降，清除肺内的痰湿。性温则能温化寒痰。两者相配，款冬花温散之力助紫菀温肺化痰；紫菀开泄疏通之功，协款冬花祛除浊痰，二者伍用，泄肺祛痰之力得增，痰去而咳自止。两者相须而用，具有开肺下气、祛痰止咳平喘等功效，且两者皆为温润之品，不燥不寒，无论外感、内伤、虚实寒热、病程长短之咳嗽，均适用。

【配伍主治】

（1）外感寒邪、肺热抑或者肺痈等所致新发咳嗽，气虚、阴虚等久咳不止。

（2）咳嗽伴有喘息。

（3）劳嗽咯血。

【常用量】

款冬花5～10g。紫菀5～10g。

【临床经验应用】

例1 治疗久嗽不瘥，此方甚佳：紫菀（去芦头）、款冬花各30g，百部15g，三物捣罗为散，每服9g，生姜3片，乌梅1个，同煎汤调下，食后、欲卧各一服。

例2 尹某，女，54岁。主诉：咳嗽反复发作5年余，加重1周。患者5年前受凉后出现咳嗽，于外院诊断为咳嗽变异性哮喘，1周前吹冷风后咳嗽反复，无痰，稍有咽痛，平素对油烟味敏感。症状：咳嗽，干咳，偶咳白黏痰，稍有咽痛，无咯血，无胸闷心慌，自行服用阿莫西林等药物，无明显缓解。查体：咽部稍有充血，未闻及哮鸣音及啰音，舌淡苔白，脉弦细。

治法：健脾益气，润肺止咳，疏风宣肺。

处方：黄芪20g，炒白术15g，茯苓15g，浙贝母15g，法半夏12g，陈皮15g，紫菀15g，款冬花10g，炙麻黄10g，杏仁10g，炒白芍10g，桂枝10g，细辛3g，蝉蜕6g，甘草6g，五味子10g。共7剂，水煎服，1剂/日，分2次温服。

（52）　制半夏—干姜

【单味药药性】

半夏：为天南星科植物半夏的干燥块茎。以皮净，色白，质坚实，粉性足者为佳。半夏生品有毒性，外用适量磨汁涂或研磨调酒敷患处，内服一般炮制后使用。半夏味辛，性温；有毒。归脾、胃、肺经。法半夏、姜半夏、清半夏味辛，性温。归脾、胃、肺经。

半夏主含生物碱，还含有挥发油、有机酸、多糖、甾醇、蛋白质类等成分。

半夏的药理作用：主要有镇咳祛痰作用、止呕作用、抗胃溃疡、升高转氨酶活性及利胆作用、抗肿瘤作用、抗炎作用、抗菌作用等。

法半夏的药理作用主要有化痰作用、平喘作用、定眩作用等。

姜半夏的药理作用主要有镇咳祛痰作用、止呕作用、抗溃疡作用等。

清半夏的药理作用主要有祛痰作用、抗炎作用、平喘作用等。

干姜：为姜科植物姜的干燥根茎，以粉性足、气味浓者为佳。干姜味辛，性热。归脾、胃、肾、心、肺经。

干姜主要含挥发油，姜辣素，还含有二苯基庚烷类化合物等。

干姜的药理作用有抗氧化作用，解热镇痛抗炎作用，改善心血管功能，促进胃肠消化功能，保肝利胆作用，抗缺氧作用，抗肿瘤作用，抗菌作用，止呕，改善脂质代谢、降血脂、降血糖、增强免疫等作用。

【单味药功用】

半夏：主要功效为燥湿化痰，降逆止呕，消痞散结。临床上用于湿痰寒痰，咳喘痰多，痰饮眩悸，风痰眩晕，痰厥头痛；胃气上逆，呕吐反胃；胸脘痞闷，梅核气；痈疽肿毒、瘰疬痰核、毒蛇咬伤等。本品辛温而燥，功善燥湿浊而化痰饮，为燥湿化痰、温化寒痰之要药，尤善治脏腑之湿痰。治痰湿阻肺之咳嗽声重，痰白质稀者，常与陈皮、茯苓同用；治寒饮咳喘，痰多清稀，夹有泡沫，形寒背冷，常与温肺化饮之细辛、干姜等同用；治痰饮眩悸，风痰眩晕，甚则呕吐痰涎，痰厥头痛，可配天麻、白术。本品入脾胃经，擅燥化中焦痰湿，以助脾胃运化，又能和胃降逆，有良好的止呕作用。对各种原因所致的呕吐，皆可随证配伍使用。因其性偏温燥，善除痰饮湿浊，故对痰饮或胃寒所致呕吐尤为适宜，常与生姜同用；治胃热呕吐，可配伍性寒清胃之黄连；治胃阴虚呕吐，配伍石斛、麦冬；治胃气虚呕吐，配伍人参、白蜜；治痰饮内阻，胃气不和，夜寐不安，配伍秫米。本品辛开散结，化痰消痞。治寒热互结所致心下痞满，配伍干姜、黄连、黄芩等；治痰热结胸，症见胸脘痞闷、拒按、痰黄稠、苔黄腻、脉滑数等，配伍瓜蒌、黄连；治气滞痰凝之梅核气，咽中如有物阻，吐之不出，咽之不下，可配伍紫苏、厚朴、茯苓等。本品内服能化痰消痞散结，外用能散结消肿止痛。治瘿瘤痰核，常配伍海藻、香附、青皮等。

法半夏炮制辅料所用甘草汁，具有缓和药性而降低毒性的作用，且甘草本身也有祛痰止咳之功，从而增强半夏止咳化痰之力，因此法半夏以燥湿化痰为主，用于痰多咳嗽、痰饮眩悸等。

姜半夏所用辅料生姜汁，可杀半夏之毒，又因其本身具有温中止呕之功，从而增强半夏的降逆止呕作用，故姜半夏的降逆止呕作用较优，常用于痰饮呕吐、胃脘痞满等。

清半夏是用白矾水浸泡制成，白矾性寒，具有解毒、祛痰、收敛燥湿的作用，半夏用白矾水浸泡后其温燥之性大减，性缓而长于化痰，用于湿痰咳嗽、咳吐不出等。

由于半夏性温燥，故阴虚燥咳、血证、热痰、燥痰应慎用。不宜与川乌、制川乌、草乌、制草乌、附子同用。生品毒性大，内服宜慎。

《本草纲目》载："除腹胀，目不得瞑，白浊，梦遗，带下。"

《名医别录》曰："主消心腹胸中膈痰热满结，咳嗽上气，心下急痛坚痞，时气呕逆，消痈肿，胎堕，治痿黄，悦泽面目。生令人吐，熟令人下。"

《本草图经》称："胃冷呕哕，方药之最要。"

干姜：主要功效为温中散寒，回阳通脉，温肺化饮。临床上用于脾胃虚寒证，脘腹冷痛，呕吐泄泻；亡阳证，肢冷脉微；寒饮喘咳等。本品辛热燥烈，主入脾胃而长于温中散寒、健运脾阳，"治感寒腹痛"，为温暖中焦之主药。治脾胃虚寒，脘腹冷痛，常配伍人参、白术等；治胃寒呕吐，常配伍高良姜；治上热下寒，寒热格拒，食入即吐者，可配伍黄芩、黄连、人参等；治中寒水泻，可配伍党参、白术、甘草等。本品辛热，入心、脾、肾经，有温阳守中、回阳通脉的功效。用治心肾阳虚，阴寒内盛所致亡阳证，四肢厥冷、脉微欲绝者，常配伍附子。本品辛热，入肺经，善于温肺散寒化饮。治寒饮咳喘，形寒背冷，痰多清稀之症，常配伍细辛、麻黄、五味子等。

《名医别录》曰："治寒冷腹痛，中恶、霍乱、胀满，风邪诸毒，皮肤间结气，止唾血。"

《药性论》云："治腰肾中疼冷，冷气，破血，去风，通四肢关节，开五脏六腑，去风毒冷痹，夜多小便。治嗽，主温中，霍乱不止，腹痛，消胀满冷痢，治血闭。病人虚而冷，宜加用之。"

《新修本草》谓："治风，下气，止血，宣诸络脉，微汗。"

〔配伍作用〕

制半夏—干姜药对见于张仲景《伤寒杂病论》之"半夏干姜散"。

干姜与半夏配伍，功在温中止呕，以治疗胃寒停饮为主，奏散寒扶阳止呕之效。

〔配伍主治〕

(1) 该药对可温肺化饮平咳喘，表现为咳喘、痰多清稀、夹有泡沫、形寒背冷、手足不温、舌质淡、苔薄白、脉迟或沉等症者。

(2) 该药对可温中散寒、化饮止呕，主治干呕、吐涎沫等症。

(3) 该药对可调理中焦痞满，理气机，主治上有呕吐、中有痞满、下有肠鸣等症。

〔常用量〕

制半夏，内服 3～9g，外用适量，磨汁涂或研末以酒调敷患处。

干姜，煎服，3～10g。

〔临床经验应用〕

例1 慢性胃炎属于较为常见的临床疾病，中医学将本病归为"痞满""胃脘痛"等范畴，《千金翼方》："食不消，食即七满，小便数起，胃痹也，"可见慢性胃炎出现主要是由于脾胃虚弱和饮食不节所致的脾胃运化功能失调，治疗以中医辨证施治作为原则，选择分型治疗。

姜半夏泻心汤药方以姜半夏为君，辛温，具有止呕降逆、散结除痞的作用；干姜具有散寒的功效；黄连和黄芩具有泄热的功效；党参、大枣、炙甘草共为臣药，不仅具有促进运化、强健脾胃的功能，而且还能够促进幽门螺杆菌（Hp）转阴；使药枳实，破气导滞，故姜半夏泻心汤加减治疗慢性胃炎的临床效果显著。

处方：姜黄连和蜜甘草各 6g，党参、姜半夏、炒枳实各 12g，黄芩 9g，干姜 8g，大枣 5 枚；若患者存在反酸症状，可以加入海螵蛸和煅瓦楞子各 30g；若患者为虚寒者可以增加白术 15g，黄芪 30g；若患者为存在食滞症状可以增加莱菔子和炒鸡内金各 15g；若患者为痰湿患者可以加入陈皮 12g 和苍术 15g，加入 1500mL 清水煎服，每日 1 剂，每日 2 次，分早晚服用，连续治疗 2 个疗程。

例2 患者咳嗽已有五载余，往年冬发夏愈，今年初至夏，频发无度，迄至盛夏，尚穿棉衣，夜睡盖棉被，凛凛恶寒，背部更甚，咳吐稀痰，日夜端坐不能平卧，舌苔薄白，脉浮，无汗，此系风寒外束，饮邪内停，阻遏阳气，肺气失宣。

治法：温肺化饮，解表通阳。

处方：炙麻黄 6g，姜半夏 8g，五味子 5g，干姜 6g，白术 8g，白芍 8g，北细辛 3g，炙甘草 4g，煎服。

(53) 石菖蒲—远志

【单味药药性】

石菖蒲：为天南星科植物石菖蒲的干燥根茎。以条粗、断面类白色、纤维性弱、香气浓者为佳。石菖蒲性味辛、苦，温。归心、胃经。

石菖蒲：根茎含挥发油 0.11%～0.42%，其主要成分是 β-细辛醚 63.2%～81.2%，细辛醚 8.8%～13.7%，其他为石竹烯、α-葎草烯、石菖醚等。还含黄酮类、氨基酸类、有机酸类和糖类等化学成分。

石菖蒲主要有镇静、抗抑郁、抗惊厥、解痉、平喘等药理作用。

远志：为远志科植物远志或卵叶远志的干燥根。以条粗、皮厚、去净木心者为佳。远志性味苦、辛，温。归心、肾、肺经。

远志主要活性成分为三萜皂苷类，含量在 5%～14%，该三萜皂苷类为五环三萜，多不稳定，遇酸易分解，目前已从中分离出 7 种，确定结构 5 种。另外还有黄酮类、生物碱类、糖类及树脂等化学成分。

远志有镇静催眠、抗惊厥、祛痰、抗肿瘤、抗氧化、抗心律失常和利尿等药理作用。

【单味药功用】

石菖蒲：功效开窍豁痰，醒神益智，化湿开胃。临床常用于神昏癫痫，健忘失眠，耳鸣耳聋，脘痞不饥，噤口下痢。

《神农本草经》谓："开心孔，补五脏，通九窍，明耳目。"

《本草从新》："辛苦而温，芳香而散……去湿除风，逐痰消积，开胃宽中，疗噤口毒痢。"

远志：功效安神益智，交通心肾，祛痰，消肿。临床常用于治疗心肾不交引起的失眠多梦、健忘惊悸、神志恍惚，咳痰不爽、疮疡肿毒、乳房肿痛。

《药性论》："治健忘，安魂魄，令人不迷，坚壮阳道。"

【配伍作用】

远志、石菖蒲伍用，名曰远志汤，出自《圣济总录》，以治久心痛。石菖蒲善祛痰，开窍醒神；远志长于安神益智，祛痰。石菖蒲偏辛以祛痰湿，远志偏苦降以泄上逆之痰窒。二药伍用，通心窍、交心肾，益肾健脑聪智，开窍启闭宁神之力增强。

【配伍主治】

该药对主治中风，中风后遗症，症见神志不清，舌强语涩者，或心神不宁，心烦意乱，失眠，记忆力减退，甚或表情淡漠、痴呆等。

【常用量】

石菖蒲 3～10g。远志 3～10g。

【临床经验应用】

例　癫症，因暴受惊恐，情绪紧张过度，以致神志失常。时而抑郁寡言，神情淡漠，时而语言喋喋不休。有时觉耳内有人言语，心慌胆怯，恐惧多疑，有时悲哭流泪。兼有夜寐不宁、盗汗、两目直视、大便干燥等症。脉象弦细，舌质淡紫，苔腻。惊恐之后，心胆俱虚，痰浊留恋，肝气郁滞。治拟养心安神，镇惊豁痰。

处方：石菖蒲 9g，炙远志 8g，炙甘草 9g，淮小麦 30g，大枣五枚，生铁落 60g（先煎），丹参、陈胆南星、郁金各 9g，水煎服，每日一剂，服七剂。

(54) 石菖蒲—制天南星

【单味药药性】

石菖蒲：相关内容见“53　石菖蒲—远志”。

制天南星：为天南星科植物天南星、异叶天南星或东北天南星的干燥块茎的炮制加工品。制天南星味苦、辛，性温；有毒。归肺、肝、脾经。

制天南星主要活性成分为黄酮类，其中芹菜素约含 0.050%，另含微量元素与氨基酸。

制天南星的主要药理作用有祛痰、抗惊厥、镇静、镇痛和抗肿瘤等。

【单味药功用】

石菖蒲：相关内容见“53　石菖蒲—远志”。

制天南星：功效燥湿化痰，祛风止痉，散结消肿。用于顽痰咳嗽、风痰眩晕、中风痰壅、口眼㖞斜、半身不遂、癫痫、惊风、破伤风；外用可治痈肿，蛇虫咬伤。

《开宝本草》：“主中风，麻痹，除痰，下气，破坚积，消痈肿，利胸膈，散血堕胎。”

《本草纲目》：“治惊痫，口眼㖞斜，喉痹，口舌疮糜，结核，解颅。”

《本草逢原》：“然南星专走经络，故中风、麻痹以之为向导。”

【配伍作用】

石菖蒲味苦、辛，性温，化痰开窍，配制天南星温燥之性更甚，二药均善化痰，合用相得益彰，增强涤痰开窍安神之功。

【配伍主治】

该药对醒脑开窍、解郁化痰，适用于痰浊内闭之神昏、痰湿内阻之闭经。可用治于癫痫、癫狂、眩晕、不寐、偏瘫、失语等。

【常用量】

制天南星 3～9g。石菖蒲 3～10g。

【临床经验应用】

例 半身不遂，口眼㖞斜，舌强而謇或不语，头晕胸闷，时或神志恍惚不清，舌苔腻，脉弦滑。治宜涤痰化浊、息风通络，予涤痰汤加减。

基本方药：制天南星 9g，石菖蒲 9g，法半夏 8g，橘红 6g，茯苓 15g，天麻、僵蚕各 10g，桑枝、钩藤（后下）各 10g，红花 6g。水煎服。

临床辨证加减：眩晕、呕逆者，加赭石、泽泻、白术；口角流涎、面部麻木，加白附子、全蝎；头痛，选加羌活、川芎、蜈蚣；大便秘结，选加大黄、芒硝、全瓜蒌、桃仁等；神志不清而舌苔黄腻者，去桑枝、钩藤，选加郁金、栀子、竹茹、天竺黄。

(55) 制半夏—茯苓

【单味药药性】

制半夏：本品为天南星科植物半夏干燥块茎的炮制加工品。制半夏分清半夏、姜半夏和法半夏。制半夏味辛，性温。归脾、胃、肺经。

半夏含挥发油，主要成分为 3-乙酰氨基-5-甲基异噁唑、茴香脑、丁基乙烯基醚、β-榄香烯等，还含有 β-谷甾醇及其苷，多种氨基酸，又含药理作用与毒芹碱及烟碱相似的生物碱、类似原白头翁素刺激皮肤的物质。

制半夏的主要药理作用为镇咳化痰，镇吐止呕。

茯苓：本品为多孔菌科真菌茯苓的干燥菌核。以体重，质坚实，外皮色棕褐、纹细、无裂隙，断面白色、细腻，黏牙力强者为佳。茯苓性味甘、淡，平。归心、肺、脾、肾经。

茯苓菌核含 β-茯苓聚糖（约占干重的 93％）和三萜类化合物，如乙酰茯苓酸、茯苓酸、3β-羟基羊毛甾三烯酸。此外，尚含树胶、甲壳质、蛋白质、β-茯苓聚糖分解酶、脂肪酶、蛋白酶等。

茯苓具有利尿、镇静、保护消化系统、抗肿瘤、降低血糖等药理作用。

【单味药功用】

制半夏：功效燥湿化痰，降逆止呕。用于痰清稀而多之湿痰、寒痰，常配陈皮；降逆止呕之功颇著，可用于各种呕吐，尤宜于湿浊中阻所致的脘闷呕吐，常配生姜、茯苓，热证呕吐，应配清热泻火药。

《名医别录》："消心腹胸膈痰热满结，咳嗽上气，心下急痛，坚痞，时气呕逆，消痈肿，堕胎。"

《医学启源》："治寒痰及形寒饮冷伤肺而咳，大和胃气，除胃寒，进饮食。治太阴痰厥头痛，非此不能除也。"

茯苓：功效利水渗湿，健脾，宁心。主水肿尿少、痰饮眩悸、脾虚食少、便溏泄泻，心神不安、惊悸失眠。

《神农本草经》："主胸胁逆气，忧恚，惊邪，恐悸，心下结痛，寒热，烦满，咳逆，口焦舌干，利小便。"

《世补斋医书》："茯苓一味，为治痰主药，痰之本，水也，茯苓可以利水。痰之动，湿也，茯苓又可行湿。"

【配伍作用】

茯苓味甘淡，长于补脾，利水湿，且补而不腻，利而不猛，既能扶正，又可祛邪；制半夏辛温，功擅燥湿化痰，和胃降逆。脾喜燥而恶湿，湿去则脾运，痰涎无所以生。二药相伍，一为温燥化湿，一为淡渗利湿；一为降逆止呕治其标，一为健脾和中治其本，共奏健脾利水，燥湿化痰，利水宁心之功。

《备急千金要方》载：治妊娠阻病，心中愤闷，空烦吐逆，恶闻食气，头眩体重，四肢百节疼烦沉重，多卧少起，恶寒汗出，疲极黄瘦方。

【配伍主治】

该药对化饮降逆、渗湿利水，适用于痰饮上逆所致眩悸、咳喘；脾虚湿停，胃气不降之脘痞腹胀，呃逆呕吐，大便溏泻或咳嗽痰多等证。

【常用量】

制半夏 3～9g，茯苓 10～15g。

【临床经验应用】

例1 头汗：中焦闭塞，则周身不能敷布，但头有汗。治疗：以制半夏30g，茯苓60g切碎。每服30g，水约500mL，加生姜七片，煎至一半，去滓，食后服。不呕吐者止，不止者再服。

例2 妊娠恶阻：心中愤闷，空烦吐逆，恶闻食气，头眩重，四肢关节疼烦沉重，多卧少起，恶寒汗出，疲极黄瘦。药用：姜半夏8g，茯苓12g，陈皮、人参、芍药、旋覆花（包煎）、川芎、甘草、桔梗各6g，干地黄3g，生姜5g。为粗末，水煎，分3次服。

(56) 旋覆花—赭石

【单味药药性】

旋覆花：为菊科植物旋覆花或欧亚旋覆花之干燥头状花序，除去杂质，阴干或晒干，生用或蜜炙用之，以朵大、色浅黄、花丝长、无梗叶等杂质者为佳。其味苦、辛、咸，性微温，归肺、胃、脾、大肠经。

旋覆花含大花旋覆花素、旋覆花素、槲皮素、胡萝卜苷、去乙酰旋覆花次内酯、旋覆花次内酯、环醚大花旋覆花内酯、氧化大花旋覆花内酯等成分。

现代药理学研究发现，旋覆花含有黄酮类等成分，具有明显的镇咳、祛痰、抗炎，增强胃肠消化吸收功能的作用。同时，还具有一定的抗溃疡作用，可保护胃黏膜。

赭石：是一种氧化物类矿物刚玉族赤铁矿，源于赤铁矿之矿石，采后选取表面有“钉头”者，除去泥土、杂石，以断面显层叠状，每层多有钉头，赤红色，体重质硬脆者为佳。其味苦，性寒，归肝、心、肺、胃经。

赭石含二氧化硅（40.25%）、三氧化二铁（51.52%）等。

现代药理学研究发现，赭石中的一些成分可镇静安神，缓解焦虑和紧张情绪，对中枢神经系统有一定的调节作用。本品还可促进血液凝固，缩短凝血时间。另外本品对惊厥有一定的对抗作用，能够减轻惊厥发作的程度和频率。赭石还有一定的降压和抗衰老作用。

【单味药功用】

旋覆花：本品具降气、消痰、行水、止呕之效，属化痰止咳平喘药下之温化寒痰药。用于风寒咳嗽，痰饮蓄结，胸膈痞满，喘咳痰多，呕吐噫气，心下痞硬。用于痰饮蓄结所致之胸膈痞实、喘逆气促等证，可与桔梗、桑白皮、槟榔、柴胡、大黄同用；用于风寒感冒、咳嗽痰喘者，可与荆芥、细辛、前胡等同用；用于水肿，风水与皮水皆可配用，常与茯苓皮、姜皮、冬瓜皮、猪苓、桂枝、泽泻等同用。本品还可降气、祛痰、止呕逆，用于胃有寒湿引起之呕吐、嗳气、呃逆。

《神农本草经》：“主结气、胁下满、惊悸。除水，去五脏间寒热，补中，下气。”

《药性论》：“主肋胁气，下寒热水肿，主治膀胱宿水，去逐大腹，开胃，止呕逆不下食。”

赭石：本品具平肝潜阳，重镇降逆，凉血止血之功，用于呕吐呃逆、噫气、喘息、肝热眩晕、吐衄下血等症。

《医学衷中参西录》："能生血兼能凉血，而其质重坠，又善镇逆气，降痰涎，止呕吐，通燥结""治吐衄之证，当以降胃为主，而降胃之药，实以赭石为最效。"

《名医别录》："主带下百病，难产，胞衣不出，堕胎，养血气，除五脏血脉中热。"

【配伍作用】

旋覆花入肺、脾、大肠、胃经，苦辛而咸，下气消痰，降气行水。赭石重镇降逆，二者相伍，对肺气不降、痰浊、水饮蓄积、胸膈滞塞、气机不畅所致之咳嗽、痰多黏稠、气逆作喘之症，效果甚佳。另外，两者配伍具镇逆和胃，下气消痰之效。旋覆花辛散苦泄而温通，虽质轻扬升散能辛散化痰，然功善下降，有降气化痰止咳，降逆止呕作用。赭石苦寒而质重，善清降有余之火，抑亢盛之阳，能清降肝火、平潜肝阳，亦入肺胃，降摄肺胃之逆气而降气化痰止喘息，降胃气止噫气、呕吐、呃逆，亦入心肝血分而凉血止血。两药配伍，旋覆花以宣散降气为功，赭石以清降止血为用。两药一宣一降，宣降相宜，共奏泄浊化痰，下气平喘，行滞通络，降逆止呕之功。

【配伍主治】

（1）该药对配伍常用于呃逆呕吐等胃气上逆病症。

（2）该药对配伍可用于降气化痰而平咳喘，消痰行水而除痞满，用于治疗咳嗽痰多、痰饮蓄结、胸膈痞闷等病症。

【常用量】

旋覆花 3～9g，包煎。赭石 9～30g，先煎；孕妇慎用。

【临床经验应用】

例1 张某，女性，48 岁，因家中生活琐事生闷气导致胸闷如堵，频繁打嗝，连续打嗝多次才能缓解症状。究其病因为肝阳上亢引起胃气上逆，用旋覆代赭汤一周后大轻。处方为赭石 10g、旋覆花 10g、半夏 15g、人参 10g、炙甘草 5g、大枣 4 枚、生姜 15g。

例2 赵某，男性，53 岁，胃脘胀痛、呕吐、心下闷堵数年，扣脉沉弦细、口干不思饮，舌苔白腻，检查为十二指肠溃疡，胃下垂。用旋覆代赭汤加味，6 剂诸症减轻。处方为赭石 10g、旋覆花 10g、半夏 15g、党参 10g、炙甘草 5g、大枣 4 枚、生姜 15g、海螵蛸（乌贼骨）10g、川贝母 10g。

(57)　皂荚—白矾

【单味药药性】

皂荚：为豆科植物皂荚的干燥成熟果实和不育果实，以饱满，色紫褐，有光泽者为佳。皂荚性味辛、咸，温，有小毒。入肺、大肠经。

皂荚主要含三萜皂苷类成分，主要为齐墩果酸为母核的五环三萜；还含有木脂素、鞣质、蜡酸、甾醇等；种子内胚乳含半乳糖与甘露糖组成的多糖。

皂荚的主要药理作用有祛痰、抗肿瘤、抗高脂血症及抗动脉粥样硬化、抗心肌缺血、抑菌、抗炎、抗过敏及抗氧化及耐缺氧等。

白矾：为硫酸盐类矿物明矾石族明矾石经加工提炼制成，主要含有含水硫酸铝钾 $[KAl(SO_4)_2 \cdot 12H_2O]$。以块大、无色透明、无杂质者为佳。白矾性味酸、涩，寒。归肺、脾、肝、大肠经。

白矾具有收敛消炎、止泻、止血、祛痰、抑菌、利胆等药理作用。

【单味药功用】

皂荚：主要功效为祛痰开窍，散结消肿。临床上用于中风口噤，昏迷不醒，癫痫痰盛，关窍不通，喉痹痰阻，顽痰喘咳，咳痰不爽，大便燥结，痈肿等。痰涎壅盛，关窍阻闭，可与细辛共研为散，吹鼻取嚏；涌吐痰涎，豁痰开窍醒神，可配伍白矾为散，温水调服；咳喘痰多，可配伍麻黄、猪胆汁制成片剂；大便秘结，可单用或配伍细辛研末，加蜂蜜调匀，制成栓剂使用。由于皂荚辛散走窜之性极强，非顽痰实证体壮者不宜轻投。内服剂量不宜过大，过量易引起呕吐、腹泻。孕妇及咯血、吐血者忌服。

《名医别录》曰："主治腹胀满，消谷，破咳嗽囊结，妇人胞下落，明目，益精。"

《药性论》云："主破坚癥，腹中痛，能堕胎。又曰将皂荚于酒中取尽其精，于火内煎之成膏，涂帛，贴一切肿毒，兼能止疼痛。"

《本草纲目》云："皂荚属金，入手太阴、阳明经。金胜木，燥胜风，故兼入足厥阴，治风木之病。其味辛而燥，气浮而散。吹之导之，则通上下诸窍；服之则治风湿痰喘肿满；杀虫；涂之则散肿消毒，搜风治疮。"

白矾：主要功效为外用解毒杀虫，燥湿止痒；内服止血止泻，祛除风痰。临床上用于湿疹、疥癣、脱肛、痔疮、疮疡、聤耳流脓、便血、衄血、崩漏、久泻久痢、癫痫发狂等症。治疗湿疹瘙痒，可配伍雄黄为末，浓茶调敷；治疗疥癣瘙痒，可配伍硫黄、轻粉；治疗疔肿恶疮，可与黄丹研末外用；治疗口疮、聤耳、鼻息肉、酒渣鼻，可单用或配伍硫黄、乳香；治疗痔疮，可与五倍子、地榆、槐花煎汤熏洗患处。本品性寒，能入肝经血分，有收敛止血作用，用于治疗多种出血症，治疗崩漏，可配伍五倍子、地榆。本品具有涩肠止泻作用，治疗久泻久痢，可配伍诃子、肉豆蔻。本品能祛除风痰，治疗痰壅心窍，癫痫发狂，可配伍郁金、薄荷。治湿热黄疸，可与硝石配伍。

《神农本草经》曰："主寒热泻痢，白沃，阴蚀恶疮，目痛，坚筋骨齿。"

《名医别录》言："除固热在骨髓，去鼻中息肉。"

《本草纲目》载："矾石之用有四：吐利风热之痰涎，取其酸苦涌泻也；治诸血痛脱肛阴挺疮疡，取其酸涩而收也；治痰饮泄痢崩带风眼，取其收而燥湿也；治喉痹痈疽中蛊蛇虫伤螫，取其解毒也。"

【配伍作用】

白矾、皂荚伍用，名曰救急稀涎散，出自《圣济总录》。主治中风闭证，痰涎壅盛。

白矾酸涩涌泻，能涌吐风热之痰涎。皂荚辛咸而温，善豁化胶固之痰而开闭通窍。二药配对，相使为用，具有稀涎作用，能使冷涎微微从口中吐出而使开闭通窍之功增强。吴鹤皋曰："白矾酸苦能涌泄，咸能软顽痰，故以为君。皂角辛能通窍，咸能去垢，专制风木，故以为使，固夺门之兵也。"

《谢映庐医案》称皂荚为"通关开窍而收胶痰，可谓驱痰猛将"，白矾祛顽痰与皂荚有协同作用。

皂荚能降脂，白矾能祛湿化痰，肥胖之人痰湿盛，皂荚与白矾同用，还可降脂减肥。

【配伍主治】

（1）顽痰喘咳，咳痰不爽，表现为喘咳胸憋不能平卧，痰浊胶黏难以咳出，胸廓圆隆如桶等症。

（2）直肠脱垂，表现为脱肛不收等症。

（3）散结消肿，燥湿止痒，表现为痈肿、湿疹、疥癣等症。

（4）降脂减肥。

【常用量】

皂荚1～1.5g，多入丸散用。外用适量，研末吹鼻取嚏或研末调敷患处。

白矾内服0.6～1.5g，入丸散剂。外用适量，研末敷或化水洗患处。

【临床经验应用】

例1 《杨氏家藏方》卷第十三肠风痔漏方五十九道的"万灵丸"可治脱肛不收者。

处方：硫黄（二钱，别研），白矾（枯，二钱），猪牙皂角（半两，炙）、附子（一两，炮，去皮脐)，皂角刺（一两，烧留性)，刺猬皮（一两，烧留性)，榼藤子（一枚，生广中丸者，色如肥皂子)。将上述药物研为细末，用稀面糊制成梧桐子大小的丸剂。每服二十丸，空腹时用温酒送下。若痔漏已有头（即痔核突出)，可用朱砂少许与药丸三至五丸研细，涂于患处，旬日自落。若疮口在内部，可用米醋调药丸敷于疮上，或烧熏患处。

例2 头皮弥漫红色浸润性斑片，覆较多片状银白色鳞屑，散在抓痕、结痂。头部毛发稀疏，枯黄无泽。舌红，苔白略腻，脉弦滑。根据患者病史、皮损情况，西医诊断：银屑病。中医诊断：白疕。辨证为血热证，故以清热解毒、祛湿止痒为法，选用透骨草方加减治疗。

处方：透骨草30g，大皂角15g，生侧柏叶15g，白矾10g，白鲜皮30g，蒲公英30g。水煎取汁200mL，加水稀释至1000mL，每日1次适温浸洗头部。

(58) 威灵仙—制半夏

【单味药药性】

威灵仙：为毛茛科植物威灵仙、棉团铁线莲或东北铁线莲的干燥根和根茎。以条匀、皮黑、肉白、坚实者为佳，味辛、咸，性温，入膀胱经。

威灵仙含原齐墩果酸、常春藤皂苷元、原白头翁素等，具有镇痛、抗利尿、抗疟、降血压、降糖、利胆等作用。

制半夏：为天南星科植物半夏的干燥块茎的炮制加工品。以个大、粒圆、皮净、色白、质坚实、粉性足、无花、无麻、无油子者为佳，味辛，性温，归脾、胃、肺经。

半夏含有半夏淀粉、生物碱、半夏蛋白、挥发油、氨基酸、皂苷、胆碱等，具有止咳、化痰、抗肿瘤、抑制胃酸分泌等作用。

【单味药功用】

威灵仙：威灵仙主要的功效，一是祛风湿通经络，二是止痛，三是消骨鲠。本品辛散温通，性猛善走，既能祛风湿，又能通络止痛，为治风湿痹痛要药，本品味咸，能软坚而消骨鲠。另外，威灵仙醇提取物有引产作用。

《本草纲目》："治诸骨鲠咽。威灵仙一两二钱，砂仁一两，砂糖一盏。水二钟，煎一钟，温服。"

《本草原始》："治疟疾：威灵仙，以酒一钟，水一钟，煎至一钟，临发温服。"

制半夏：半夏的主要功效是燥湿化痰，降逆止呕，消痞散结。因生半夏有毒，故在临床使用时用生石膏、甘草制成法半夏；用生姜制成姜半夏，用白矾制成清半夏以去性留用。法半夏长于燥湿化痰，主治痰多咳喘，痰饮眩悸，风痰眩晕，痰厥头痛；姜半夏长于温中化痰、降逆止呕，主治痰饮呕吐，胃脘痞满；清半夏长于燥湿化痰，主治湿痰咳嗽，胃脘痞满，痰涎凝聚，咳吐不出。本品性温燥，阳虚燥咳，血证，热痰，燥痰应慎用，不宜与川乌、草乌、附子同用，生品慎内服。

《神农本草经》："主伤寒寒热，心下坚，下气，喉咽肿痛，头眩胸胀，咳逆，肠鸣，止汗。"

《本草纲目》："脾无留湿不生痰，故脾为生痰之源，肺为贮痰之器。半夏能主痰饮及腹胀者，为其体滑而味辛性温也。"

【配伍作用】

威灵仙—制半夏药对见于《本草纲目》，威灵仙味辛、咸，性温，擅祛风湿，通经络，消痰涎；制半夏辛温可燥湿化痰，降逆止呕，消痞散结，两者合用，祛痰燥湿逐饮功效优于半夏茯苓。

【主治】

停痰宿饮，喘咳呕逆。

【常用量】

威灵仙 6～10g，制半夏 3～9g。

【临床经验应用】

例 停痰宿饮，喘咳呕逆，全不入食。——《本草纲目》

降逆平喘，涤痰通络。

处方：威灵仙9g，姜半夏9g，为末，用皂角水熬膏，丸绿豆大。每服七丸至十丸，姜汤下，一日三服，一月为验。忌茶、面。

第十章

活血化瘀止血类药对

赭石—牛膝　　　五灵脂—蒲黄

赤芍—牡丹皮　　泽兰—益母草

马鞭草—王不留行　乳香—没药

石打穿—刘寄奴　三七—血竭

莪术—三棱　　　水蛭—虻虫

桃仁—红花

⑤⑨ 赭石—牛膝

〔单味药药性〕

赭石：是一种氧化物类矿物刚玉族赤铁矿，采后选取表面有"钉头"者，除去泥土、杂石，以断面显层叠状，每层多有钉头，赤红色，体重质硬脆者为佳。其味苦，性寒，归肝、心、肺、胃经。

赭石含二氧化硅（40.25%）、三氧化二铁（51.52%）等。

现代药理学研究发现，赭石中的一些成分具有镇静安神的效果，对中枢神经系统有一定的调节作用。本品还可促进血液凝固，缩短凝血时间。另外本品对惊厥有一定的对抗作用，能够减轻惊厥发作的程度和频率。赭石还有一定的降压和抗衰老作用。

牛膝：为苋科植物牛膝的干燥根，以根长、粗壮、皮细、色黄白、味甘者为佳。其味苦、甘、酸，性平。归肝、肾经。

牛膝主含 β-蜕皮甾酮、人参皂苷 R_0、牛膝皂苷 I、牛膝皂苷 II、正丁基-β-D-吡喃果糖苷、芦丁、异槲皮素，以及多糖类、氨基酸等。

现代药理学研究发现，牛膝有兴奋子宫、抗凝血、消炎镇痛、延缓衰老、增强免疫力、增强记忆力和耐力、降低血糖、抑制胃肠平滑肌、抗病毒等作用。

〔单味药功用〕

赭石：属平抑肝阳药，长于重镇降逆，清火平肝，凉血止血。用于肝阳上亢，头晕目眩；也常用于呕吐、呃逆、噫气、喘息等证；还可用于治疗血热吐衄、崩漏等。

《医学衷中参西录》："能生血兼能凉血，而其质重坠，又善镇逆气，降痰涎，止呕吐，通燥结"。"治吐衄之证，当以降胃为主，而降胃之药，实以赭石为最效。"

《名医别录》："主带下百病，难产，胞衣不出，堕胎，养血气，除五脏血脉中热。"

牛膝：属补益肝肾药，长于补肝肾，强筋骨，逐瘀通经，引血下行。功效作用：本品生用散瘀血，消痈肿。治淋病，尿血，经闭，癥瘕，难产，胞衣不下，产后瘀血腹痛，喉痹，痈肿，跌打损伤。熟用补肝肾，强筋骨。治腰膝骨痛，四肢拘挛，痿痹。

《神农本草经》："主寒湿痿痹，四肢拘挛，膝痛不可屈伸，逐血气，伤热火烂，堕胎。"

《本草纲目》: "治久疟寒热，五淋尿血，茎中痛，下痢，喉痹，口疮，齿痛，痈肿恶疮，伤折。""牛膝乃足厥阴、少阴之药，所主之病，大抵得酒则能补肝肾，生用则能去恶血。"

【配伍作用】

赭石色赤，性凉，能生血兼能凉血。其质重坠，故又善镇逆气，降痰涎，止呕吐，通燥结，用之得当能建奇效。牛膝味甘、苦、酸，性平，原为补益之品，而善引血下注，是以用药欲其下行者，恒以之为引经。用以治疗脑充血症。赭石配牛膝，赭石重镇潜降，牛膝功善下降。二药相配，有平肝降逆之功效。

【配伍主治】

该药对配伍常用于治疗肝阳上亢，气血上逆之眩晕、脑转耳鸣、目胀头痛等症。

【常用量】

赭石入汤剂 9～30g，宜久煎，先煎。

牛膝 6～15g。孕妇慎用。

【临床经验应用】

例 1 王某，女，29 岁。1989 年 9 月 21 日初诊。牙痛病史 2 年，每因情志不遂或食辛辣之物后发作，近半月牙痛复发。刻诊：牙痛以左上侧前磨牙为重，牙龈红肿兼有溃破，伴腰酸耳鸣、口干口臭、便干，月经先期而至。舌边尖红，苔薄黄，脉细弦而数。证属胃肠积热，阴虚火旺，上蒸齿龈。治以清热荡积，潜镇降火。处方为：赭石末（冲服）40g，怀牛膝 40g，白头翁 9g，生大黄 6g，神曲 12g，香附 10g，枳壳 10g，生石膏 20g，生地黄 20g，麦冬 12g，知母 9g。服药 8 剂，齿痛消失，龈肿溃破基本愈合。续服 5 剂，诸恙悉平。随访年余，未见复发。

例 2 友人表某，素知医，时当季春，牙痛久不愈，屡次服药无效。其脉两寸甚实，俾用怀牛膝 30g，生赭石 30g，煎服后，痛愈强半，又为加生地黄 30g，又服两剂，痊愈。曾治一患者，牙痛日久，牙龈不红不肿，多种泻火药及消炎药无效。后用此方 3 剂而愈。以后每遇此种牙痛，即用此方，大多获效。

⑥⓪ 赤芍—牡丹皮

【单味药药性】

赤芍：本品为毛茛科植物芍药或川赤芍的干燥根，以条粗长、外皮易脱落、断面粉白色、具"糟皮粉碴"者为佳。赤芍味苦，性微寒，归肝经。

赤芍中含有萜类及其苷、黄酮及其苷、鞣质类、挥发油类、酚酸及其苷、糖类、醇类、酚类、生物碱、微量元素等多种成分。

赤芍的主要药理作用为保肝、抗炎、抗肿瘤、保护心血管系统、抗血小板凝聚等。

牡丹皮：本品为毛茛科植物牡丹的干燥根皮，以条状、皮厚、粉性较足者为佳。

牡丹皮味苦、辛，性微寒，归心、肝、肾经。

牡丹皮含牡丹酚、牡丹酚苷、牡丹酚原苷、牡丹酚新苷。亦含芍药苷、氧化芍药苷、苯甲酰芍药苷、苯甲酰氧化芍药苷、没食子酸等。此外，尚含挥发油、植物甾醇、苯甲酸、蔗糖、葡萄糖等。

现代药理研究表明：牡丹皮能增加冠脉血流量，减少心排出量，降低左室作功，对心肌缺血有明显的保护作用，牡丹皮水煎剂对多种炎症反应具有抑制作用，牡丹皮煎剂对枯草杆菌、大肠杆菌、伤寒杆菌、副伤寒杆菌、变形杆菌、铜绿假单胞菌、葡萄球菌、溶血性链球菌、肺炎球菌、霍乱弧菌等均有较强的抗菌作用，牡丹皮水提物及芍药酚均能抑制血小板花生四烯酸产生血栓素 A_2，进而抑制血小板聚集。牡丹皮对体液及细胞免疫均有增强作用，对损伤性腹腔粘连有显著预防效果。

〔单味药功用〕

赤芍：清热凉血，祛瘀止痛。本品能入血分，清肝火，凉血热，散瘀血，通经脉，消瘀肿，主要以凉血活血为主。故凡血热、血瘀之证，或妇女经闭、痛经，产后瘀血积聚，以及损伤瘀肿等一切瘀血留滞作痛等症，皆可用之。

生赤芍以清热凉血力胜，多用于温病热入血分的身热出血，目赤肿痛，痈肿疮毒；炒后药性偏于缓和，活血止痛而不伤中，可用于瘀滞疼痛；酒赤芍以活血散瘀力胜，多用于闭经或痛经，跌打损伤。

《名医别录》载其："通顺血脉，缓中，散恶血，逐贼血，去水气，利膀胱、大小肠，消痈肿，时行寒热，中恶，腹痛，腰痛。"

《日华子本草》载其："治风补劳，主女人一切病并产前后诸疾，通月水，退热除烦，益气，天行热疾，瘟瘴惊狂，妇人血运，及肠风泻血；痔瘘、发背、疮疥，头痛，明目，目赤，胬肉。"

牡丹皮：清热凉血，清肝降压，活血消瘀。本品味苦、辛，性寒。苦寒能清血热而血不妄行；辛散能行血瘀而血无阻滞；气清芬能透达阴分伏火，为活血祛瘀的要药。其寒凉辛散、凉血行瘀之功有两方面特点：既凉血而又不致瘀滞；既活血又不致妄行。故凡血分有热有瘀之证，不管虚火实火，皆可应用。为血热吐衄，斑疹，虚劳骨蒸，肝经火郁头痛、胁痛、痛经，血瘀经闭，瘀积肿痛，热毒疮痈的常用药。

《本草纲目》载其："牡丹皮，治手足少阴、厥阴四经血分伏火。盖伏火即阴火也，阴火即相火也，古方惟以此治相火，故仲景肾气丸用之。后人乃专以黄柏治相火，不知牡丹之功更胜也……赤花者利，白花者补，人亦罕悟，宜分别之。"

《本草经疏》："牡丹皮，其味苦而微辛，其气寒而无毒，辛以散结聚，苦寒除血热，入血分，凉血热之要药也。"

【配伍作用】

牡丹皮味辛、苦，性寒，苦寒以清血热，辛散以行瘀血，功善凉血祛瘀，具有凉血不留瘀，活血而不动血之特点。赤芍苦寒，以凉血散瘀止痛为长。二药同用，相须配对，凉血活血之力倍增，使血热得清而不妄行，血流顺畅而不留瘀。具有凉血不妨祛瘀，活血不碍止血的特点，是临床最常用的凉血活血药对。

【配伍主治】

(1) 清热解毒：温热病热入营血之吐、衄血、发斑。赤芍、牡丹皮都属于偏凉性的中药材，具有清热解毒的功效。

(2) 活血化瘀：两种药物入肝经，具有活血化瘀的功效，可以缓解跌打损伤、瘀血经闭、痛经等症状。

(3) 软坚散结：该药对可以促进局部的血液循环，有利于缓解胸痹绞痛、疮痈肿痛、关节痹痛等症状。

(4) 凉血止血：赤芍、牡丹皮性寒，具有凉血止血的功效，可用于缓解血热妄行之吐血、衄血、尿血、月经过多等。

【常用量】

赤芍 6～12g。

牡丹皮 6～9g 或入丸、散。孕妇慎用。

【临床经验应用】

例 1 郑某，女，27 岁，主诉：经行腹痛 2 年，患者平素月经先后无定期，经期 6 天干净，每逢经期腹部疼痛如锥刺，经量偏多，其色暗红伴血块，血块出则腹痛稍缓解，腰部酸痛不适，情绪不稳定，舌质紫暗，边有瘀点，脉沉涩。诊断：经行腹痛，血瘀型。素性抑郁或恚怒伤肝，肝郁气滞，气滞血瘀，经血滞于冲任、胞宫而作痛。气滞与血瘀相互为病，不通则痛，发为痛经。方用：桂枝茯苓丸，出自《金匮要略》卷下。具有下其瘕，化瘀生新，调和气血之功效。方中牡丹皮散血行瘀，清退瘀久所化之热；赤芍养血和血，活血化瘀，消瘕止痛。

处方：桂枝 10g，茯苓 15g，桃仁 12g，赤芍 10g，牡丹皮 10g，三剂而痛止。

例 2 陈某某，女，26 岁。足月初产后 2 月，恶露未净，量不多，色淡红，有时有紫色小血块，并从产后起腰酸痛，周身按之痛，下半身尤甚，有时左少腹痛，食欲欠佳，大便溏，小便黄，睡眠尚可，面色不泽，脉沉涩，舌质淡红无苔，由产后调理失宜，以致营卫不和，气血紊乱，恶露不净。治宜调营卫，和血消瘀。

处方：桂枝 10g，赤芍 12g，茯苓 12g，牡丹皮 12g，桃仁 12g，炮姜 6g，大枣 10g，服 5 剂。2 周后复诊，服药后恶露已尽，腰腿及少腹痛均消失，食欲好转，二便正常，脉沉弦微数，舌淡无苔。

61 马鞭草—王不留行

【单味药药性】

马鞭草：为马鞭草科植物马鞭草的干燥地上部分。以干燥、色青绿、带花穗、无根及杂质者为佳。味苦，性凉，归肝、脾经。

马鞭草含马鞭草苷、戟叶马鞭草苷、羽扇豆醇、β-谷甾醇、熊果酸、桃叶珊瑚苷、咖啡酸、齐墩果酸、马鞭草新苷等成分。

马鞭草的主要药理作用有控制疟疾症状和抑杀疟原虫、镇咳、消炎、镇痛、抑菌等。

王不留行：为石竹科植物麦蓝菜的干燥成熟种子。以干燥、籽粒均匀、充实饱满、色乌黑、无杂质者为佳。味苦、性平；归肝、胃经。

王不留行含王不留行皂苷 A、王不留行皂苷 B、王不留行皂苷 C、王不留行皂苷 D 四种，又含黄酮苷，另含植物酸钙镁、磷脂、豆甾醇等。

王不留行主要药理作用有抗着床、抗早孕、兴奋子宫、促进乳汁分泌、抗肿瘤等。

【单味药功用】

马鞭草：截疟解毒，活血散瘀，利水消肿。用治癥瘕积聚、经闭痛经、疟疾、喉痹、水肿、热淋。

《别录》："主下部匿疮"。

《证类本草》："主癥癖血瘕，久疟，破血。作煎如糖，酒服"。

《本草衍义补遗》："治金疮，行血，活血"。

《本草纲目》："捣涂痈肿及蠼螋尿疮，男子阴肿"。

王不留行：活血通经，下乳消肿，利尿通淋。

（1）血瘀经闭、痛经、难产：本品善于通利血脉，活血通经，走而不守，用于经行不畅、痛经及经闭，常配当归、川芎、香附、红花等药用。治妇人难产，或胎死腹中，可配酸浆草、五灵脂、刘寄奴等药。

（2）产后乳汁不下，乳痈肿痛：本品归肝、胃经，走血分，苦泄宣通，行而不留，能行血脉，通乳汁，为治疗产后乳汁不下常用之品；若与黄芪、当归或当归、猪蹄同用治产后气血亏虚，乳汁稀少。取本品活血消痈、消肿止痛之功，亦常用治乳痈肿痛，可配蒲公英、夏枯草、瓜蒌等。

（3）热淋，血淋，石淋：本品性善下行，能活血利尿通淋，善治多种淋证，常与石韦、瞿麦、冬葵子等同用。

《神农本草经》："主金疮，止血逐痛。出刺，除风痹内寒。"

《本草纲目》："王不留行能走血分，乃阳明冲任之药。俗有'穿山甲、王不留，妇人服了乳长流'之语，可见其性行而不住也。"

【配伍作用】

马鞭草伍王不留行可活血利水，清热利湿。

【配伍主治】

适用于淋证白浊、外科肿疡、湿脚气病等。

【常用量】

马鞭草 5～10g。

王不留行 5～10g。孕妇慎用。外用适量。

【临床经验应用】

例1 李某，女，26 岁，已婚。哺乳七月余，发病三天，左乳房内侧肿块 6cm×7cm，肿硬疼痛，乳头破裂，恶寒发热，体温 38.3℃。头痛且胀，肢体酸楚，胃纳减少，大便日通，舌苔薄黄，脉浮数。此乃病邪侵入与热乳凝滞，蕴结成乳痈，治以解表通乳。处方：王不留行、马鞭草、武靴藤、刺葱、荆芥、紫苏梗。二剂，每日一剂。外敷用本院配制的消炎膏，每日换药一次，药后，汗出较多，当天热减，翌日退净。二剂后，感头痛胀已解，局部肿痛亦缓，乳房肿块消至 3cm× 5cm，但疲乏无力，胃口不开，乳汁尚欠畅，再服清消饮二剂，外敷同上，肿块消散而病愈。

例2 林某，女，22 岁。患者婚后 3 年不孕，经期延长，50 天左右一行，来时量少，经色略暗，腰酸腿软，左少腹胀痛，手足胀麻，纳少。二便调，舌质略暗，苔薄黄，脉沉涩。曾用抗生素治疗月余，疗效不佳，故要求中药治疗。尿常规：白细胞少数。"B超"显示左侧输卵管可见 2.7cm×2.2cm 暗区，子宫左侧可探及 3.5cm×3.5cm 暗区。提示：①左侧输卵管积液；②黄体囊肿。中医辨证：湿热阻滞型。治宜清热利湿，活血通脉。处方：败酱草，马鞭草，黄芪，茯苓，薏苡仁，当归，王不留行，香附，延胡索（元胡），桂枝，皂角刺，水煎服，日 1 剂，用上方 10 付后，腹痛大减，白带减少，20 剂后，诸证消失，6 月 21 日 "B超"复查，子宫大小正常，回声均匀，双侧附件正常。

62 石打穿—刘寄奴

〔单味药药性〕

石打穿：为茜草科植物金毛耳草的干燥全草。以身干、色黄绿、带叶者为佳。味苦、性平；归肝、胆经。

石打穿全草含有车叶草苷，熊果酸，白桦脂酸，齐墩果酸，β-谷甾醇，软脂酸十六醇酯及三十二烷酸。

石打穿主要药理作用有抗肿瘤、抗氧化等。

刘寄奴：为菊科植物奇蒿或白苞蒿的干燥地上部分。以身干、叶绿、花穗黄而多、无霉斑及杂质者为佳。味苦，性温；归心、肝、脾经。

刘寄奴含香豆精、异泽兰黄素、西米杜鹃醇、脱肠草素、奇蒿黄酮、奇蒿内酯醇等。

刘寄奴主要药理作用有抑菌、加速血液循环、解除平滑肌痉挛、促进血凝、抗缺氧等。

〔单味药功用〕

石打穿：清热利湿，消肿解毒。主治湿热黄疸、泄泻、痢疾、带状疱疹、肾炎水肿、乳糜尿、跌打肿痛、毒蛇咬伤、疮疖肿毒、血崩、白带、外伤出血等。

刘寄奴：散瘀止痛，疗伤止血，破血通经，消食化积。

（1）跌打损伤，肿痛出血。此药温散善走，能活血散瘀，止痛止血而疗伤。

（2）血瘀经闭，产后瘀滞腹痛。其辛散苦泄，善于行散，能破血通经，散瘀止痛。

（3）食积腹痛，赤白痢疾。其气味芳香，既能醒脾开胃，又可消食化积，适用于食积不化，腹痛泻痢，可配伍使用，亦可单用煎服。

《新修本草》说其："主破血下胀。多服令人痢。"

《日华子本草》载其："治心腹痛，下气水胀、血气，通妇人经脉癥结，止霍乱水泻。"

〔配伍作用〕

石打穿伍刘寄奴可清热利水、通络散结、活血通经、消癥止痛。

〔配伍主治〕

（1）水热互结之鼓胀病。

（2）凡盆腔（癥瘕）积滞疼痛者为宜，如子宫内膜异位症、卵巢囊肿、子宫肌瘤、盆腔瘀血综合征等。

【常用量】

石打穿3～10g，刘寄奴3～10g。外用适量。

【临床经验应用】

例1 治疗女性不孕症中的癥瘕积聚、瘀血内阻型。表现为痛经进行性加剧，肛门坠胀，月经不调，妇科检查后穹窿结节或卵巢肿块，脉弦细，舌暗紫。现代医学子宫内膜异位症、卵巢巧克力囊肿属此型。乃经血瘀滞，留络不去，积血成形，遂成癥瘕积聚之患。治拟调理冲任、化瘀破积为法，方用少腹逐瘀汤加减。方药：蒲黄（包），五灵脂（包），三棱，莪术，青皮，陈皮，柴胡，延胡索，刘寄奴，石打穿，血竭粉（吞服）。上药于经行期停服。如肝肾不足者，待经净后调补，可连续用药2～3月。

例2 李某，女，40岁，已婚。因"痛经10年余，加重1年"就诊。患者既往痛经史约10年，每服止痛药，近1年服止痛药无效，每次经净后仍有小腹疼痛。B超提示"子宫腺肌症可能"。脉弦细，舌淡暗边尖红，苔薄黄。西医诊断：子宫腺肌症。中医诊断：痛经，瘀阻冲任证。治则：活血化瘀，利气通滞。方药：生蒲黄，丹参，赤芍，牡丹皮，刘寄奴，石打穿，王不留行子，皂角刺，延胡索，红藤，乌药，青皮，紫花地丁，蒲公英，炙乳香，炙没药，血竭。二诊：腹痛好转，仍有右下腹坠痛，放射至大腿及腰骶部，脉弦细，舌质红，苔黄腻。证属热瘀交结，冲任气滞。治拟原方加减清热化瘀。后再经两诊，治宗原法增进，患者腹痛及痛经明显好转。

(63) 莪术—三棱

【单味药药性】

莪术：本品为姜科植物蓬莪术、广西莪术或温郁金的干燥根茎。以大小均匀、质坚实、断面灰褐色者为佳。莪术味辛、苦，性温，归肝、脾经。

莪术中主要含挥发油类成分，其中温莪术含有α-蒎烯、β-蒎烯、樟脑、1,8-桉叶醇、龙脑、莪术醇、异莪术烯醇等。广西莪术含有α-蒎烯、β-蒎烯、柠檬烯、龙脑、樟脑、丁香酚、姜烯、莪术醇、莪术酮、芳姜酮、姜黄酮、去水莪术酮等。

莪术挥发油制剂对多种癌细胞既有直接的破坏作用，又能通过免疫系统使特异性免疫增强而获得明显的免疫保护效应，从而具有抗癌作用。莪术的其他药理作用包括抗炎、抗胃溃疡、保肝、抗早孕等。

三棱：为黑三棱科植物黑三棱的干燥块茎。以个匀、体重、质坚实、去净外皮、表面黄白色者为佳。三棱味辛、苦，性平，归肝、脾经。

三棱含有挥发油，油中主要成分为苯乙醇、对苯二酚、棕榈酸，去茎木香内酯等以及多种有机酸。

三棱具有抑制血小板聚集，降低全血黏度，抗体外血栓形成药理作用，水煎剂对离体家兔子宫有兴奋作用等。

〖单味药功用〗

莪术：功效行气破血，消积止痛。主治气滞血瘀之心腹胁下胀痛、妇女闭经、腹中包块以及跌打损伤胀痛和饮食积滞、胸腹胀满作痛、呕吐酸水等证。

《药性论》："治女子血气心痛，破痃癖冷气，以酒醋摩服。"

《日华子本草》："治一切气，开胃消食，通月经，消瘀血，止扑损痛，下血及内损恶血等。"

三棱：功效破血行气，消积止痛。用于癥瘕痞块，痛经，瘀血经闭，胸痹心痛，食积胀痛。三棱在琥珀散中与鳖甲、延胡索、没药、大黄等配伍用于止血生肌，镇心明目，破癥瘕气块，产后血晕闷绝，儿枕痛；与干姜配伍治疗气攻头痛。

《本草纲目》："通肝经积血，女人月水，产后恶血。"

《开宝本草》："老癖癥瘕，积聚结块，产后恶血血结，通月水，堕胎，止痛利气。"

〖配伍作用〗

三棱配伍莪术药对出自《经验良方》三棱丸，用于治疗血滞经闭腹痛。

三棱为血中之气药，长于破血中之气，以破血通经；莪术为气中之血药，善破气中之血，以破气消积。临床多以药对使用，二药配伍，气血双施，功效叠加，加强了活血化瘀，行气止痛，化积消癥之力。

〖配伍主治〗

（1）该药对常伍用于气滞血瘀、食积日久而成的癥瘕积聚以及气滞、血瘀、食停、寒凝所致的诸般疼痛。

（2）该药对可用治胁下痞块、两侧胁肋下闷胀或者疼痛不适等症。

（3）该药对可用治妇女血瘀经闭、痛经等月经不调症。

（4）该药对配丹参、川芎等可治疗胸痹心痛，适应于心脑血管疾病。

（5）两药配黄芪、党参等消补兼施，治体虚而瘀血久留不去。

〖常用量〗

莪术 6～9g。

三棱 5～10g。孕妇禁用；不宜与芒硝、玄明粉同用。

〖临床经验应用〗

例1 胃痞包括西医的慢性萎缩性胃炎、功能性消化不良、胃下垂等。本病多由脾胃虚弱、饮食积滞、寒邪侵袭、湿邪停滞等原因导致中焦气机阻滞、升降失常，临床以胸腹痞闷、胀满不舒为主症。实证以祛邪为主，如功能性消化不良见食滞不化，嗳腐酸臭，矢气秽臭，常以保和丸加青皮、槟榔等消食导滞，效果不佳者可再加三棱、莪术各 10g，则效如桴鼓。病久则脾不升清、胃不降浊，中焦气机阻滞，发为胃痞，因此治疗以健脾补气、升清降浊为治则，常以四君子汤、六君子汤加减治疗。如见食后胀甚，下坠，久治不愈，常用补中益气汤加减治疗，病情重者可加三棱、莪术各 10g，临床疗效显著。临床上凡中气虚而不运者，加之效捷。因补脾健胃之药大多会使气机凝滞，妨碍脾胃运化，而三棱、莪术性味平和，行气活血，既善破血，又善调气，于补药中用之，将有瘀者可徐消，无瘀者亦可借其流通之力，以行补药之滞，而补药之力愈大也，能调气和血，开胃增食。二者善调肝胆之郁而无耗伤气血之弊，常与党参、白术、黄芪配伍治疗顽固性胃痞。

例 2 痛经是妇科常见疾病，临床上表现为经期及行经前后出现明显的小腹痉挛性疼痛，经色黑夹血块，经行不畅，严重者伴有头晕或恶心呕吐，甚者可见面色苍白，手足不温，出冷汗，痛不可忍。痛经之病，有虚实之分，一为实证痛经，不通则痛；一为虚证痛经，不荣则痛。本病多虚实互见，虚为冲任气血虚少，实为寒邪外袭，寒性凝滞，血液运行不畅，瘀血阻滞，治以温经散寒、活血止痛，方用温经汤治疗。如果治疗两周期后仍不能缓解，则在原方基础上加三棱、莪术，血块排，疼痛止，效如桴鼓。近代名医张锡纯也善用三棱、莪术。《医学衷中参西录》曰："三棱、莪术性近和平，而以治女子癥血，虽坚如铁石亦能徐徐消除，而猛烈开破之品转不能建此奇功，此三棱、莪术独具此良能也。"

64 桃仁—红花

【单味药药性】

桃仁：本品为蔷薇科植物桃或山桃的干燥成熟种子。以饱满、种仁白、完整者为佳。桃仁味苦、甘，性平，归心、肝、大肠经。

桃仁含苦杏仁苷约 3.6%，挥发油 0.4%，脂肪油 45%；油中主含油酸甘油酯和少量亚油酸甘油酯。另含苦杏仁酶等。

桃仁有舒张血管、抗炎、抗过敏、镇咳、驱虫等作用。

红花：本品为菊科植物红花的干燥花。以质软、色深红者最佳。红花味辛，性温，归心、肝经。

红花含红花黄色素及红花苷，红花苷经盐酸水解，得葡萄糖和红花素，还含 $15\alpha,20\beta$-二羟基-$\Delta4$-娠烯-3-酮。另尚含脂肪油称红花油，是棕榈酸、硬脂酸、花生酸、油酸、亚油酸、亚麻酸等的甘油酯类，叶含木樨草素-7-葡萄糖苷。

红花有轻度兴奋心脏，降低冠脉阻力，增加冠脉血流量和心肌营养性血流量的作用；煎剂、水提液、红花黄色素等能扩张周围血管、降低血压。醇提物、红花苷能显著提高机体耐缺氧能力，对缺血缺氧性脑病有保护作用；煎剂对子宫和肠道平滑肌有兴奋作用；红花黄色素对中枢神经系统有镇痛、镇静和抗惊厥作用。此外，红花醇提物和水提物有抗炎作用。

〔**单味药功用**〕

桃仁：功善泄血滞，祛瘀力强，又称破血药，为治疗多种瘀血阻滞病证的常用药。本品祛瘀消痈，常用于肺痈、肠痈等。本品富含油脂，能润燥滑肠，故可用于肠燥便秘。本品味苦，能降肺气，有止咳平喘之功，治咳嗽气喘，既可单用煮粥食用，又可与杏仁同用。

《本草纲目》："主血滞风痹，骨蒸，肝疟寒热……产后血病。"

《医学启源》："治大便血结。"

红花：功效破血行气，消积止痛，用于癥瘕痞块，痛经，瘀血经闭，胸痹心痛，食积胀痛。

《本草纲目》："活血，润燥，止痛，散肿，通经。"

《开宝本草》："主产后血运口噤，腹内恶血不尽、绞痛，胎死腹中，并酒煮服。亦主蛊毒下血。"

〔**配伍作用**〕

桃仁与红花配伍，出自《医宗金鉴》中的桃红四物汤。桃红四物汤是清代王清任的多种活血化瘀方剂中的重要药物组成部分，特别是桃仁与红花，是现代临床上最为常用的活血化瘀药对，广泛应用于多种瘀血证的治疗，也可以说是临床上的一对姊妹药，临床上常是"桃红"一起书写。但桃仁在使用时一般不宜大剂量，量大则滑肠。另外桃仁、红花药对配当归、大黄等药治跌打损伤，瘀肿疼痛。桃仁、红花药性平和，无论血寒、血热所致瘀血都可以使用，如血府逐瘀汤、通窍活血汤、少腹逐瘀汤、隔下逐瘀汤、身痛逐瘀汤、解毒活血汤等皆取其活血化瘀之功，正所谓："血中瘀滞用桃红"。王清任发展了益气活血法，在补气的基础上佐以桃仁、红花之活血，血活气行，气旺血畅，如急救回阳汤、黄芪桃红汤、补阳还五汤等。另外桃仁质重下达，红花质轻上达，两者配伍可治痘疹。

〔**配伍主治**〕

（1）胸痹心痛，现代多用之治疗冠心病心绞痛属心血瘀阻者。

（2）血滞经闭，痛经，产后腹痛。

（3）脑卒中后遗症，半身不遂。

（4）跌打损伤等各种原因引起的瘀血肿痛。

（5）痹证日久，瘀血阻滞所致的肢节疼痛，配伍当归、川芎、威灵仙等。

（6）瘀血胃痛。

（7）瘀血内阻，阻于食管所致噎膈，配伍地黄、熟地黄、当归等。

【常用量】

桃仁 5~10g；孕妇慎用。

红花 3~10g；孕妇慎用。

【临床经验应用】

例 1 张某，女，22 岁，未婚。2018 年 10 月 6 日初诊。该患月经 4 月未行，少腹胀痛，胸闷，烦躁易怒，乳房胀痛，舌边有瘀点，脉沉弦。中医辨病辨证为闭经——气滞血瘀证。方药：桃仁 15g，红花 10g，枳壳 15g，柴胡 15g，川芎 15g，赤芍 15g，香附 15g，延胡索 15g，川楝子 15g，三棱 10g，莪术 10g。服药 7 剂，10 月 9 日来诊：自诉胸闷消失，腹痛、乳房胀痛明显减轻。依原方再服 7 剂告愈。

例 2 王某，女性，36 岁。2019 年 3 月 10 日初诊。该患头痛反复发作 6 年余，每逢月经期头痛加重，夜间尤甚，偶有眩晕、心烦，舌质紫有瘀斑，舌苔薄白，脉细涩。中医诊为血瘀头痛。方药：桃仁 15g，红花 10g，川芎 15g，赤芍 15g，当归 15g，柴胡 15g，牛膝 15g，全蝎 10g，羌活 15g，细辛 4g。服药 6 剂后头痛明显减轻。根据效不更方原则，按原方再服 7 剂，头痛消失。舌质淡红，苔薄白，脉和缓，但月经期自觉头胀。依原方去红花、全蝎再服 14 剂而愈。

⑥⑤ 五灵脂—蒲黄

【单味药药性】

五灵脂：为鼯鼠科动物复齿鼯鼠的干燥粪便。春季采的较优，以块状、黑棕色有光泽、油润而无杂质者为佳。五灵脂味苦、咸、甘，性温，归肝经。

复齿鼯鼠的干燥粪便含焦性儿茶酚，苯甲酸，3-蒈烯-9,10-二羧酸，尿嘧啶，五灵脂酸，间羟基苯甲酸，原儿茶酸，次黄嘌呤，尿囊素，L-酪氨酸，3-O-顺对-香豆酰委陵菜酸，3-O-反式-对-香豆酰委陵菜酸，坡模醇酸，2α-羟基熊黑酸，高加蓝花楸三萜酸，3-O-反式-对-香豆酰马期里酸，熊果酸，委陵菜酸，野雅椿酸，马斯里酸；还含五灵脂三萜酸Ⅰ、五灵脂三萜酸Ⅱ、五灵脂三萜酸Ⅲ、5-甲氧基-7-羟基香豆素等。

五灵脂药理作用包括增加血流量、降低血管阻力，抗凝血作用，对结核杆菌及多种皮肤真菌有不同程度的抑制作用，缓解平滑肌痉挛的作用等。

蒲黄：本品为香蒲科植物水烛香蒲、东方香蒲或同属植物的干燥花粉。以色鲜黄，润滑感强，纯净者为佳。蒲黄味甘，性平，归肝、心包经。

长苞香蒲的花粉含异鼠李素苷、廿五烷、挥发油及脂肪油。脂肪油含游离的棕榈酸和硬脂酸、谷甾醇、棕榈酸、硬脂酸及油酸的甘油酯、α-香蒲甾醇。宽叶香蒲的花粉含水分、粗蛋白、粗淀粉、糖、粗脂肪等。东方香蒲花粉的成分大致同宽叶香蒲。

蒲黄药理作用包括对子宫的兴奋作用，降压作用，对肠道的解痉作用，凝血止血作用，抗结核作用等。

〔单味药功用〕

五灵脂：功效活血止痛，化瘀止血。本品苦泄温通，专入肝经血分，善于活血化瘀止痛，为治疗瘀滞疼痛之要药。本品炒用，既能活血散瘀，又能止血，故可用于瘀血内阻、血不归经之出血，如妇女崩漏经多，色紫多块，少腹刺痛，可单味炒研末，温酒送服，如五灵脂散。

《本草经解》："主疗心腹冷气，小儿五疳，辟疫。治肠风，通利气脉，女子月闭。"

《本草衍义补遗》："能行血止血。治心腹冷气，妇人心痛，血气刺痛。"

《本草纲目》："止妇人经水过多，赤带不绝，胎前产后，血气诸痛；男女一切心腹、胁肋、少腹诸痛，疝痛，血痢、肠风腹痛；身体血痹刺痛，肝疟发寒热，反胃，消渴及痰涎挟血成窠，血贯瞳子，血凝齿痛，重舌，小儿惊风，五痫，癫疾；杀虫，解药毒及蛇、蝎、蜈蚣伤。"

蒲黄：功效收敛止血，活血行瘀，为止血行瘀之良药。有止血不留瘀的特点，对于血证无论属寒属热，有无瘀滞，均可应用，但以属夹瘀者尤宜。本品能行血通经，消瘀止痛，凡跌打损伤、痛经、产后疼痛、心腹疼痛等瘀血作痛者均可运用，尤为妇科所常用。本品既能止血，又能利尿通淋，故可治血淋尿血。

《药性论》："通经脉，止女子崩中不住，主痢血，止鼻衄，治尿血，利水道。"

《本草纲目》："凉血，活血，止心腹诸痛。"

〔配伍作用〕

五灵脂、蒲黄配伍用，名曰失笑散，出自《太平惠民和剂局方》，用治男女老少心痛、小肠疝气，产后瘀痛，腹痛、少腹痛、痛经者。治妇科疾病，多配以香附、艾叶、当归、川芎；治胃寒而痛，与干姜炭、高良姜伍用；治心绞痛，与葛根、降香、丹参、三七合用。蒲黄专入血分，功善凉血止血，活血消瘀；五灵脂气味俱厚，专走血分，功专活血行瘀，行气止痛。二药配伍，通利血脉、活血散瘀、消肿止痛的力量增强。

〔配伍主治〕

（1）气滞血瘀，心腹疼痛（包括冠心病引起的心绞痛、胃脘痛诸症）。

（2）妇女月经不调、痛经、产后恶露不行、子宫收缩不全、少腹疼痛等症。

〔常用量〕

五灵脂 3～10g，布包煎。

蒲黄 3～10g，包煎。外用适量，敷患处。

【临床经验应用】

例1 女，24岁，2016年10月15日初诊。经行腹痛5年余，一直经期后延，色紫黑，淋漓不畅，夹块，块下痛减，痛时拒按。每月需休息数日，有时痛剧，非止痛药不得缓解，舌苔薄白，脉弦。诊断：原发性痛经。治则：温经散寒，祛瘀止痛。方药：生蒲黄9g，炒五灵脂6g，小茴香6g，肉桂9g，炮姜3g，延胡索6g，制没药6g，当归9g，川芎9g，赤芍9g。水煎服，日1剂，分早晚服。10月25日复诊，服药后腹痛消失，经色暗红，经量稍增，血块明显减少。嘱患者在经前2～3天开始服用，连服3个月经周期，以资巩固。

例2 龚某，38岁，2015年8月9日诊。阴道流血1月余不止，经用抗生素未见好转。心烦易怒，小腹隐痛，阴道流血时多时少，夹有血块，舌质红略暗，苔薄，脉细小弦。治拟清热消炎，祛瘀止血。药用生蒲黄20g，五灵脂15g，黄柏12g，土茯苓、益母草、白头翁、贯仲炭、生地榆各30g，黄芩、花蕊石各15g，三七粉4g（分2次吞服），茜草炭、制大黄各10g。7剂，水煎服，日1剂，服药后阴道流血已止，继服3剂以巩固疗效。此案患者瘀热互结，脉络受阻，血不归经，致阴道流血不止。方中在清热止血的同时，以生蒲黄、五灵脂等药配伍，发挥活血祛瘀止血之功，同时使用三七粉活血止血而不留瘀。诸药合用，热去瘀散而血止。

⑥⑥ 泽兰—益母草

【单味药药性】

泽兰：唇形科植物毛叶地瓜儿苗的地上部分。以身干，色绿，叶多者为佳。泽兰味苦、辛，性微温，归肝、脾经。

主要成分为挥发油、鞣质、葡萄糖苷、树脂，还含有黄酮苷、酚类、氨基酸、有机酸、皂苷、泽兰糖、水苏糖、半乳糖、果糖等。

药理作用：水煎剂能对抗体外血栓形成，有轻度抑制凝血系统与增强纤溶活性的作用。全草制剂有强心作用。

益母草：本品为唇形科植物益母草的新鲜或干燥地上部分。以茎细、质嫩、色绿、无杂质者为佳。益母草味辛、苦，性微寒，归心包、肝、膀胱经。

细叶益母草含益母草碱、水苏碱、益母草宁等多种生物碱、苯甲酸、多量氯化钾、月桂酸、亚麻酸、油酸、甾醇、维生素A、芸香苷等黄酮类。又含精氨酸、4-胍基-1-丁醇、水苏糖。

药理作用：具有兴奋子宫、增加冠状动脉血流量、改善微循环、扩张外周血管及降低血压等作用，还有利尿及抑制皮肤真菌等作用。

〖单味药功用〗

泽兰：功效活血调经，祛瘀消痈，利水消肿。临床常用于治疗血瘀经闭、痛经、月经稀少，具有良好的通经效果。泽兰治产后水肿，有利尿作用。治跌打瘀肿，能活血去瘀，内服和外用均可，常配姜皮、姜黄、银花藤等外洗。可治关节扭伤后肿痛，有一定的消肿镇痛效果。单味鲜泽兰叶捣烂外敷也有助于消肿。

《雷公炮炙论》："此药能破血，通久积。"

《药性论》："主产后腹痛，频产血气衰冷成劳，瘦羸，又治通身面目大肿，主妇人血沥腰痛。"

《日华子本草》："通九窍，利关脉，养血气，破宿血，消癥瘕，产前产后百病，通小肠，长肉生肌，消扑损瘀血，治鼻洪吐血，头风目痛，妇人劳瘦，丈夫面黄。"

益母草：功效活血调经，利尿消肿，清热解毒。主要治疗月经不调、经闭、胎漏难产、胞衣不下、产后血晕、瘀血腹痛、跌打损伤、小便不利、水肿、疮疡等。

《本草蒙筌》："去死胎，安生胎，行瘀血，生新血。治小儿疳痢。"

〖配伍作用〗

益母草、泽兰均为行血利水之要药，益母草微寒，泽兰微温，两药配伍，行而不峻，性质平和，发挥化瘀利水之功。益母草与泽兰均味苦、辛，皆入肝经，都具有活血调经、散瘀消痈、利水消肿之功效。临床常相须配伍，同治妇人经产血瘀、跌伤瘀肿、疮痈肿毒、水肿等证。二味药为妇科经产血瘀证之要药，但二味药不适宜孕妇及血虚无瘀滞者使用。

〖配伍主治〗

（1）月经不调、痛经、闭经，配伍当归、川芎、桃仁等。为治妇女血瘀所致经产诸证常用药对。

（2）产后恶露不尽、瘀血内停，以及产后瘀血腹痛、低热、阴道出血不止，配伍川芎、当归、红花、桃仁等。

（3）乳痈初起尚未成脓者。

（4）水肿，小便不利，对血瘀而致水肿者尤为适宜。

〖常用量〗

泽兰 6～12g。

益母草 9～30g，鲜品 12～40g。孕妇慎用。

〖临床经验应用〗

例1 马某，男，12 岁，既往有"肾炎"病史半年余，1 周前感冒后水肿加重收治，投宣肺利水剂后颜面及下肢水肿减轻，但腹部及阴囊水肿消退不显，症见：腹胀如蛙形，按之坚满，阴囊肿胀，如囊裹水，小便短少，纳差呕恶，舌质淡红，苔薄白，脉弦滑，重取无力。药用：白术5g，云茯苓12g，冬瓜皮12g，茯苓皮15g，川厚朴8g，砂仁5g，沉香3g，车前子（另包）10g，油桂3g。服药九剂，症势不减。其腹部出现小络怒张，色紫暗，右下肢内侧约有3cm×2cm大小的皮肤瘀斑，色紫暗不鲜。尿常规：蛋白（＋＋）。超声示：肝脾肿大，肾盂积水。舌质转为暗红，脉沉弦滑。原方加益母草8g，泽兰10g守进。服药六剂水肿渐消，尿量增进，精神食欲均好转，原方守进3剂，复查尿常规六次均正常，肝脾肾超及及血象均转为正常，痊愈出院，随访三年余未见复发。此案患者水湿为患，多责肺失宣肃，治节无权，脾失营运，肾失通调，三焦闭塞，决渎自废，州都官危，机关不利，血脉不畅，水因气闭，气因水壅，渐成肿胀。本案初起失理脾肾，治而未愈，虽选白术、云茯苓、砂仁、茯苓皮助脾营运，淡而渗之，冬瓜皮利水泻之，车前子配沉香引而竭之，肉桂温润，川厚朴燥湿行气，然血分瘀滞不去，气滞水停，症无转机，故加用化瘀利水之剂，使气血畅达，水湿自散而愈。

例 2 张某，女，34岁，反复发作性尿路感染半年，曾用西药及服清热利湿中药效果不好，停药即症状加重来诊。查尿常规示：RBC（＋）、WBC（＋）、尿蛋白（＋）。症见：小便短赤频数，尿急尿痛，痛引少腹，按之尤甚，阴肿且痒，口苦而臭，带下量多色黄，质稠味秽，舌质淡或不鲜，苔黄。证属下焦湿热瘀阻膀胱，水道失调之淋证并带下证，拟八正散加活瘀利水之法。药用：木通10g，车前子（另包）15g，瞿麦10g，竹叶3g，金钱草24g，益母草24g，泽兰10g，黄柏10g，甘草梢5g，水煎服，日服一剂。二诊：服上方三剂，诸症均轻，原方去金钱草继服。三诊：继服六剂，诸症消，重复查尿常规均正常，随访年余未再复发。按语：气血水三者在生理上可以互相转化，在病理上可以相互影响，尽管瘀水互患，气滞水停，毒瘀互结在内科诸病中无不在一定条件下有明显征象可辨，但由于矛盾的互相掩遮倾向，只有在临床中兼顾三者的关系，才不会在治疗上陷于被动局面。治疗热淋患者时，在清利之中，每每加入化瘀利水之益母草、泽兰，屡屡验正，收效甚捷。若热毒较盛，重用益母草，泽兰稍减，反之重用泽兰，减益母草量。

67　乳香—没药

【单味药药性】

乳香：橄榄科植物乳香树及同属植物树皮渗出的树脂。以淡黄色、颗粒状、半透明、无砂石树皮杂质、粉末粘手、气芳香者为佳。乳香味辛、苦，性温；归心、肝、脾经。

乳香含树脂60％～70％、树胶27％～35％、挥发油3％～8％。树脂主要成分

为游离 α-乳香脂酸、β-乳香脂酸、结合乳香脂酸、蒎烯、二戊烯等成分。

乳香具有抗炎镇痛、抗肿瘤、抗溃疡等作用，此外还具有调节糖脂代谢紊乱、抗菌等功效。

没药：为橄榄科植物地丁树或哈地丁树的干燥树脂。分为天然没药和胶质没药。以块大、棕红色、香气浓、杂质少者为佳。没药味辛、苦，性平；归心、肝、脾经。

没药含树脂 25%～35%，挥发油 2.5%～9%，树胶 57%～65%，水分及其他杂质 3%～4%。

没药药理作用广泛，具有抗炎镇痛、抗肿瘤、降血脂、抗菌和护肝等作用。

[单味药功用]

乳香：乳香主要的功效是活血定痛，消肿生肌。内能宣通脏腑，通达气血，外能透达经络，用于血瘀气滞诸痛证以及疮疡痈肿、瘰疬痰核的治疗，为外伤科之要药。治瘀血阻滞心腹疼痛、癥瘕积聚，与没药、丹参、当归等配伍；治风湿痹痛，常与羌活、独活、秦艽等祛风胜湿药配伍；治疮疡肿毒初起，红肿热痛，常与金银花、白芷、皂角刺等配伍以清热解毒，活血消痈；治痈疽、瘰疬、痰核坚硬不消者，常与麝香、雄黄等配伍以解毒消痈散结。内服外用相配合，其效更良。

《本草纲目》言："消痈疽诸毒，托里护心，活血定痛，伸筋，治妇人难产，折伤。"

《药性解》谓："乳香，味辛苦，性温，无毒，入十二经。主祛邪下气，补肾益精……定心腹急疼，疗癫疹风痒、诸般恶疮、风水肿毒、中风聋噤。亦入敷膏，止痛生肌。"

没药：没药主要的功效是散瘀定痛，消肿生肌，功效与乳香相类似，常与乳香相须为用。用于胸痹心痛，胃脘疼痛，痛经经闭，产后瘀阻，癥瘕腹痛，风湿痹痛，跌打损伤，痈肿疮疡。

《药性论》曰："主打扑损，心腹血瘀，伤折跌损，筋骨瘀痛，金刃所损，痛不可忍，皆以酒投饮之。"

《开宝本草》称："主破血止痛。疗金疮、杖疮、诸恶疮、痔漏、卒下血、目中翳晕痛，肤赤。"

[配伍作用]

乳香、没药配伍应用始见于"乳香止痛散"（《证治准绳》）。

乳香辛温芳香，善走窜而行气活血，没药性平，重在苦泄散血化瘀。乳香辛温香润，能于血中行气，舒筋活络，消肿止痛。没药苦泄力强，功擅活血散瘀，消肿止痛。乳香行气活血为主，没药活血散瘀为要。二药参合，气血兼顾，取效尤捷，共奏宣通脏腑、流通经络、活血祛瘀、消肿止痛、敛疮生肌之功。

【配伍主治】

（1）脏腑经络、气血凝滞，以致脘腹疼痛、女子经行不畅、行经腹痛、产后腹痛等症。

（2）跌扑伤痛、风湿痹痛、疮疡肿痛等症。

【常用量】

乳香：煎服或入丸、散，3～5g；外用适量，研磨调敷。孕妇及胃弱者慎用。

没药：3～5g，炮制去油，多入丸、散。孕妇及胃弱者慎用。

【临床经验应用】

例 1 出自《医学衷中参西录》

一妇人，年五十余。项后筋缩作疼，头向后仰，不能平视，腰背强直，下连膝后及足跟大筋皆疼，并牵周身皆有疼意。广延医者延医，所用之药，不外散风、和血、润筋、通络之品。两载无效，病转增剧，卧不能起，起不能坐，饮食懒进。后愚诊视，其脉数而有力，微有弦意，知其为宗筋受病。治以活络效灵丹（当归 15g，丹参 15g，生明乳香 15g，生明没药 15g），加生薏米 24g，知母、玄参、白芍各 9g，连服三十剂而愈。

例 2 出自《临证指南医案》

汪某，痛在胁肋，游走不一，渐至痰多，手足少力。初病两年，寝食如常，今年入夏病甚，此非脏腑之病，乃由经脉继及络脉。大凡经主气，络主血，久病血瘀，瘀从便下，诸家不分经络，但忽寒忽热，宜乎无效。试服新绛一方小效。乃络方耳。议通少阳阳明之络。通则不痛矣。

归须、炒桃仁、泽兰叶、柏子仁、香附汁、丹皮、穿山甲、乳香、没药水泛丸。

68　三七—血竭

【单味药药性】

三七：为五加科植物三七的干燥根和根茎。以个大坚实、体重皮细、断面棕黑色、无裂痕者为佳。三七味甘、微苦，性温；入肝、胃经。

三七含有皂苷类、黄酮类、环肽类、甾醇类、糖类和氨基酸等多种化学成分，其中皂苷类化合物通常被认为是三七的主要活性成分。

现代研究表明，三七及其总皂苷提取物具有多种生物活性，包括保护心脑血管系统、保护神经系统、抗肿瘤、抗菌抗炎、保护肾脏以及抗衰老等作用。

血竭：为棕榈科植物麒麟竭果实渗出的树脂经加工制成。以外色黑似铁、粉末红如血、燃烧呛鼻者为佳。血竭味甘、咸，性平；入心、肝经。

血竭其主要成分为黄酮类、苯丙素类、皂苷类、甾醇类、木脂素类和二苯乙烯类等。

药理研究表明，血竭具有抗炎镇痛、保护心血管、止血、抗纤维化、抑菌、促进创面愈合及保护中枢神经等作用。

〔单味药功用〕

三七：散瘀止血，消肿定痛。第一，治疗出血：散瘀而止血，止血而不留瘀，凡体内外诸出血皆宜。治吐血、衄血、崩漏，单用本品，米汤调服；治咯血、吐血、衄血及二便下血，与花蕊石、血余炭配伍；治各种外伤出血，单用本品研末外掺，或配龙骨、血竭等同用。第二，治疗瘀血证：本品善化瘀血，以通为用，能促进血行，散瘀定痛，为治瘀血诸痛之佳品，外伤科之要药。治跌打损伤，瘀肿疼痛，可单用，或与当归、红花、土鳖虫等同用；治胸痹刺痛，可单用，或与薤白、瓜蒌、桂枝等配伍；治血瘀经闭、痛经、产后瘀阻腹痛、恶露不尽，与当归、川芎、桃仁等配伍；治疮疡初起，疼痛不已，以本品研末，米醋调涂；治痈疮溃烂，与乳香、没药、儿茶等同用。

《本草新编》言："三七根，止血神药也。无论上、中、下之血，凡有外越者，一味独用亦效，加入于补血补气药中则更神。盖此药得补，而无沸腾之患。补药得此，而有安静之休也。"

《景岳全书》曰："味甘气温，乃阳明、厥阴血分之药，故善止血散血定痛。凡金刃刀箭所伤，及跌扑杖疮血出不止，嚼烂涂之，或为末掺之，其血即止。亦治吐血衄血、下血血痢、崩漏、经水不止、产后恶血不下，俱宜自嚼，或为末，米饮送下二三钱。"

血竭：活血定痛，化瘀止血，生肌敛疮。本品既能散瘀，又能止血，止血而不留瘀。用于治疗跌打损伤、瘀滞心腹刺痛以及外伤出血、疮疡不敛。治跌打损伤，瘀血肿痛，常与儿茶、乳香、没药等配伍，内服、外敷均有良效；治血瘀经闭、痛经及产后瘀滞腹痛或瘀血心腹刺痛，可与当归、三棱、莪术等配伍。外用有敛疮生肌、排脓、防腐之功，可用治疮疡久溃不敛之证。治外伤出血及疮疡不敛，可单用，或与乳香、没药等研末外用。

《海药本草》道："谨按《南越志》云：是紫矿树之脂也。其味甘，温，无毒。主打伤折损，一切疼痛，补虚及血气搅刺，内伤血聚，并宜酒服。"

《本草新编》言："血竭，味辛、咸，气平，有小毒。入肾。治跌打伤损，消恶毒痈疽，专破积血，引脓，驱邪气止痛，外科多用之。然治诸痛，内治实神效。"

〔配伍作用〕

三七—血竭：三七具有化瘀止血，且止血不留瘀的特点，擅长治疗各类血证，血竭则行瘀止痛功效更强，同时又能生肌敛疮。两药配伍，通涩并用，一能化瘀止血，二能活血定痛，三能生肌敛疮，兼止血、化瘀、止痛、敛疮等多种功用。

【配伍主治】

血竭协三七，化瘀止痛止血，疗癥瘕积聚之疼痛、出血之证，用之得当，得心应手。

（1）跌打损伤，瘀肿疼痛。

（2）胸痹刺痛。

（3）血瘀所致的痛经、闭经、产后腹痛、恶露不尽。

（4）外伤、出血、疮疡不敛。

【常用量】

三七：研末吞服，一次 1～3g，煎服 3～9g；外用适量。

血竭：研末 1～2g，或入丸剂。外用研末撒或入膏药用。

【临床经验应用】

例 1 李某某，24 岁，未婚。月经初潮 12 岁 7/30 天，量中，有痛经。近 3 年经量偏多，腹痛较甚，伴有膜样块状物排出。末次月经 3 月 5 日，经后神疲畏寒，腰脊酸楚。舌淡，苔薄腻，脉沉细。辨为冲任不足，瘀阻气滞。

治宜活血理气，养血调冲。

处方：当归 12g，赤芍、白芍各 9g，川芎 4.5g，焦山楂 9g，青皮 4.5g，失笑散（包煎）12g，三棱 9g，莪术 9g，参三七粉（包吞）2g，血竭粉（吞）2g×7 剂。

按上法调治 3 月痛经痊愈，膜块消失，月经正常。

例 2 真心痛案

章某某，男，69 岁。

主诉：心前区刺痛间断性发作已十多年，近来发作频繁，痛时放射至左肩臂，特别表现在两手臂内侧肘腕之间有一线作痛，伴见胸闷心悸，睡眠不安。诊查：脉象细数。

治法：和心血，通心气。

处方：人参粉 1g（冲服），生地黄 10g，麦冬 10g，桂枝 5g，远志 6g，酸枣仁 10g，丹参 10g，西红花 6g，郁金 6g，血竭 6g，香附 10g，檀香 3g，乳香 5g，三七粉 1g（冲服）。

69 水蛭—虻虫

【单味药药性】

水蛭：为水蛭科动物蚂蟥水蛭或柳叶蚂蟥的干燥全体。均以整齐、黑棕色，无杂质者为佳。水蛭味咸、苦，性平；有小毒；入肝经。

水蛭主要含蛋白质、水蛭素及多种微量元素和氨基酸。

现代药理研究表明，水蛭具有较强的抗凝血作用，可改善血液流变学，抑制血小板聚集和血栓的形成，也可降低血胆固醇、甘油三酯以改善动脉粥样硬化斑块，同时还具有降低血肌酐、尿素氮以及抗肿瘤等作用。

虻虫：为虻科动物黄绿原虻、华广原虻、指角原虻或三重原虻的雌性成虫的干燥体。以个大、完整者为佳。虻虫味苦，性微寒，有小毒；入肝经。

虻虫含蛋白质、多肽类、脂肪酸、多糖类、纤溶成分及钙、镁、磷、铁、钴、铜、锰、锶、锌铝等 24 种无机元素。

虻虫具有抗血小板聚集、抗血栓形成、改善血液流变学、镇痛、抗炎以及抗肿瘤等作用。

【单味药功用】

水蛭：破血通经，逐瘀消癥。用于血瘀经闭，癥瘕痞块，中风偏瘫，跌扑损伤。与虻虫相须为用，治疗癥瘕积聚，若体质虚弱者，可搭配人参、当归等药物；常与桃仁、虻虫、大黄等配伍治疗血瘀经闭；而治跌打损伤，可与苏木、自然铜等配伍。水蛭具有较强的破血逐瘀作用，可终止妊娠，因此孕妇及月经过多者忌用。

《神农本草经》说："主逐恶血、瘀血、月闭、破血瘕积聚、无子、利水道，生池泽。"

《本草纲目》谓："咸走血，苦胜血。水蛭之咸苦，以除蓄血，乃肝经血分药，故能通肝经聚血。"

虻虫：逐瘀，破积，通经。治癥瘕，积聚，少腹蓄血，血滞经闭，扑损瘀血。

《神农本草经》："主逐瘀血，破下血积、坚痞、癥瘕、寒热。通利血脉及九窍。"

《名医别录》："主女子月水不通，积聚，除贼血在胸腹五脏者，及喉痹结塞。"

【配伍作用】

水蛭—虻虫药对首见于《伤寒论》之"抵当汤"。

水蛭、虻虫均为虫类，善破血逐瘀，消癥化积。水蛭咸能入血走血，苦能泄结，其性善破血逐瘀，且药力较为持久，能深入血络，消除瘀血积聚，尤其适用于下焦蓄血病症。虻虫善于攻逐瘀血，与水蛭相须为用，能够直入血脉，破除瘀血阻滞，增强破血逐瘀功效。

【配伍主治】

（1）瘀血停滞所致的癥瘕积聚。

（2）久瘀不化所致的经闭、干血痨。

（3）跌打损伤导致的瘀血诸痛。

【常用量】

水蛭：1～3g。孕妇禁用。

虻虫：1～1.5g；研末吞服，每次 0.3g。孕妇禁用。

【临床经验应用】

例 1 太阳病六七日，表证仍在，脉微而沉，反不结胸，其人发狂者，以热在下焦，少腹当硬满，小便自利者，下血乃愈，所以然者，以太阳随经，瘀热在里故也。抵当汤主之。

抵当汤方：水蛭 30 个（熬，味咸，苦寒），虻虫 30 个（熬，去翅足，味苦，微寒），桃仁 20 个（去皮尖，味苦甘，平），大黄 9g（酒浸，味苦寒），

上 4 味为末，以水 1000mL，煮取 600mL，去滓，温服 200mL，不下再服。

例 2 患者，69 岁，主因"双下肢酸痛 8 年，右拇指溃疡 3 天"于 2015 年 12 月 22 日入院。入院症见：右拇指小溃疡，右下肢发凉伴酸痛，右足背屈受限，无法下地活动，无发热，纳眠二便可。2015 年 12 月 30 日，患者开始出现精神恍惚、直视，时有循衣摸床、撮空理线，每晚约 9 点开始胡言乱语，说有人环立四周，并破口大骂、似与人言。舌光如镜，两脉弦。当日查便潜血：阴性。患者手术损伤血脉，术后出现精神错乱，符合中医瘀血发狂的病机，予抵挡汤合桃核承气汤。

处方：水蛭 30g、虻虫 6g、桃仁 20g、生大黄 15g、桂枝 20g、甘草 20g、牡丹皮 30g、赤芍 30g，1 剂，水煎，早晚饭前服。

第十一章

安神平肝息风类药对

酸枣仁—柏子仁

龙骨—牡蛎

磁石—珍珠母

(70) 酸枣仁—柏子仁

【单味药药性】

酸枣仁：为鼠李科植物酸枣的干燥成熟种子。以粒大、饱满、完整、有光泽、外皮红棕色、无核者为佳。味甘、酸，性平；归肝、胆、心经。

本品含皂苷，三萜类化合物及黄酮类化合物。此外，还含有大量脂肪油和多种氨基酸、维生素 C、多糖及植物甾醇等。

酸枣仁主要药理作用有镇静催眠，抗心律失常，中枢抑制，抗惊厥，镇痛，降温，降压，降血脂，抗缺氧，抗肿瘤，抑制血小板聚集，增强免疫功能及兴奋子宫。

柏子仁：为柏科植物侧柏的干燥成熟种仁。以粒饱满、黄白色、油性大而不泛油、无皮壳杂质者为佳。味甘，性平；归心、肾、大肠经。

柏子仁含脂肪油，并含少量挥发油、皂苷及植物甾醇、维生素 A、蛋白质等。

柏子仁药理作用有单方注射液可使猫的慢波睡眠深睡期明显延长，并具有显著的恢复体力作用。

【单味药功用】

酸枣仁：养心益肝，宁心安神，敛汗，生津。主治心肝阴血亏虚，心失所养，神不守舍之心悸、怔忡、健忘、失眠、多梦、眩晕等症。亦可治体虚自汗、盗汗、伤津口渴咽干者。

《本草纲目》曰：“其仁甘而润，故熟用疗胆虚不得眠，烦渴虚汗之症；生用疗胆热好眠，皆足厥阴、少阳药也。”

《名医别录》谓：“主心烦不得眠…虚汗，烦渴，补中，益肝气，坚筋骨，助阴气。”

柏子仁：养心安神，润肠通便。多用于心阴不足，心血亏虚，心神失养之心悸怔忡、虚烦不眠、头晕健忘等。本品质润，富含油脂，有润肠通便之功。用于阴虚血亏，老年、产后等肠燥便秘证。亦可治阴虚盗汗、小儿惊痫等。

【配伍作用】

酸枣仁与柏子仁伍用，出自《校注妇人良方》中的“养心汤”。

酸枣仁味甘、酸，性平，补养肝血，宁心安神，益阴敛汗；柏子仁质地滋润，甘平入心，养血宁神，又有润肠之功。两药皆味甘，性平，入心经，有养心安神之效，相须为用，补肝养心，多用于心肝血虚之怔忡惊悸、失眠多汗、便秘等。如补肝柏子仁丸。

【配伍主治】

(1) 心悸，失眠。本药对适用于心肝血虚之心悸怔忡、不眠多梦等症，对兼有大便不通者尤为适宜。配伍五味子、丹参、牡蛎、龙骨、首乌藤（夜交藤）、合欢皮等。

(2) 体虚多汗或阴虚盗汗，配伍人参、黄芪、白术、麻黄根等。

(3) 老人或妇女产后血虚津亏肠燥之大便秘结，配伍杏仁、当归等。

【常用量】

酸枣仁 10～15g。柏子仁 3～10g。

【临床经验应用】

例 1 费某，女，17 岁。以胸闷，气短，乏力为主诉收入住院。1 周前感冒，口服感冒药，静滴抗生素，上感好转，现心悸气短加重，伴乏力纳差，舌淡苔薄白，脉细数。诊断为急性病毒性心肌炎，给予养心汤，党参、黄芪、五味子、柏子仁、炒酸枣仁、丹参、麦冬、大枣、炙甘草，日一剂，水煎，分早晚服。3 个月后随访，恢复正常。

例 2 郑某，男，53 岁。自述昼夜不寐一周，屡治不应。今诊舌红少苔，脉细数。其心事烦冗，乃心火上乘阳分，卫气不得入阴，故仿补心丹意，佐用清火。处方：盐水炒玄参、盐水炒知母、柏子仁、炒酸枣仁、朱茯神、女贞子、太子参、麦冬、淮小麦、鲜竹叶心，3 剂，水煎服。二诊，夜间能寐 4～5 小时，舌尖红，苔薄黄，脉细数。宗上方去鲜竹叶心、盐水炒知母，加首乌藤（夜交藤）、生地黄、莲子心。7 剂后可正常睡眠，续服 7 剂而愈。

(71) 龙骨—牡蛎

【单味药药性】

龙骨：为古代大型哺乳类动物象类、三趾马类、犀类、鹿类、牛类等骨骼的化石。以质硬、色白、吸湿性强者为佳。味甘、涩，性平；归心、肝、肾经。

本品主要含碳酸钙、磷酸钙。尚含铁、钾、钠、氯、铜、锰、硫酸根等。

龙骨具有抗惊厥作用，可促进血液凝固，降低血管通透性，并可减轻骨骼肌的兴奋性。

牡蛎：为牡蛎科动物长牡蛎、大连湾牡蛎或近江牡蛎的贝壳。以个大、整齐、里面光洁、无臭、微咸者为佳。味咸，性微寒；入肝、胆、肾经。

牡蛎含碳酸钙、磷酸钙及硫酸钙。并含铜、铁、锌、锰、锶、铬等微量元素及多种氨基酸。

牡蛎有镇静、抗惊厥、镇痛、降血脂、抗凝血、抗血栓等药理作用。

〔单味药功用〕

龙骨：镇惊安神，平肝潜阳，收敛固涩。用治心悸失眠、心神不宁、健忘多梦等症，也可治痰热内盛，癫狂发作，惊痫抽搐，以及肝阴不足，肝阳上亢所致的头晕目眩、烦躁易怒等。其可用于肾虚之遗精、滑精；心肾两虚之遗尿、小便频数，及气虚不摄，冲任不固之崩漏。治表虚自汗，阴虚盗汗及大汗不止，脉微欲绝的亡阳证。亦可治湿疮流水，阴汗瘙痒，疮疡溃久不敛。

《神农本草经》言："龙骨味甘平，主……咳逆，泄痢脓血，女子漏下，癥瘕坚结，小儿热气惊痫。齿：主小儿、大人惊痫癫疾狂走。"

《本草纲目》说："益肾镇惊，止阴疟，收湿气，脱肛，生肌敛疮。"

牡蛎：重镇安神，平肝潜阳，收敛固涩，软坚散结。用于心神不安、惊悸怔忡、失眠多梦等症。可治阴虚阳亢，水不涵木，头目眩晕，烦躁不安，耳鸣者，亦治热病日久，灼烁真阴，虚风内动，四肢抽搐之症。用治痰火郁结之瘰疬、痰核、瘿瘤等，及气滞血瘀之癥瘕积聚。本品用于盗汗，自汗；肾虚之遗精、滑精，遗尿、尿频，崩漏、带下证。此外，煅牡蛎有制酸止痛之效，可治胃痛泛酸。

《海药本草》："主男子遗精，虚劳乏损，补肾正气，止盗汗，去烦热，治伤阴热疾，能补养安神，治孩子惊痫。"

《本草从新》："咸以软坚化痰，消瘰疬结核，老血疝瘕。涩以收脱，治遗精崩带，止嗽敛汗，固大小肠。"

〔配伍作用〕

龙骨、牡蛎药对见于张仲景《伤寒论》之"桂枝甘草龙骨牡蛎汤"。

龙骨与牡蛎均属质重沉降之品，皆有平肝潜阳、重镇安神之功，常相须为用，固涩镇潜，养阴摄阳，阳气得潜，阴精得敛，既能增潜阳固精之功，又能强安神固涩之效。用治肝阳上亢之心神不宁、头晕目眩、惊悸失眠，煅后又均能收敛固涩，以治遗尿、遗精、带下、崩漏、盗汗、自汗等滑脱证。

〔配伍主治〕

该药对配伍常用于阴部寒冷，目眩发落，男子失精，女子梦交，或心悸，遗溺，脉虚大芤迟，或芤动微紧。现代用于治疗癫病，失眠，遗精或滑精，不孕症、先兆流产，久泻，更年期综合征，盗汗，小儿支气管炎，慢性荨麻疹、颈椎病属上述证机者。

〔常用量〕

龙骨 15～30g、牡蛎 9～30g；宜先煎。外用适量。

【临床经验应用】

例 1 吕某，女，53 岁，主诉：情绪不宁 2 年余。近 2 年因家庭琐事，易紧张恐惧，烦躁易怒，难以自制，问诊时见其坐立不安，失眠，易做噩梦，时有头痛，生气时加重，需服止痛药方止，自汗，口臭，口干，面色稍黑，纳可，二便正常，舌红苔薄白，脉弦细涩。中医诊断：脏躁。方选柴胡加龙骨牡蛎汤加减。药用：柴胡，黄芩，党参，茯苓，生龙骨（先煎），生牡蛎（先煎），法半夏，煅磁石（先煎），肉桂，酒大黄（后下），淮小麦，淫羊藿，红枣，生姜，炙甘草。7 剂，每剂水煎分早晚两次温服。二诊：见其衣着整洁干净，精神状态稳定，自诉服药后现睡眠较好，已无头痛，口臭、口干减轻，面色如常，心情较前好转，舌淡红苔薄白，脉弦细。效不更方，继续 15 剂。后随访，诉已基本痊愈。

例 2 尹某，男，55 岁。患者头痛，头晕，阵发加重，发作时自觉天旋地转，嘴唇红紫，伴有口腔溃疡，面色潮红，身体瘦弱，睡眠质量较差，恶心呕吐，舌红少苔，脉弦细数。自述有冠心病，高血压。属眩晕之肝肾阴虚，肝阳上亢证。治则：镇肝息风，滋养肝肾。方用镇肝熄风汤加减。药用：生龙骨，生牡蛎，牛膝，生白芍，生地黄，赭石，玄参，天冬，天麻，龟甲，甘草。两周后复诊，头痛、头晕明显减轻，恶心呕吐消失，口腔溃疡减轻，睡眠质量明显提高，继守本方加减治疗，药用：生龙骨，生牡蛎，玄参，龟甲，生白芍，党参，黄精，天冬，白术，黄芪，赭石，生地黄，栀子，甘草。14 剂。后随访，症状得以控制，未见病情复发。

(72) 磁石—珍珠母

【单味药药性】

磁石：为氧化物类矿物尖晶石族磁铁矿的矿石。以色黑、断面致密有光泽、吸铁力强者为佳。味咸，性寒；归肝、心、肾经。

本品主要含四氧化三铁（Fe_3O_4）。尚含钙、镁、钾、钠、铬、锰、镉、铜、锌、砷等微量元素。

磁石主要药理作用为抑制中枢神经系统，镇惊，抗惊厥。

珍珠母：为蚌科动物三角帆蚌、褶纹冠蚌或珍珠贝科动物马氏珍珠贝的贝壳。以片大、色白、酥松而不脆、气微腥、味淡者为佳。味咸，性寒；归肝、心经。

本品含有磷脂酰乙醇胺、半乳糖神经酰胺、羟基脂肪酸、蜗壳朊、碳酸钙、氧化钙等氧化物，少量镁、铁、硅酸盐、硫酸盐等，并含有多种氨基酸。

珍珠母主要药理作用为中枢抑制、保肝等。

〖单味药功用〗

磁石：镇惊安神，平肝潜阳，聪耳明目，纳气平喘。主治肾虚肝旺，肝火上炎，扰动心神或惊恐气乱，神不守舍所致的心神不宁、失眠、惊悸、癫痫及小儿惊痫。可治肝阳上亢之急躁易怒、头晕目眩等症。亦可用于肾虚之耳聋、耳鸣，肝肾不足之目暗不明，视物昏花者，以及肾气不足，摄纳无权之虚喘。

《神农本草经》说其："磁石，味辛，寒，主周痹风湿，肢节中痛，不可持物，洗洗酸消，除大热烦满及耳聋。"

《本草纲目》载其："色黑入肾，故治肾家诸病而通耳明目。"

珍珠母：平肝潜阳，镇惊安神，清肝明目。用于肝阴不足，肝阳上亢所致的头痛眩晕、心悸失眠、耳鸣烦躁、心神不宁、癫痫、惊风抽搐等症。亦可用于肝热之目赤，怕光羞明，翳障；肝虚之目暗，视物昏花或夜盲者。此外，其研细末外用，可燥湿收敛，用治湿疮瘙痒、口疮、溃疡久不收口等症；用珍珠层粉内服，对胃、十二指肠球部溃疡有效。

《饮片新参》："平肝潜阳，安神魂，定惊痫，消热痞，眼翳。"

〖配伍作用〗

磁石—珍珠母药对主要用于肝阳上亢证，平肝潜阳常用质重镇坠的药物，如牡蛎、生龙骨、石决明、珍珠母、磁石、赭石等。磁石—珍珠母相伍平息肝风，重镇降逆，定惊安神，亦适用于心悸、少寐病。

〖配伍主治〗

（1）心火亢盛，心神不安，烦躁失眠者。

（2）肝热目赤，翳膜遮睛。

（3）肝阳上亢之头痛眩晕。

（4）痰火上逆之癫痫。

〖常用量〗

珍珠母 10～25g，磁石 9～30g；宜打碎先煎。外用适量。

〖临床经验应用〗

例 1 胡某，女，54 岁。停经 3 年，常感郁闷烦躁，失眠多梦，往来寒热，周身嘈杂，舌尖红、苔薄白，脉沉细。药用：柴胡、黄芩、法半夏、茯苓、磁石、珍珠母、太子参、生龙骨、生牡蛎、红枣、浮小麦。7 剂，日一剂，水煎，分两次服。复诊：诉盗汗减少，周身嘈杂缓解，但仍烦躁不安，夜寐不佳，舌脉同前。原方加减：柴胡、黄芩、法半夏、茯苓、磁石、珍珠母、郁金、远志、石菖蒲、太子参、知母、生龙骨、生牡蛎、生地黄、红枣、百合、浮小麦。7 剂，日一剂，水煎，分两次服。三诊：诉症状较前明显好转，但夜寐稍欠佳，纳可、二便调，舌脉同前，效不更方，继服 14 剂而痊愈。

例2 许某，女，36岁，时有癫痫小发作，每隔数日一发，两目直视，口吐白沫，抽搐伴有神志不清，数分钟后即恢复正常。平素体倦神疲，头痛，神志恍惚，大便干溏不定，舌苔薄黄，脉弦细。辨为情志不遂，痰火上扰证。以涤痰和中、镇静安神治之。药用：珍珠母、磁石、紫贝齿、茯苓、半夏、石菖蒲、天麻、旋覆花。服14剂，癫痫停止发作，神转佳。

第十二章

补虚类药对

(73) 黄芪—党参

【单味药药性】

黄芪：豆科植物蒙古黄芪或膜荚黄芪的干燥根。以根条粗大、色泽鲜黄、肉质饱满者为佳。味甘，性微温，入肺、脾经。

黄芪含2′,4′-二羟基-5,6-二甲氧基异黄酮胆碱、甜菜碱、氨基酸、蔗糖、葡萄糖醛酸，微量叶酸，β-谷甾醇，亚油酸及亚麻酸。

黄芪主要药理作用为强心、扩张血管、降压、利尿、镇静等。

党参：桔梗科植物党参、素花党参或川党参的干燥根。以根条肥大、粗实、皮紧、横纹多、味甜者为佳。味甘，性平，归脾、肺经。

党参含皂苷、生物碱、挥发油、黄芩素、葡萄糖苷等。

党参主要药理作用为增加红细胞及血红蛋白数量、升高血糖、降压等。

【单味药功用】

黄芪：补气升阳，益卫固表，托毒生肌，生津养血，行滞通痹，利水消肿。用于气虚乏力，食少便溏，中气下陷，久泻脱肛，便血崩漏，表虚自汗，气虚水肿，内热消渴，血虚萎黄，半身不遂，痹痛麻木，痈疽难溃，久溃不敛。与当归同用补气生血，治疗气血亏损。与党参、白术、升麻同用补气升阳，治疗中气下陷。与龙眼肉、炒酸枣仁、远志同用治疗心脾两虚所致失眠。与附子同用，可治疗气虚阳衰，畏寒多汗。

《本草纲目》曰："耆，长也。黄耆色黄，为补药之长，故名。"

《金匮要略方论》云："虚劳里急，诸不足，黄芪建中汤主之。"

党参：补中益气，健脾益肺。用于脾肺气虚，食少倦怠，咳嗽虚喘，气血不足，面色萎黄，心悸气短，津伤口渴，内热消渴。常与白术、茯苓、甘草同用，以健脾益气，治疗脾胃气虚所致食欲缺乏，疲倦乏力；与黄芪、白术、柴胡、陈皮同用补气升阳，治疗中气下陷、气虚发热。与熟地黄、当归、白术、川芎、茯苓等同用组成八珍汤，气血双补。与麦冬、五味子组成生脉饮，益气复脉，养阴生津。用于气阴两亏，心悸气短，脉微，自汗。本品对慢性、虚劳性疾病较为适用，若证属实热则不宜应用。本品不宜与藜芦同用。

《本草纲目拾遗》："治肺虚，能益肺气。"

《本草从新》："补中，益气，和脾胃，除烦渴。中气微虚，用以调补，甚为平妥。"

【配伍作用】

黄芪—党参药对出自《脾胃论》之补中益气汤，黄芪甘温，补气升阳，温分肉，实腠理，益卫固表，托毒生肌，利水消肿。主治脾胃气虚及中气下陷诸证，肺气虚及表虚自汗、气虚外感诸证，脾虚水肿，痈疽气血亏虚诸证，以及气虚血滞所致的肢体麻木、半身不遂等。党参补中气，擅长止泻；黄芪固卫气，擅长敛汗，党参偏于阴而补中，黄芪偏于阳而实表。两药相配参合，一里一表，一阴一阳，相互为用，其功益彰，共奏扶正补气之功效。

【配伍主治】

（1）该药对常伍用于脾肺气虚证，症见体虚倦怠、食少便溏、吐泻等。

（2）该药对常伍用于气虚发热证，身热，自汗，渴喜热饮，气短乏力，舌淡，脉虚。

（3）该药对常伍用于气血两虚证，症见气血双亏所致面色苍白或萎黄、头晕心悸、体弱乏力等。

【常用量】

黄芪 9～30g。

党参 9～30g。

【临床经验应用】

例　彭某，男，56 岁。自述 12 岁时因急性胃肠炎胃部隐痛，至今未愈，大便秘结，平素四五日一行，甚则十余日一行，腹胀，饮食不化，无反酸，胃中息肉，饮食一般，身体瘦弱，睡眠差，入睡尚可，梦多易醒，一般三点至四点易醒，醒后不能入睡。舌体胖大，舌质淡红，舌苔薄白，脉弱。治以温中补气，和里缓急。

方药：炙黄芪 30g，党参 30g，炙甘草 15g，大枣 30g，桂枝 15g，白芍 30g，生姜 3 片。十剂，每日一剂，每日 3 次，每次 200mL。

二诊：患者自述，煎药时忘记加生姜同煎，服药 3 剂后自觉胃痛明显好转，睡眠明显好转，现可睡至六七点醒，现大便 2 日一行，便软易解，精神明显好转，体重也有所增加；停药数日后诸症稍有反复，患者补述手足冷。于原上方改桂枝 20g，白芍 40g，十五剂继服。

（74）黄芪—桂枝

【单味药药性】

黄芪：豆科植物蒙古黄芪或膜荚黄芪的干燥根。以根条粗大、色泽鲜黄、肉质饱满者为佳。味甘，性微温，入肺、脾经。

黄芪含 $2',4'$-二羟基-5,6-二甲氧基异黄酮胆碱、甜菜碱、氨基酸、蔗糖、葡萄糖醛酸，微量叶酸，β-谷甾醇，亚油酸及亚麻酸。

黄芪主要药理作用为强心、扩张血管、降压、利尿、镇静等。

桂枝：樟科植物肉桂的干燥嫩枝。以幼嫩、色棕红、气香者为佳。桂枝味辛、甘，性温，归心、肺、膀胱经。

本品含挥发油，其主要成分为桂皮醛等。另外尚含有酚类、有机酸、多糖、苷类、香豆精及鞣质等。

桂枝的药理作用有降温解热，抑制病菌，健胃、缓解胃肠道痉挛及利尿、强心、镇痛、镇静、抗惊厥、止咳、祛痰等。

〔单味药功用〕

黄芪：补气升阳，益卫固表，托毒生肌，利水消肿。临床上常用于治疗慢性虚损性疾病。与当归同用补气生血，治疗气血亏损。与党参、白术、升麻同用补气升阳，治疗中气下陷。与龙眼肉、炒酸枣仁、远志同用治疗心脾两虚所致失眠。与附子同用，可治疗气虚阳衰，畏寒多汗。

《本草纲目》曰："耆，长也。黄耆色黄，为补药之长，故名。"

《金匮要略方论》云："虚劳里急，诸不足，黄芪建中汤主之。"

桂枝：发汗解肌，温通经脉，助阳化气。本品辛甘温煦，甘温通阳扶卫，对于外感风寒，不论表实无汗、表虚有汗及阳虚受寒者，均宜使用。治外感风寒、表实无汗者，常与麻黄同用，以开宣肺气、发散风寒；若外感风寒、表虚有汗者，当与白芍同用，以调和营卫、发汗解肌；若素体阳虚、外感风寒者，每与麻黄、附子、细辛配伍，以发散风寒、温助阳气。本品辛散温通，如胸阳不振，心脉瘀阻，胸痹心痛者，常与枳实、薤白同用；若中焦虚寒，脘腹冷痛，与白芍、饴糖等同用；若妇女寒凝血滞，月经不调，经闭痛经，产后腹痛，桂枝既能温散血中之寒凝，又可宣导活血药物，以增强化瘀止痛之效，多与当归、吴茱萸等同用；若风寒湿痹，肩臂疼痛，可与附子同用，以祛风散寒、通痹止痛。如脾阳不运，水湿内停所致的痰饮病眩晕、心悸、咳嗽者，常与茯苓、白术同用；若膀胱气化不行，水肿、小便不利者，每与茯苓、猪苓、泽泻等同用。如心阳不振，不能宣通血脉，而见心悸动、脉结代者，每与甘草、人参、麦冬等同用。若阴寒内盛，引动下焦冲气，上凌心胸所致奔豚者，常重用本品。

《医学启源》："治伤风头痛一也，开腠理二也，解表三也，去皮肤风湿四也。"

《本草经疏》："实表祛邪。主利肝肺气，头痛，风痹骨节疼痛。"

〔配伍作用〕

黄芪—桂枝药对出自《金匮要略》之黄芪桂枝五物汤，因黄芪走皮毛而行卫郁，桂枝走经络而达营郁。两药合用，可奏益气固表，温阳通脉的功效。主治血痹，肌肤麻木不仁，脉微涩而紧。

〔配伍主治〕

（1）该药对常伍用于阳气虚弱，外感风寒。症见恶寒发热，热轻寒重，头身疼痛，无汗肢冷，倦怠嗜卧，面色苍白，语声低微，舌淡苔白，脉沉无力或浮大无力。

（2）营卫俱虚所致血痹证、肌肤麻木不仁疼痛等。

（3）该药对常伍用于寒凝阻滞经脉引起的肤温降低、畏寒肢冷、关节变形等症。

（4）该药对常伍用于温养五脏，散寒止痛。

【常用量】

黄芪9～30g。

桂枝3～10g。

【临床经验应用】

例 张某某，女，58岁。自诉1月前无明显诱因出现胃中隐痛，伴腹胀、打嗝，不喝水则大便干结，甚则语言难出，身软无力，需缓缓起身，无口干口苦，无口臭，无发热，无黑矇，无恶心呕吐，无反酸烧心等症状，纳眠可，小便可。舌体胖大有齿印，舌质淡红，苔薄白，脉细。治以温中补气。

方药：大枣30g，桂枝15g，白芍30g，炙甘草15g，炙黄芪30g，党参30g。共4剂，每日1剂，每日3次，水煎服。

二诊：患者诉服前药4剂，后于外院转方续服6剂，现胃中隐痛、腹胀好转，已不打嗝，乏力已无，晨可快速起身，现喉中不适有痰，咽干，大便可。舌体略胖大有浅齿印，舌质淡红，苔薄白，脉细。加入桔梗30g，取桔梗汤之意，余药同前，效不更方，续服3剂。电话随访患者诉前证皆好转，已无不适。

⑦⑤ 牡蛎—玄参

【单味药药性】

牡蛎：牡蛎科动物长牡蛎、大连湾牡蛎或近江牡蛎的贝壳。以个大、整齐、里面光洁者为佳。味咸，性微寒；归肝、胆、肾经。

牡蛎含有糖原、牛磺酸、B族维生素、多糖、低分子活性肽、铁、锌等。

牡蛎主要药理作用有抗氧化、抗肿瘤、降血糖、调节免疫以及制酸镇痛等。

玄参：玄参科植物玄参的干燥根。以支条肥大、皮细、质坚、芦头修净、肉色乌黑者为佳。味甘、苦、咸，性微寒；归肺、胃、肾经。

玄参主含环烯醚萜、倍半萜、三萜、苯丙素、黄酮、甾醇、脂肪酸、糖类等。

玄参主要药理作用有抗心肌细胞凋亡、降血糖、保肝、抗炎、抗肿瘤、解热、增强免疫力、抗氧化、抗血栓等。

〔单味药功用〕

牡蛎：重镇安神，潜阳补阴，软坚散结，收敛固涩。用于阴虚阳亢引起的眩晕耳鸣等症，常与龟甲、龙骨、牛膝等滋阴平肝潜阳之品同用；用治心神不安、惊悸怔忡、失眠多梦等症，常与龙骨相须为用，如桂枝甘草龙骨牡蛎汤；用于治痰火郁结之痰核、瘰疬，常与浙贝母、玄参、夏枯草等配伍，如消瘰丸；用治各种癥瘕痞块，常与鳖甲、丹参、莪术等配伍；用于滑脱诸症，常与煅龙骨相须为用；用于胃痛泛酸，常与海螵蛸（乌贼骨）、浙贝母共为细末，内服取效。

《伤寒论》："伤寒八九日，下之，胸满烦惊，小便不利，谵语，一身尽重，不可转侧者，柴胡加龙骨牡蛎汤主之。"

玄参：清热凉血，滋阴降火，解毒散结。治温病热入营分，身热夜甚，心烦口渴，舌绛，脉数，常配生地黄、丹参、连翘等，如清营汤；治热入心包，神昏谵语，常配莲子心、竹叶卷心、连翘心等，以增强清心泻火之功；治温热病气血两燔，发斑发疹，多与石膏、知母等清热泻火药配伍，以气血两清，如化斑汤。治热病伤阴，津伤便秘，常与地黄、麦冬同用；治肺肾阴虚，骨蒸劳嗽，常与百合、地黄、贝母等配伍。治肝经热盛，目赤肿痛，配栀子、大黄等清肝泻火之品；治瘟毒热盛，咽喉肿痛，白喉，与黄芩、连翘、板蓝根等配伍；治痰火郁结之瘰疬，每与浙贝母、牡蛎配伍；治痈肿疮毒，常与连翘、蒲公英等清热解毒药同用；治脱疽，常配金银花、当归、甘草，以清热解毒，活血止痛。不宜与藜芦同用。

《本草正义》："玄参，疗胸膈心肺热邪，清膀胱肝肾热结。疗风热之咽痛，泄肝阳之目赤，止自汗盗汗，治吐血衄血。"

〔配伍作用〕

牡蛎—玄参：牡蛎咸寒，咸能软坚，可消癥瘕、积块、瘿瘤、瘰疬；玄参苦咸微寒，功能滋阴降火解毒，治痈肿瘰疬。两药合用，益增消散之力，可治男女瘰疬、瘿瘤。或加海藻、夏枯草同用，其效更佳。

〔配伍主治〕

（1）痰结血瘀之瘿病：颈前肿块，按之较硬或有结节，肿块经久未消。

（2）阴虚火旺之瘰疬：结块逐渐增大，皮肤粘连，皮色暗红，全身见潮热、盗汗、咳嗽或痰中带血丝，心烦失眠。

〔常用量〕

牡蛎 9～30g，先煎。

玄参 9～15g。

〔临床经验应用〕

例 1 治瘰——《医学衷中参西录》

牡蛎 373g，生地黄 150g，三棱 75g，莪术 75g，朱血竭 37.5g，生明乳香 37.5g，

生明没药 37.5g，龙胆 75g，玄参 150g，浙贝母 75g。

上药十味，共为细末，蜜丸桐子大。每服 10g，用海带 20g，洗净切丝，煎汤送下，日再服。

瘰之证，多在少年妇女，日久不愈，可令信水不调，甚或有因之成劳瘵者。其证系肝胆之火上升，与痰涎凝结而成。初起多在少阳部位，或项侧，或缺盆，久则渐入阳明部位。一颗垒然高起者为瘰，数颗历历不断者为瘰疬。身体强壮者甚易调治。

例 2 治一切丈夫、妇人瘰经效。牡蛎用炭一秤，通赤，取出，于湿地上用纸衬，出火毒一宿，取四两，玄参三两，并捣罗为末，以面糊丸如梧桐子。早晚食后、临卧各服三十丸，酒吞下。此药将尽，子亦除根本。

(76) 桂枝—人参

【单味药药性】

桂枝：樟科植物肉桂的干燥嫩枝。以幼嫩、色棕红、气香者为佳。桂枝味辛、甘，性温；归心、肺、膀胱经。

本品含挥发油，其主要成分为桂皮醛等。另外尚含有酚类、有机酸、多糖、苷类、香豆精及鞣质等。

桂枝有解热，抑制病菌，健胃、缓解胃肠道痉挛及利尿、强心，镇痛、镇静、抗惊厥、止咳、祛痰等作用。

人参：五加科植物人参的干燥根和根茎。以支大、浆足、纹细、芦长、碗密、有圆芦及珍珠点者为佳。味甘、微苦，性微温。归脾、肺、心、肾经。

人参主要含有多种人参皂苷、多糖、挥发油、氨基酸、有机酸、黄酮类、维生素及微量元素等。

人参的主要药理作用有抗休克、促进消化、抗疲劳、增强免疫力、抗肿瘤、强心、利尿等。

【单味药功用】

桂枝：发汗解肌，温通经脉，助阳化气。桂枝辛甘温煦，甘温通阳扶卫，对于外感风寒，不论表实无汗、表虚有汗及阳虚受寒者，均宜使用。治外感风寒、表实无汗者，常与麻黄同用，以开宣肺气、发散风寒；若外感风寒、表虚有汗者，当与白芍同用，以调和营卫、发汗解肌；若素体阳虚、外感风寒者，每与麻黄、附子、细辛配伍，以发散风寒、温助阳气。本品辛散温通，如胸阳不振，心脉瘀阻，胸痹心痛者，常与枳实、薤白同用；若中焦虚寒，脘腹冷痛，与白芍、饴糖等同用；若妇女寒凝血滞，月经不调，经闭痛经，产后腹痛，桂枝既能温散血中之寒凝，又可宣导活血药物，以增强化瘀止痛之效，多与当归、吴茱萸等同用；若风寒湿痹，肩臂疼痛，可与附子同用，以祛风散寒、通痹止痛。如脾阳不运，水湿内停所致的痰饮病眩晕、心悸、咳嗽者，常与茯苓、白术同用；若膀胱气化不行，水肿、小便不利者，每与茯苓、猪苓、泽泻等同用。如心阳不振，不能宣通血脉，而见心悸动、脉结代者，每与甘草、人参、麦冬等同用。若阴寒内盛，引动下焦冲气，上凌心胸所致奔豚者，常重用本品。

《医学启源》："治伤风头痛一也，开腠理二也，解表三也，去皮肤风湿四也。"

《本草经疏》："实表祛邪。主利肝肺气，头痛，风痹骨节疼痛。"

人参：大补元气，复脉固脱。用于体虚欲脱，肢冷脉微，为拯救虚脱之要药。凡大汗、大吐、大泻、大失血或大病、久病所致元气虚脱，气息微弱，汗出不止，脉微欲绝的危重证候，单用人参大量浓煎。补脾益肺：用于治疗脾虚食少，肺虚喘咳，阳痿宫冷。治疗脾虚不能统血而失血者，常与黄芪、白术同用；治疗热病气津两伤，常与石膏、知母同用；用于治疗气血两虚，久病羸弱者，常与白术、当归、熟地黄同用；用于心气不足，惊悸失眠症，常与黄芪、当归、龙眼肉同用；用于治疗心肾不交，心悸健忘，常与生地黄、当归、酸枣仁同用。不宜与五灵脂、藜芦同用。

《本草纲目》："治男妇一切虚证，发热自汗，眩晕头痛，反胃吐食……滑泻久痢，小便频数，淋沥，劳倦内伤，中风，中暑，痿痹，吐血，嗽血，下血，血淋，血崩，胎前、产后诸病。"

《神农本草经》："味甘微寒。主补五脏，安精神，定魂魄，止惊悸，除邪气，明目，开心益智。久服，轻身延年。一名人衔，一名鬼盖，生山谷。"

〔配伍作用〕

桂枝—人参药对见于张仲景《伤寒论》之"桂枝人参汤"。

桂枝—人参药对：桂枝辛甘而温，既可走表散寒祛风，又能走里而温经通阳。人参甘温，大补元气，能益气养血、生津、安神。二药合用，桂枝得人参，大气周流，气血足而百骸理；人参得桂枝，通行内外，补营阴而益卫阳。既可单取补温之效，又可汗补兼施。主治中虚表寒症见恶寒发热、胃中冷痛、泄泻等；气虚血滞之肢体麻木、疼痛等症。

〔配伍主治〕

（1）中虚外感风寒之恶寒发热，体倦乏力。

（2）气虚血滞之肢体麻木，疼痛，或月经不调、闭经等症。

〔常用量〕

桂枝 3～10g。

人参 3～9g，另煎兑服；也可研粉吞服，一次 2g，一日 2 次。

【临床经验应用】

例 谭某某，男，36 岁。素患胃痛，反复发作，经胃肠钡餐检查，诊为十二指肠球部溃疡。近月来胃脘隐隐作痛，经常发作，以饭后二三小时及夜间尤甚。有上腹部明显压痛及痞闷感，口淡无味，时泛清水，胃纳欠佳，神疲乏力，大便正常，小便较多，脉迟弱，舌质淡白，苔薄白。为胃虚气寒，治拟温中散寒。

处方：党参 15g，白术 15g，干姜 9g，炙甘草 9g，桂枝 2g（后下）。3 剂，每日 1 剂。服上药后，胃痛减轻，纳食稍增，时觉脘闷欲吐，脉舌如前。照上方加法半夏 9g 以温胃止吐。又服 3 剂，胃病已止，饮食如常。但停药后胃痛又复发，痞闷喜按，小便较多，脉迟细，舌淡，苔薄白，第一方减桂枝 2g。服药 3 剂后痛止，继服至胃痛消失，不再复发。

⑦⑦ 生姜—大枣

【单味药药性】

生姜：为姜科植物姜的新鲜根茎，以质嫩者为佳。生姜味辛，性微温；归肺、脾、胃经。

生姜含挥发油、姜辣素等；还含有二苯基庚烷类化合物、氨基酸、黄酮类、多糖类成分。

生姜药理作用有促进消化、保护胃黏膜、调节肠道功能、保肝、利胆、抗炎、解热、抗菌、镇痛、镇吐、抗氧化、增强免疫、抗肿瘤等。

大枣：鼠李科植物枣的干燥成熟果实。以色红、肉厚、饱满、核小、味甜者为佳。大枣味甘，性温。归脾、胃、心经。

大枣主要含有机酸、三萜苷类、生物碱类、黄酮类、糖类、维生素类、挥发油及微量元素等。

大枣有增强肌力、增加体重、增强耐力、抗疲劳、增强免疫力、镇静、催眠等药理作用。

【单味药功用】

大枣：补脾和胃，益气生津，调营卫，解药毒。治胃虚食少，脾弱便溏，气血津液不足，营卫不和，心悸怔忡，妇人脏躁。常与黄芪、党参、白术等同用治疗脾虚食少、乏力便溏。常与小麦、甘草同用治疗妇人脏躁；与熟地黄、当归、酸枣仁配伍治疗血虚面色萎黄、心悸失眠。

《神农本草经》："主心腹邪气，安中养脾，助十二经，平胃气，通九窍，补少气、少津液、身中不足，大惊，四肢重，和百药。久服轻身长年。"

生姜：生姜首载于《名医别录》。主要功效为解表散寒，温中止呕，化痰止咳，解鱼蟹毒。可用于风寒感冒，胃寒呕吐，寒痰咳嗽，中鱼蟹毒的治疗。用于风寒感冒轻症，可配红糖、葱白煎服；增强发汗解表之力，可与桂枝、羌活等同用；驱寒开胃、止痛止呕，可与高良姜、豆蔻等同用；脾胃气虚，宜与人参、白术等同用；痰饮呕吐，常与半夏等同用；胃热呕吐，可与黄连、竹茹、枇杷叶等同用；某些止呕药用姜汁制过，能增强止呕作用，如姜半夏、姜竹茹等；治疗风寒客肺、痰多咳嗽、恶寒头痛，可与麻黄、苦杏仁等同用；外无表邪而咳嗽痰多色白，常与陈皮、半夏等同用。生姜助火伤阴，故热盛及阴虚内热者忌服。

《本草备要》："行阳分而祛寒发表，宣肺气而解郁调中，畅胃口而开痰下食。治伤寒头痛，伤风鼻塞（辛能入肺，通气散寒）。咳逆呕（有声有物为呕，有声无物为哕，有物无声为吐，其证或因寒、因热、因食、因痰，气逆上冲而然。生姜能散逆气，呕家圣药）。"

【**配伍作用**】

生姜—大枣药对出自《伤寒论》之小建中汤，具温中补虚的功效，用治中焦虚寒、肝脾不和证。生姜辛温，功专散寒解表，温中和胃；大枣甘温，长于补中益气，养血安神，缓和药性，二药合用，辛甘配对，阳表阴里，刚柔相济，且大枣甘守力多，得生姜乃守而不滞；生姜辛散力强，得大枣则散而不过，具有调和营卫，调理脾胃的双重功效，与补益药同用，生姜能和胃调中，大枣补脾益气，合用能调补脾胃。

【**配伍主治**】

（1）该药对常伍用于脾胃虚寒证，脘腹冷痛、呕吐等症。

（2）该药对常伍于营虚外感证，表现为恶寒发热，头身疼痛，不汗出而烦躁，脉浮紧。

（3）该药对常伍用于脾胃虚弱之食少、体倦、乏力等症。

【**常用量**】

生姜 3～10g。

大枣 6～15g。

【**临床经验应用**】

例 阎某，男，37岁，患十二指肠球部溃疡已年余。其病发作，常于深夜12时左右，见左下腹胀痛，呕吐泛酸，周身寒战，头目眩晕。察脉弦缓，舌质淡嫩，苔白而润。刘渡舟认为从舌脉看，反映出肝胃寒邪上逆之象。子夜阴盛，故病发胀痛呕吐，而阴来搏阳，故见寒战。为疏吴茱萸汤：吴茱萸12g，生姜12g，党参9g，大枣12g。服2剂，诸症皆减，唯大便发干。原方加当归9g，共服12剂，病得愈。

(78) 当归—熟地黄

【单味药药性】

当归：伞形科植物当归的干燥根。以主根大、身长、支根少、断面黄白色、气味浓厚者为佳。味甘、辛，性温，入肝、心、脾经。

当归含挥发油、豆甾醇、谷甾醇、豆甾醇-D-葡萄糖苷、钩吻荧光素等。

当归主要药理作用为抗心律失常、兴奋子宫、降血脂、抑制血小板聚集、抗血栓、促进血红蛋白及红细胞的生成、增强免疫、抗肿瘤等。

熟地黄：玄参科植物地黄的新鲜或干燥的块根炮制加工品。以块根肥大、软润、内外乌黑有光泽者为佳。味甘，性微温，入肝、肾经。

熟地黄含环烯醚萜类、单萜成分、糖类等。

熟地黄的主要药理作用有增强学习记忆能力、抗焦虑作用、抗肿瘤、抗衰老、促进内皮细胞增殖、增强机体造血、增强机体免疫力、抗突变作用、中枢抑制作用等。

【单味药功用】

当归：补血活血，调经止痛，润燥滑肠。主血虚诸证，月经不调，经闭，痛经，癥瘕结聚，崩漏，虚寒腹痛，痿痹，肌肤麻木，肠燥便难，赤痢后重，痈疽疮疡，跌扑损伤。当归味甘而重，故专能补血，为补血第一药，适用于心肝血虚证所致的面色苍白或萎黄、倦怠乏力、唇甲浅淡无华、头晕目眩、心悸失眠等症。当归与熟地黄、白芍、川芎配伍，有调经补血之功，尤其适于产后血虚的调治。

《本草纲目》："当归调血为女人要药，有思夫之意，故有当归之名……治头痛，心腹诸痛，润肠胃、筋骨、皮肤，治痈疽，排脓止痛，和血补血。"

《伤寒论》："手足厥寒、脉细欲绝者，当归四逆汤主之。"

熟地黄：滋阴补血，益精填髓。用于肝肾阴虚，腰膝酸软，骨蒸潮热，盗汗遗精，内热消渴，血虚萎黄，心悸怔忡，月经不调，崩漏下血，眩晕，耳鸣，须发早白。常与当归、白芍、川芎同用，治疗血虚萎黄，眩晕，心悸，失眠及月经不调、崩中漏下等；与山药、山茱萸等同用，可治疗肝肾阴虚、腰膝酸软、遗精、盗汗、耳鸣、耳聋及消渴等；与何首乌、牛膝、菟丝子等配伍，治精血亏虚须发早白；重用久服宜与陈皮、砂仁等同用，以免黏腻碍胃。

《本草纲目》："填骨髓，长肌肉、生精血，补五脏内伤不足，通血脉，利耳目，黑须发。男子五劳七伤，女子伤中胞漏，经候不调，胎产百病。"

《神农本草经》："味甘，寒。主折跌绝筋，伤中，逐血痹，填骨髓，长肌肉，作汤，除寒热积聚，除痹，生者尤良。久服，轻身、不老。一名地髓。生川泽。"

【配伍作用】

当归—熟地黄药对见于《仙授理伤续断秘方》四物汤中。

熟地黄味甘性微温，为血中之血药，其性善受，益肾纳气，补血养肝；当归甘辛而温，为血中之气药，性能守能走，补血和血，活血止痛，又主咳逆上气。二药参合，相互制约，相互为用，滋阴补血、益肾平喘之功益彰。熟地黄和当归配伍，一可补血养阴，二可活血，补而不滞，熟地黄和当归结合在一起用远胜于一药单用。

【配伍主治】

（1）该药对配伍常用于血虚诸证。常与白芍、川芎同用，治疗血虚萎黄，眩晕，心悸，失眠及月经不调、崩中漏下等，如四物汤（《太平惠民和剂局方》）。

（2）该药对可用于治疗肝肾亏虚，气短似喘，呼吸急促，气道噎塞，势剧垂危者。

【常用量】

当归 6～12g。

熟地黄 9～15g。

【临床经验应用】

例 罗某某，男，45岁。夜寐盗汗有2个月。寐则汗出，寤则汗止。曾服"六味地黄丸""枣仁安神液"等药弗效。汗出多时，沾湿衣被。并见胸痛、头晕、大便偏干、小便略黄。视其面色缘缘而赤。舌红苔薄黄，脉来洪大。辨为阳盛阴虚，阴被阳逼，营不内守之证。治当泻火滋阴止汗。

方用"当归六黄汤"加味：生地黄20g、当归20g、熟地黄12g、黄芩4g、黄芪14g、黄柏10g、黄连4g、知母10g、鳖甲16g、煅牡蛎16g。服药14剂，盗汗停止，诸症皆随之而愈。

79 熟地黄—白芍

【单味药药性】

熟地黄：玄参科植物地黄的新鲜或干燥的块根炮制加工品。以块根肥大、软润、内外乌黑有光泽者为佳。味甘，性微温，入肝、肾经。

熟地黄含环烯醚萜类、单萜成分，糖类等。

熟地黄的主要药理作用有保肾、抗肿瘤、抗衰老、增强机体造血功能、增强机体免疫力等。

白芍：毛茛科植物芍药的干燥根。以根粗长、匀直、质坚实、粉性足、表面洁净者为佳。味苦、酸，性微寒；归肝、脾经。

白芍主要含白芍素，即芍药苷，又含兴奋子宫的成分，此外尚含苯甲酸、β-谷甾醇、鞣质、挥发油、脂肪油。

白芍主要药理作用有抗炎、抗菌、保肝、镇痛等。

〔**单味药功用**〕

熟地黄：滋阴补血，益精填髓。用于腰膝酸软，骨蒸潮热，盗汗，遗精，内热消渴，血虚萎黄，心悸怔忡，月经不调，眩晕，耳鸣，须发早白。常与当归、白芍、川芎同用，治疗血虚萎黄、眩晕、心悸、失眠及月经不调等；与山药、山茱萸等同用，可治疗腰膝酸软、遗精、盗汗、耳鸣、耳聋及消渴等；与何首乌、牛膝、菟丝子等配伍，治精血亏虚须发早白；本品性质黏腻，凡气滞痰多、脘腹胀痛、食少便溏者忌用；重用久服宜与陈皮、砂仁等同用，以免黏腻碍胃。

《珍珠囊》云："大补血虚不足，通血脉，益气力。"

《本草纲目》云："填骨髓，长肌肉，生精血。补五脏内伤不足，通血脉，利耳目，黑须发，男子五劳七伤，女子伤中胞漏，经候不调，胎产百病。"

白芍：平肝止痛，养血调经，敛阴止汗。用于头痛眩晕，胁痛，腹痛，四肢挛痛，血虚萎黄，月经不调，自汗，盗汗。收敛肝阴以养血，常与熟地黄、当归等同用，治肝血亏虚；与白术、防风、陈皮同用，治疗脾虚肝旺、腹痛泄泻；与木香、黄连等同用，可治痢疾、腹痛；若阴血虚筋脉失养而致手足挛急作痛，常配甘草缓急止痛；与牛膝、赭石、龙骨、牡蛎等同用，可养血敛阴、平抑肝阳；若外感风寒，营卫不和之汗出恶风，可敛阴和营，与温经通阳的桂枝同用，以调和营卫；若阴虚盗汗，与龙骨、牡蛎、浮小麦等同用，可收敛阴止汗的功效。阳衰虚寒之证不宜用。反藜芦。

《名医别录》云："味酸，微寒，有小毒。主通顺血脉，缓中，散恶血，逐贼血，去水气，利膀胱、大小肠，消痈肿，时行寒热，中恶，腹痛，腰痛。"

〔**配伍功能**〕

该药对配伍在于填精益血，乙癸同治，使精血互生互化，实为调经要药。

〔**配伍主治**〕

该药对主治阴血亏虚、月经不调。

〔**常用量**〕

熟地黄 9～15g。

白芍 6～15g。

〔**临床经验应用**〕

例 妇人有经水过多，行后复行，面色萎黄，身体倦怠，而困乏愈甚者，人以为血热有余之故，谁知是血虚而不归经乎！夫血旺始经多，血虚当经缩。今日血虚而反经多，是何言与？殊不知血归于经，虽旺而经亦不多；血不归经，虽衰而经亦不少，世之人见经水过多，谓是血之旺也，此治之所以多错耳。倘经多果是血旺，自是健壮之体，须当一行即止，精力如常，何至一行后而再行，而困乏无力耶！惟经多是血之虚，故再行而不胜其困乏，血损精散，骨中髓空，所以不能色华于面也。治法宜大补血而引之归经，又安有行后复行之病哉！方用加减四物汤。处方：大熟地（一两，九蒸），白芍（三钱，酒炒），当归（五钱，酒洗），川芎（二钱，酒洗），白术（五钱，土炒），黑芥穗（三钱），山萸（三钱，蒸），续断（一钱），甘草（一钱）。水煎服。四剂而血归经矣。

⑧⓪　当归—丹参

〔单味药药性〕

当归：伞形科植物当归的干燥根。以主根大、身长、支根少、断面黄白色、气味浓厚者为佳。味甘、辛，性温，入肝、心、脾经。

当归主要成分包括挥发油、黄酮类、氨基酸、有机酸和多糖等。

当归的药理作用主要有抗心律失常、兴奋子宫、降血脂、抑制血小板聚集、增强免疫、抗肿瘤等。

丹参：唇形科植物丹参的干燥根和根茎。以条粗、内紫黑色，有菊花状白点者为佳。味苦，性微寒；归心、肝经。

丹参主要成分为菲醌衍生物、β-谷甾醇等。

丹参的药理作用包括保护心肌、减轻心脏循环障碍、抗消化性溃疡、抑制中枢神经系统、抗菌消炎、抗肿瘤作用等。

〔单味药功用〕

当归：补血活血，调经止痛，润肠通便。用于血虚萎黄，眩晕心悸，月经不调，经闭痛经，虚寒腹痛，肠燥便秘，风湿痹痛，跌扑损伤，痈疽疮疡。酒当归活血通经。用于经闭痛经，风湿痹痛，跌扑损伤。若气血两虚，常配黄芪、人参补气生血；若血虚萎黄、心悸失眠，常与熟地黄、白芍、川芎配伍；血虚血瘀，月经不调，经闭，痛经常以本品补血活血，调经止痛，常与丹参同用，既为补血之要剂，又为妇科调经的基础方；若兼气虚者，可配人参、黄芪；若兼气滞者，可配香附、延胡索；若兼血热者，可配黄芩、黄连，或牡丹皮、地骨皮；若血虚寒滞者，可配阿胶、艾叶等；常与肉苁蓉、牛膝、升麻等同用，治血虚肠燥便秘。湿盛中满、大便泄泻者忌服。

《神农本草经》曰："味甘，温。主咳逆上气，温疟寒热，洒洒在皮肤中，妇人漏下绝子，诸恶疮疡，金创。"

《名医别录》言："味辛，大温，无毒。主温中，止痛，除客血内塞，中风，汗不出，湿痹，中恶，客气虚冷，补五脏，生肌肉。"

丹参：祛瘀止痛，活血通经，清心除烦。用于月经不调，经闭痛经，癥瘕积聚，胸腹刺痛，热痹疼痛，疮疡肿痛，心烦不眠，肝脾肿大。常配伍川芎、当归、益母草等药物用，可以治疗血热瘀滞之证；配伍吴茱萸、肉桂等，可以治疗寒凝血滞；治疗跌打损伤，肢体瘀血作痛，常与当归、乳香、没药等同用；治风湿痹证，可配伍防风、秦艽等祛风除湿药；用于热病邪入心营之烦躁不寐，甚或神昏，可配伍生地黄、玄参、黄连、竹叶等；用于血不养心之失眠、心悸，常与生地黄、酸枣仁、柏子仁等同用。孕妇慎用。不与藜芦同用。

《吴普本草》曰："治心腹痛。"

《本草便读》云："功同四物，能去瘀以生新；色合南离，善疗风而散结。性平和而走血，须知两达乎心肝，味甘苦以调经，不过专通于营分。"

〔配伍功能〕

当归补血调经、活血化瘀，丹参活血调经止痛。二药配伍，改善气滞血瘀、气血亏虚引起的痛经、月经不畅、闭经等症状；散瘀止痛功效增加；另可润肠通便、除烦安神、凉血消痈，改善便秘、失眠等症状。

〔配伍主治〕

(1) 该药对是养血活血的常用中药，其中丹参以活血为主，当归尤善补血。

(2) 该药对在神经系统方面都有良好的临床作用，配伍后体外抗氧化能力优于单味药材，既补益，又活血化瘀。

(3) 该药对具有活络舒筋、养血安神的功效。

〔常用量〕

当归 6～12g。

丹参 10～15g。

〔临床经验应用〕

例 患者女，34 岁，产 1 流 2。现月经过少 4 年余，血色暗褐色，伴头晕神疲。二便调，舌暗，苔薄，脉沉细弱。证属肝肾耗损，精血衰少，冲任失调。

治法：滋养肝肾，调补精血。

处方：当归 15g，丹参 15g，赤芍 12g，生地黄、熟地黄（各）12g，制黄精 12g，淮山药 12g，山茱萸 9g，党参 12g，白术 9g，茯苓 12g，炙甘草 6g。水煎服，7 剂。

(81) 鹿角—巴戟天

【单味药药性】

鹿角：鹿科动物马鹿或梅花鹿的雄鹿已长成骨化的角或锯茸后翌年春季脱落的角基。味咸，性温，归肝、肾经。

鹿角主要活性成分为胶质、氨基酸等。

鹿角的主要药理作用为抗炎、抗衰老、抗肿瘤，促进造血功能，提高免疫力及骨代谢等。

巴戟天：为茜草科植物巴戟天的干燥根。以条大、肥壮、连珠状、肉厚、色紫者为佳。味辛、甘，性微温，归肝、肾经。

巴戟天的主要活性成分为糖类、黄酮、氨基酸等，另有小量的蒽醌类及维生素C。

巴戟天的主要药理作用为促肾上腺皮质激素样作用等。

【单味药功用】

鹿角：补肾阳，益精血，强筋骨，调冲任，托疮毒。用于治疗肾阳虚衰、精血不足证。服用本品时需从小量开始缓缓增加，不可骤用大量，以免阳升风动、头晕目赤或伤阴动血。

《本草经解》："主漏下恶血，寒热惊痫，益气强志，生齿不老。"

《名医别录》："主治虚劳洒洒如疟，羸瘦，四肢酸痛，腰脊痛，小便利，泄精溺血。"

巴戟天：补肾阳，强筋骨，祛风湿。用于阳痿遗精，宫冷不孕，月经不调，少腹冷痛，风湿痹痛，筋骨痿软。

《本草纲目》："生精补髓，养血益阳，强筋健骨。治一切虚损，耳聋目暗，眩晕虚痫。"

《神农本草经》："主大风邪气，阳痿不起，强筋骨，安五脏，补中，增志，益气。"

【配伍作用】

鹿角—巴戟天药对见于吴鞠通《温病条辨》。

鹿角、巴戟天均归肝、肾经；鹿角更长于补益精血、调冲任，巴戟天则优于祛风湿；两药合用，温热之气鼓舞气血，既促内膜修复，又助输卵管通畅；温肾扶阳，补命门之火，对妇女宫寒所致的不孕症有较好的疗效。

【配伍主治】

该药对常用于治疗肾阳虚证。症见腰膝酸软，畏寒怕冷，精神不振，舌淡胖苔白，脉沉弱无力。

【常用量】

鹿角 6～15g。巴戟天 3～10g。

【临床经验应用】

例 肾精化气，二分阴阳，在整个月经周期呈现节律性变化。经后期阴长阳消，以肾阴滋润濡养为主；氤氲期重阴必阳，肾阳激发排卵；经前期阳长阴消，鼓舞精血直至血海满溢，内膜准备期病因病机以肾虚血瘀为主。处方：肉苁蓉 15g、鹿角 9g、菟丝子 15g、巴戟天 15g、枸杞子 18g、龟甲 18g、党参 15g、熟地黄 15g、肉桂 6g、砂仁 6g、当归 15g、莪术 9g；水煎服，每日一剂，分早晚两次服用，持续治疗 3 个月为一个疗程。

82　附子—人参

【单味药药性】

附子：本品为毛茛科多年生草本植物乌头的子根的加工品。盐附子以个大、体重、色灰黑、表面起盐霜者为佳；黑顺片以身干、片大、均匀、皮黑褐、切面油润有光泽者为佳；白附片以身干、片大、均匀、色黄白、油润半透明者为佳。味辛、甘，性大热。有毒。归心、肾、脾经。

附子主要有效成分是乌头类生物碱、多糖、皂苷等。

附子有强心、保护心肌细胞、抗心律失常、抗炎和镇痛、抗肿瘤等药理作用。

人参：本品为五加科植物人参的干燥根和根茎。以支大、浆足、纹细、芦长、碗密、有圆芦及珍珠点者为佳。味甘、微苦，性微温。归脾、肺、心、肾经。

人参含多种人参皂苷、挥发油、氨基酸、微量元素及有机酸、糖类、维生素等成分。

人参有兴奋神经中枢、抗肿瘤、保护心脑血管、提高免疫力、延缓衰老、降血脂及抗疲劳等药理作用。

【单味药功用】

附子：回阳救逆，补火助阳，散寒止痛。本品能上助心阳、中温脾阳、下补肾阳，为"回阳救逆第一品药"。若治心阳衰弱，心悸气短、胸痹心痛者，可与人参、桂枝等同用；若脾阳不足，可与干姜、肉桂、人参同用；若肾阳不足，阳痿滑精、宫寒不孕、腰膝冷痛者，可配肉桂、山茱萸、熟地黄等；配党参、白术、干姜等，可治脾肾阳虚、寒湿内盛所致脘腹冷痛、大便溏泄等；与茯苓、白术等同用，可治脾肾阳虚、水气内停所致小便不利、肢体水肿者；治阳虚兼外感风寒者，常与麻黄、细辛同用。

《本草从新》云："大燥回阳、补肾命火、逐风寒湿。"

《医学启源》："其用有三：去脏腑沉寒一也；补助阳气不足二也；温热脾胃三也。"

人参：大补元气，复脉固脱。用于体虚欲脱，肢冷脉微，为拯救虚脱之要药。补脾益肺：用于治疗脾虚食少、肺虚喘咳。治疗脾虚不能统血而失血者，常与黄芪、白术同用；治疗热病气津两伤，常与石膏、知母同用；用于治疗气血两虚，久病羸弱者，常与白术、当归、熟地黄同用；用于心气不足，惊悸失眠症，常与黄芪、当归、龙眼肉同用；用于治疗心肾不交，心悸健忘，常与生地黄、当归、酸枣仁同用。不宜与五灵脂、藜芦同用。

《神农本草经》曰："味甘，微寒。主补五脏，安精神……止惊悸，除邪气，明目，开心，益智，久服轻身延年。"

《药性本草》云："人参主五劳七伤，虚损羸弱，止呕哕。补五脏六腑，保中守神。消胸中痰，治肺痿及痫疾，冷气逆上。伤寒不下食，凡虚而多梦纷纭。"

【配伍功能】

附子—人参是中医经典药对。人参味甘，性微温，为"大补元气之药"，能五脏并补，先天、后天同益，被历代医家推为"百补之王"。附子味辛、甘，大辛、大热，能回阳救逆、补火助阳、散寒止痛，被誉为"回阳救逆之第一品，补先天命门真火之第一要药"。

人参—附子药对临床应用已有千余年，人参甘温，大补脾胃之元气而固后天，力宏而迅疾，可回阳气于垂绝。附子大辛、大热，温壮元阳而大扶先天，享雄壮之质，善走而通行十二经。如《伤寒蕴要全书》曰："夹阴伤寒，内外皆阴，阳气顿衰，必须急用人参健脉以益其原，佐以附子温经散寒，舍此不用，将何以救之。"两者配伍，历来均为"回阳救脱挽危亡"之上品。

人参不仅可降低附子的毒性，同时可增加附子的药效。

【配伍主治】

（1）该药对配伍是治疗阴盛阳衰的极佳配伍。

（2）该药对可强心、升压、增强心肌收缩力，并具有改善组织器官缺血状态、调节血液流变性及微循环、降低体内炎症水平及保护心脑血管等作用。

【常用量】

附子 3～15g，先煎，久煎。

人参3～9g，另煎兑服；也可研粉吞服，一次2g，一日2次。

【临床经验应用】

例 唐某某，男，51岁。平素伏案少动，经常熬夜，长期失眠。去年冬季以来，常阵发心前区刺痛。3日前因劳累过度，情志不舒，骤发胸背剧痛，大汗淋漓，面色苍白，四肢厥冷，手足青紫，处于昏迷状态。急送某院诊以心肌梗死，经吸氧、输液等抢救措施脱险。但仍神志模糊，稍一劳累，心绞痛即发作，先后用活血化瘀、祛湿化痰、育阴潜阳等法治之，症状时轻时重。昨日突发心绞痛，症见：面色青黄，剧痛难忍，背冷恶寒，汗出不止，四肢发凉，指端青紫，舌淡苔白多津，脉沉细。证属阴寒内盛，胸阳不振，尤以背恶寒症状突出，以附子汤加味。处方：红参、炮附子各10g，白术、川芎各15g，白芍、茯苓、薤白各30g，急煎频服。服药须臾，汗止，精神好转，疼痛减轻。2剂后背冷减轻，疼痛消失。以上方继服40剂，心绞痛未再发作，背冷消失，能上班工作。

(83) 玉竹—生地黄

【单味药药性】

玉竹：为百合科植物玉竹的干燥根茎。以条长、肉肥、黄白色，光泽柔润者为佳。味甘，性微寒；归肺、胃经。

玉竹含甾体皂苷、黄酮及其糖苷、微量元素、氨基酸及其他含氮化合物，尚含黏液质、白屈菜酸、维生素A样物质。

玉竹具有降血糖、降血脂、缓解动脉粥样斑块形成、强心、抑制结核杆菌生长等作用，还有类似肾上腺皮质激素作用。

生地黄：为玄参科植物地黄的新鲜或干燥块根。以体重，质较软而韧，不易折断，断面棕黄色至黑色或乌黑色、有光泽、具黏性者为佳。味甘，性寒；归心、肝、肾经。

生地黄含梓醇、二氢梓醇、单密力特苷、乙酰梓醇、桃叶珊瑚苷、密力特苷、地黄苷、去羟栀子苷、筋骨草苷、辛酸、苯甲酸、苯乙酸、葡萄糖、蔗糖、果糖及铁、锌、锰、铬等20多种微量元素、β-谷甾醇等。

生地黄的主要药理作用有降压、镇静、抗炎、抗过敏、强心、利尿等。

【单味药功用】

玉竹：养阴润燥，生津止渴。用于肺胃阴伤，燥热咳嗽，咽干口渴，内热消渴。治疗阴虚肺燥有热的干咳少痰、咯血、声音嘶哑等症，宜与沙参、麦冬、桑叶等同用；治疗阴虚火炎，咯血，咽干，失音，宜与生地黄、麦冬、贝母等同用；治疗燥伤胃阴，口干舌燥，宜与麦冬、沙参等同用；治疗胃热津伤之消渴，宜与石膏、知母、麦冬、天花粉等同用；治疗热伤心阴之烦热多汗、惊悸等，宜与麦冬、酸枣仁等同用。

《药性论》云：“君。主时疾寒热，内补不足，去虚劳客热。头痛不安，加而用之，良。”

《日华子本草》曰：“除烦闷，止消渴，润心肺，补五劳七伤，虚损，腰脚疼痛，天行热狂，服食无忌。”

生地黄：清热凉血，养阴，生津。用于热病舌绛烦渴；阴虚内热，骨蒸劳热；内热消渴，吐血，衄血，发斑发疹。治疗温热病热入营血，壮热烦渴、神昏舌绛者，宜与玄参、连翘、丹参等同用；治疗血热吐衄，宜与大黄同用；治疗血热便血、尿血，宜与地榆同用；治疗阴虚内热，潮热骨蒸，宜与知母、地骨皮等同用；治疗温病后期，余热未尽，阴津已伤，邪伏阴分，宜与青蒿、知母、鳖甲等同用；治疗热病伤阴，烦渴多饮，宜与玉竹、麦冬、沙参等同用；治疗阴虚内热之消渴证，宜与山药、黄芪、山茱萸等同用；治疗温病津伤，肠燥便秘，宜与玄参、麦冬等同用。脾虚便溏，腹满便溏者不宜使用。

《珍珠囊》曰：“凉血，生血，补肾水真阴。”

【**配伍功能**】

玉竹—生地黄药对具有清热养阴、生津止渴之效。

【**配伍主治**】

（1）该药对可用治阴虚劳嗽。

（2）该药对可用治热病后期胃阴未复，或脏腑失调、内火伤及胃阴，饥不欲食，口舌干燥者。

（3）该药对可用治内热消渴。

【**常用量**】

玉竹 6～12g。生地黄 10～15g。

【**临床经验应用**】

例 某男，54 岁，眩晕 3 年，诊见头目眩晕，口干口苦，急躁易怒，少寐多梦，二便无殊，遇恼即发，面色潮红。舌质略红，舌苔薄黄，脉来弦数。曾服硝苯吡啶片、镇肝熄风汤、杞菊地黄丸、天麻钩藤饮等中西药物不效。处方：麦冬24g，天冬24g，北沙参15g，生地黄15g，玉竹10g，赭石（先煎）30g，竹茹6g。七剂后复诊，诸症衰减，效不更方，继服七剂，诸症悉平。

(84) 麦冬—天冬

【单味药药性】

麦冬：为百合科植物麦冬的干燥块根，以身干、肥大、黄白色、半透明、质柔软、有香气、嚼之发黏者为佳。味甘、微苦，性微寒。归心、肺、胃经。

麦冬含甾体皂苷、高异黄酮、多糖、挥发油等成分。

麦冬有降血糖、保护心血管系统、增强免疫力、抗皮肤衰老、抗炎、抗肿瘤等药理作用。

天冬：为百合科植物天冬的干燥块根，以黄白色、半透明者为佳。味甘、苦，性寒，归肺、肾经。

天冬有效成分主要有皂苷类、多糖类、氨基酸类、木脂素类、黄酮类等。

天冬具有抗氧化、抗炎、增强免疫、抗肿瘤、镇咳平喘、抗抑郁等药理作用。

【单味药功用】

麦冬：养阴生津，润肺清心。临床上可用于治疗肺燥干咳、阴虚痨嗽、喉痹咽痛、津伤口渴、内热消渴、心烦失眠、肠燥便秘等。阴虚内热，烧灼肺津，肺阴不足，肺热咳嗽，干咳少痰，烦热口渴，或痰中带血、舌红少津、脉象细数等，可用本品滋阴润肺，清热止咳。常与天冬、桑叶、杏仁、沙参、火麻仁、阿胶珠、枇杷叶等同用。对肺结核、支气管炎、百日咳等病出现阴虚肺热咳嗽者，均可应用。

《神农本草经》中记载："麦门冬气味甘、平。主心腹结气，伤中伤饱，胃络脉绝，羸瘦短气。"

《名医别录》记载："保神，定肺气，安五脏，令人肥健。"

天冬：养阴润燥，清肺生津。用于肺燥干咳、顿咳痰黏、腰膝酸痛、骨蒸潮热、内热消渴、热病津伤、咽干口渴、肠燥便秘等。阴虚火旺，内热上蒸，肺热而咳，咽喉干燥，夜间口渴，或痰中带血、五心烦热等，可配合麦冬、玄参、生地黄、石斛、贝母、枇杷叶、杏仁、藕节、白及、生石膏、瓜蒌等同用。肺肾阴虚而出现口渴多饮，饮不解渴，尿频而多者，可配合麦冬、生地黄、山茱萸、天花粉、知母、沙参、五味子、乌梅、枸杞子等同用。亦可用于热伤津液之肠燥便秘等。

《神农本草经》将天冬列为上品，载其"治诸暴风湿偏痹。强骨髓，杀三虫，去伏尸。久服，轻身，益气，延年。"

《名医别录》载天冬"保定肺气，去寒热，养肌肤，益气力，利小便，冷而能补。久服不饥"。

《本草衍义》载天冬"治肺热之功为多，其味苦，但专泄而不专收，寒多人禁服"。

【配伍功能】

麦冬—天冬药对见于《张氏医通》二冬膏。方中二冬养阴清热，润燥止嗽。二冬皆为滋阴清热之品，二药配伍，相须为用，兼理心、肺热。麦冬甘、微苦，性微寒，养肺阴，润肺燥，益胃生津，清心除烦。天冬甘、苦而寒，入肺、肾二经，能清肺热，滋肾阴，生津润燥，止渴止咳。但天冬通肾气，滋肾清热之力较强。麦冬定肺气，有润肺清热之功。二药相伍，相须为用，既增强滋阴清热作用，又润肺滋肾，清金益水，兼理肺肾二脏。二冬相合，用之补肺可防伤肾，用之滋肾亦可助肺。

【配伍主治】

（1）阴虚肺燥之咳嗽少痰、咽干咽痛、肺痿咯血、消渴。

（2）肾阴亏损之虚劳骨蒸、潮热盗汗等。

（3）心阴不足之心悸怔忡、失眠烦躁等。

（4）胃阴亏耗之消渴便秘、口疮舌疳等。

【常用量】

麦冬 6～12g。天冬 6～12g。

【临床经验应用】

例 李某，58岁，男性。40多岁开始有高血压、烦躁焦虑、失眠，常常伴有眩晕。症状时轻时重，时好时坏。现又有尿糖阳性，血糖偏高，易口渴，多尿。刻诊，患者舌质干红，苔净，脉象弦而细数。精神状态不错，面颊呈现红色。

处方：南北沙参各15g，天冬、麦冬各15g，生地黄24g，山茱萸8g，山药24g，玉竹18g，石斛12g，枸杞子12g，天花粉12g，覆盆子12g，五味子6g。水煎服。从前西药用量渐减至停用。服20多剂后，口渴多饮、多尿及烦躁、眩晕等症有明显改善，血压下降明显。再用药20多剂，尿糖转阴，血糖降为正常。

⑧⑤ 何首乌—淫羊藿

【单味药药性】

何首乌：为蓼科藤本植物何首乌的干燥块根，以质重、坚实、显粉性者为佳。味苦、甘、涩，性微温。归肝、心、肾经。

何首乌主要含有二苯乙烯苷、蒽醌类、黄酮类、磷脂类和苯丙素类等多种成分。

何首乌主要药理作用有抗衰老、保肝、降血脂、降血糖、抗肿瘤、抗动脉粥样硬化、增加冠脉血流量、增强造血功能、提高免疫力等。

淫羊藿：为小檗科植物淫羊藿、箭叶淫羊藿、柔毛淫羊藿或朝鲜淫羊藿的干燥叶。以梗少、叶多、色黄绿、不破碎者为佳。味辛、甘、温，归肝、肾二经。

淫羊藿含黄酮、木脂素、苯酚苷、生物碱、多糖、挥发油等成分。

淫羊藿具有抗骨质疏松、提高免疫功能、舒张血管、抗氧化、抗癌、抗抑郁、抗哮喘、抗老年痴呆等药理作用。

〔单味药功用〕

何首乌：解毒，消痈，截疟，润肠通便。用于疮痈，风疹瘙痒，久疟体虚，肠燥便秘。本品制用，长于补肝肾，益精血，且微温不燥，补而不腻，实为滋补之良药，尤善乌须发，常用治血虚萎黄及肝肾不足，精血亏虚，眩晕耳鸣、须发早白、腰膝酸软、肢体麻木、崩漏带下等。本品生用，苦泄甘润，长于解毒，消痈，截疟，润肠，用于久疟、痈疽、瘰疬、肠燥便秘等。

《开宝本草》所载何首乌功效为："主瘰疬，消痈肿，疗头面风疮，五痔，止心痛，益血气，黑髭鬓，悦颜色。久服长筋骨，益精髓，延年不老。亦治妇人产后及带下诸疾"。

《神农本草经读》中载："若谓首乌滋阴补肾，能乌须发，益气血，悦颜色，长筋骨，益精髓，延年，皆耳食之误也。"

淫羊藿：补肾阳，强筋骨，祛风湿。用于阳痿遗精，筋骨痿软，风湿痹痛，麻木拘挛。本品甘温能温补肾阳，辛温可祛风除湿，既能内壮肾阳而强筋健骨，又能外散风湿而通痹止痛，多用于肾阳虚衰之阳痿遗精、筋骨痿软、风湿痹痛、麻木拘挛。与巴戟天、枸杞子、熟地黄等配伍，以补益肾精，如赞育丹；治女子宫冷不孕，与鹿茸、当归等补益精血、温阳暖宫药配伍；治肾阳虚衰之尿频、遗尿，常与巴戟天、桑螵蛸等补肾阳、固精缩尿药配伍。治风湿久痹，肢体拘挛麻木或疼痛可单用浸酒服，或与天麻、牛膝等配伍，以补肝肾、祛风湿、强筋骨。

《神农本草经》曰："主阳痿绝伤，茎中痛，利小便，益气力，强志。"

《医学入门》载："治偏风手足不遂，四肢皮肤不仁"。

〔配伍功能〕

何首乌制用，长于补肝肾，益精血，且微温不燥，补而不腻，实为滋补之良药；淫羊藿内壮肾阳而强筋健骨；二者合用，平补肾中阴阳、生精强身，益气生血，亦可外散风湿而通痹止痛。

〔配伍主治〕

(1) 用于脚气流注，头目昏重，肢节痛，手足冷，重热拘挛，浮肿麻痹，目生黑花。

（2）适用脑动脉硬化伴供血不足、冠心病、一过性黑矇、偏头痛、目眩、耳鸣、老年性高血压、高脂血症等。

（3）主治慢性再生障碍性贫血，偏气血亏虚者。

（4）可用于精子异常之不育症。

【常用量】

制何首乌 6～12g，生何首乌 3～6g。

淫羊藿 6～10g。

【临床经验应用】

例 孙某，男，41岁。阴囊潮湿3月，一年前曾有少腹会阴不适感，同时小便频数，因症状不重，又不经常发作，未予正规治疗，3月前无诱因出现阴囊潮湿症状，如同水洗浸泡过一样。患者乏力，易汗，肢冷畏寒，腰酸腿软，阳痿，食冷易腹泻，阴囊潮湿冰冷，小腹略有不适感，尿后有白浊，舌淡苔白滑，脉沉无力。

方药：何首乌 30g，淫羊藿 25g，肉桂 15g，蛇床子 20g，苍术 15g，茯苓 30g，白术 20g，海螵蛸（乌贼骨）30g，土茯苓 30g，草薢 20g。5剂后，阴囊潮湿症状大减，余症亦减轻，唯有乏力易汗依旧，加黄芪 60g 继服 10 日，最终诸症皆消。

86 益智—补骨脂

【单味药药性】

益智：为姜科植物益智的干燥成熟果实，以粒大、饱满、气味浓者为佳。味辛、性温。归脾、肾经。

益智含有倍半萜类、二芳基庚烷类、黄酮、甾醇及其苷类等成分。

益智主要药理作用有抑制神经细胞凋亡，降低炎症因子表达，提高抗氧化酶活性，保护神经退行性疾病、抗癌、强心、舒张血管、提高免疫力、抗氧化等。

补骨脂：为豆科补骨脂属植物补骨脂的干燥成熟果实，以粒大、色黑、饱满、坚实、无杂质者为佳。味辛、苦，性温，归肾、脾经。

补骨脂含有香豆素类、单萜酚类、黄酮类等成分。

补骨脂主要药理作用有调节雌激素水平、抗肿瘤、抗氧化、抗菌、抗炎、抗抑郁、促进骨生长、神经及心血管系统保护作用等。

【单味药功用】

益智：暖肾固精，缩尿，温脾止泻，摄唾。用于肾虚遗尿，小便频数，遗精白浊，脾寒泄泻，腹中冷痛，口多唾涎。临床上常与补骨脂、龙骨、金樱子等补肾固精药配伍治肾气不固之遗精滑精、白浊；常与乌药、山药等配伍治遗尿、尿频，以温肾祛寒、缩尿止遗，如缩泉丸。治脾肾虚寒之泄泻，常与补骨脂、肉豆蔻等温补脾肾、涩肠止泻药配伍；治中气虚寒之食少、口多唾涎，常与党参、白术、陈皮等益气健脾、理气燥湿药配伍。益智善温脾肾而兼收涩之性，为温脾止泻摄唾，暖肾固精缩尿之常用药。尤以脾肾虚寒，口多唾涎为必用，盖脾主涎，肾主唾，脾肾虚寒得除，则唾涎自然可摄。

《开宝本草》记载本品"味辛，温，无毒。主遗精虚漏，小便馀沥，益气安神，补不足，安三焦，调诸气"。

《本草纲目》中描述"（益智）行阳退阴之药也，三焦、命门气弱者宜之"。

补骨脂：温肾助阳，纳气平喘，温脾止泻；外用消风祛斑。本品辛温苦燥，既能温补肾阳，又能温脾止泻，且具收涩之性，为治脾肾阳虚下元不固之要药，用于肾阳不足，命门火衰之腰膝冷痛、阳痿、遗精、尿频、遗尿；能温补脾肾而止泻，多用于脾肾阳虚之五更泄泻；能温肾纳气而平喘咳，用于肾不纳气之虚喘。外用又能消风祛斑，用于白癜风及斑秃。

《日华子本草》曰："兴阳事，治冷劳，明耳目"。更明确指出此药可以补阳，且可以聪耳名目。

《开宝本草》载："主五劳七伤，风虚冷，骨髓伤败，肾冷精流，及妇人血气堕胎。"

〖配伍功能〗

益智具有温脾止泻、温肾暖腰等功效，可以用于治疗脾虚泄泻、遗尿等。补骨脂味辛、苦，性温，归肾、脾经，具有补肾壮阳、固精缩尿、温脾止泻等功效，可以用于治疗肾阳不足、命门火衰之阳痿遗精等。二药合用，有温肾壮阳、固精缩尿、温脾止泻之功能。

〖配伍主治〗

（1）用于治疗元阳衰耗，火不生土，胃冷成膈。

（2）用于治脾肾阳虚、中焦寒冷之脘腹冷痛，吐泻食少。

（3）用于治疗心脾两虚、气血不足所致的神疲体倦、面色萎黄、心悸、失眠、崩漏等。

（4）脾肾虚寒之泄泻。

〖常用量〗

益智 3～10g。

补骨脂 6～12g。外用 20%～30%酊剂涂患处。

〖临床经验应用〗

例 治疗遗尿。处方：益智（酒炒）、补骨脂（酒炒）、熟地黄、菟丝子（酒煮）、白术（炒）各 60g，北五味、附子（制）、茯苓、家韭子（炒）各 30g。如兼气虚必加人参 60g 更妙。诸药为末，山药糊为丸，如梧桐子大。每服 100 余丸，空腹滚汤或温酒送下，每天服 2 次。《成方便读》中说："方中熟地、菟丝子、补骨脂、韭子，大补肾脏。然所以约束肾中之气者，又在于脾，故以白术、山药大补脾土；益智仁辛香温暖，独入脾家，且能于固摄之中，仍寓流动之意；附子助其火；茯苓去其邪水；而以五味子一味，固其关巩其堤也。"本方除下元虚冷则肾气复而固摄有权，遗尿可愈。

⑧⑦ 菟丝子—枸杞子

【单味药药性】

菟丝子：为旋花科植物南方菟丝子或菟丝子的干燥成熟种子，以颗粒饱满、无尘土及杂质者佳。味辛、甘，性平。归肝、肾、脾经。

菟丝子主含黄酮、多糖、糖苷、甾醇类、生物碱类、鞣酸、脂肪酸、氨基酸及微量元素等。

菟丝子主要药理作用为增强性活力，增加非特异性抵抗力，抗肿瘤、抗病毒、抗炎、抗不育、致泻，及抑制中枢神经系统等。

枸杞子：茄科植物宁夏枸杞的干燥成熟果实，以粒大、肉厚、种子少、色红、质柔软者为佳。味甘、平。归肝、肾经。

枸杞子含枸杞多糖、枸杞总黄酮、类胡萝卜素类等成分。

枸杞子主要药理作用为保护视功能；改善生殖能力；保护神经细胞，防治神经系统疾病，抗抑郁，防治糖尿病及其并发症，防治肝病，抗肿瘤，保护肺、肾；对抗骨质疏松，保护骨关节；清除自由基、抗氧化、调节免疫、延缓衰老等。

【单味药功用】

菟丝子：补益肝肾，固精缩尿，安胎，明目，止泻，外用消风祛斑。治肾虚所致的腰膝酸软，常与杜仲、桑寄生等配伍；治肾阳不足，肾精亏虚之阳痿遗精，常与枸杞子、覆盆子、五味子等配伍，以补肾壮阳，固精止遗；治下元虚冷之遗尿尿频，与桑螵蛸、鹿茸、五味子等配伍，以补肾助阳，缩尿止遗；治肾虚不固之带下、尿浊，与茯苓、莲子、芡实等配伍，以温补脾肾，收涩止带。治肝肾不足，胎元不固之胎动不安，常与桑寄生、续断、阿胶等配伍，以补肝肾，安胎。治肝肾不足，目失所养之目暗不明，常与熟地黄、枸杞子等配伍以补肝肾、益精血、明目。治脾肾两虚之便溏泄泻，常与补骨脂、砂仁、肉豆蔻配伍，以温肾暖脾止泻。外用可祛风消斑，用于白癜风。

《名医别录》："主治茎中寒，精自出，尿有余沥"。

《日华子本草》："治鬼交泄精，尿血"。

枸杞子：滋补肝肾，益精明目。用于虚劳精亏，腰膝酸痛，眩晕耳鸣，内热消渴，血虚萎黄，目昏不明。善治肝肾不足之头晕目眩，常与熟地黄、山茱萸、山药等同用；治精血亏虚，腰膝酸软、头晕眼花、须发早白、脱发及肾虚不育，与当归、制何首乌、菟丝子等配伍；治疗消渴，可单用嚼食或熬膏服，也可配伍养阴生津之品，如麦冬、沙参、山药等。能滋阴润肺而止咳，用治肺肾阴虚之虚劳咳嗽。此外，本品有补血之功，治疗血虚萎黄、失眠多梦、头昏耳鸣等，常与养血安神之品配伍，如杞园膏。

《神农本草经》其中记载："味苦，寒。主五内邪气，热中消渴，周痹。久服，坚筋骨、轻身、不老。"

《新修本草》记载："味苦，寒，根大寒，子微寒，无毒。主五内邪气，热中消渴，周痹风湿，下胸胁气，客热虚劳，嘘吸不足，坚筋骨，强阴，利大小肠。久服坚筋骨，轻身不老，耐寒暑"。

《食疗本草》载："叶及子：并坚筋能老，除风，补益筋骨，能益人，去虚劳。"

《医学衷中参西录》记载枸杞子："味甘多液，性微凉，为滋补肝肾最良之药，故其性善明目，退虚热，壮筋骨，除腰疼，久服有益，此皆滋补肝肾之功也。"

【配伍功能】

枸杞子长于滋补肝肾，益精明目；菟丝子善于补益肝肾，固精缩尿，安胎，明目，止泻，外用消风祛斑。两药配伍，可增强填精益髓、补肾固精、明目的作用。

【配伍主治】

(1) 适用于肾精不足阳痿、遗精等证。

(2) 治肝肾不足，目失所养之目暗不明。

(3) 治肾水干枯、身体虚弱、饮食不进、大便干燥。

(4) 治肝肾虚弱、精衰血少、腰酸腿软。

【常用量】

菟丝子 6～12g，外用适量。

枸杞子 6～12g。

【临床经验应用】

例 李某，68 岁，男，因外伤致右股骨干下三分之一处骨折，经当地医院手法整复小夹板外固定两个月后，X 线示骨折断端移位，骨不连接，骨折两端及膝关节骨质密度明显降低，有透光区，骨质疏松脱钙。后再次复位固定，并服用本方。两个月后痊愈。

处方：丹参、熟地黄各25g，龟甲30g，生地黄、枸杞子、菟丝子、山茱萸、淫羊藿（仙灵脾）、黄芪各15g，骨碎补、当归各20g，牡丹皮、川芎各10g，木香3g，甘草

5g，牛膝、白参、白术各15g。

(88) 山茱萸—山药

〔单味药药性〕

山茱萸：山茱萸科植物物山茱萸的干燥成熟果肉，以无核、皮肉肥厚、色红油润者佳。味酸、涩，性微温。归肝、肾经。

山茱萸主要成分为环烯醚萜及其苷、三萜类、黄酮类、鞣质、有机酸、多糖等。

山茱萸主要药理作用有抗肿瘤、保护心肌、降血糖、调节骨代谢、保护神经元、抗氧化、保护肝脏、调控视黄醇、抗衰老、抗炎等。

山药：薯蓣科植物薯蓣的干燥根茎。以质坚实，粉性足，色洁白者为佳。味甘、平。归脾、肺、肾经。

山药主要成分有甾体皂苷类、多糖、尿囊素等。

山药主要药理作用有保肝、抗炎、抗肿瘤、降血糖及免疫调节等。

〔单味药功用〕

山茱萸：补益肝肾，收敛固涩。其性微温而不燥，补而不峻，既益肾精，又助肾阳，为平补阴阳之要药，肝肾阴虚证、肾阳亏虚证均可配伍用之。治肝肾阴虚，头晕目眩、腰酸耳鸣者，常与熟地黄、山药等配伍，以滋阴益肾；治命门火衰，腰膝冷痛，小便不利者，常与肉桂、附子等同用，以补火助阳；治肾阳虚阳痿者，多与鹿茸、巴戟天、淫羊藿等补肾壮阳之品同用。本品补益之中又具封藏之功，可固精止遗、固冲止血、敛汗固脱，常用于骨虚精关不固之遗精滑精、膀胱失约之遗尿尿频，常与熟地黄、山药等同用；用于肝肾亏损冲任不固之崩漏及月经过多；用于久病体虚欲脱等证，常与人参、附子、龙骨等同用，以益气回阳，敛汗固脱。可谓补敛俱佳之品。此外，本品亦治消渴证，多与地黄、天花粉等同用。

载于《神农本草经》，味酸、平，归肝、肾经，具有补益肝肾，收敛固涩之效。

《雷公炮制药性解》曰："主通邪气，逐风痹，破癥结，通九窍，除鼻塞，疗耳聋……小便利。"

山药：补脾养胃，生津益肺，补肾涩精。本品既能补脾、肺、肾之气，又能滋脾、肺、肾之阴，兼能收涩止泻、涩精止带，无论脾气虚弱，脾（胃）阴不足，肺气虚衰，肺阴虚亏，肾虚不固，均可用之。其平补气阴、不热不燥、补而不腻之性，是其所长。治肾虚不固的遗精、尿频等，与熟地黄、山茱萸、菟丝子等配伍，以益肾固精止遗；治肾虚不固，带下清稀或脾虚有湿的带下清稀、绵绵不止，前者常与熟地黄、山茱萸、五味子等补肾固涩药配伍，而后者常与党参、白术、车前子等健脾利湿药配伍；若带下发黄而有湿热者，常与黄柏、椿皮等清热燥湿药配伍。

《本草纲目》记载，山药“益肾气，健脾胃，止泻痢，化痰涎，润皮毛”。

《神农本草经》中记载，山药“补中、益气力、长肌肉”。

【配伍功能】

山茱萸味酸、涩，性微温，能补益肝肾、涩精敛汗；山药甘平，益脾胃，补肺肾。两药同用，功擅益肾涩精，且以不热不燥、补而不滞、能补能涩为特色。

【配伍主治】

男子肾虚遗精，女子肾虚带下。症见：男子无梦遗精，女子白带清冷，量多，稍劳更甚，伴有头昏目眩，耳鸣腰酸，神疲乏力，舌质淡红，少苔，脉小等。

【常用量】

山茱萸 6～12g。

山药 15～30g。

【临床经验应用】

例 王某，女，40岁，已婚，患者诉已于两年前月经量越来越减，至去年出现闭经，小腹冰凉感及腰困不适症状一直伴存，带下量多、质稀，夜尿2次以上，大便溏稀。现精神倦怠、头晕乏力、手腕肌肤不热、舌质胖淡、全舌白苔略厚、脉沉弱。属肾阳虚弱之闭经。

处方：熟地黄24g，山药18g，山茱萸18g，枸杞子10g，鹿角胶9g（烊化），菟丝子10g，杜仲10g（炒炭存性），当归10g，肉桂6g（焗服），附子6g，桑螵蛸12g。7剂，水煎分服。

药后，患者精神状态佳，头晕乏力症状消失，大便溏稀症状未见好转，月经已通，量少，色暗红，小腹冰冷感及腰困不适症状消失。考虑患者属于阳虚体质，需坚持长期治疗，巩固疗效，改汤剂为丸剂，口服，随访月经周期、色泽、经量正常。

(89) 淫羊藿—仙茅

【单味药药性】

淫羊藿：为小檗科植物淫羊藿、箭叶淫羊藿、柔毛淫羊藿或朝鲜淫羊藿的干燥叶。以梗少、叶多、色黄绿、不破碎者为佳。味辛、甘，性温。归肝、肾经。

淫羊藿含黄酮类、木脂素、苯酚苷、生物碱、多糖、挥发油等成分。

淫羊藿主要药理作用有促性腺功能、抗骨质疏松、提高免疫功能、舒张血管、抗氧化、抗癌、抗抑郁、抗哮喘、抗老年痴呆等。

仙茅：为石蒜科植物仙茅的干燥根茎。以根条粗长、质坚脆、表面黑褐色者为佳。味辛，性热；有毒。归肾、肝、脾经。

仙茅主要成分包括酚类及酚苷类、皂苷原及皂苷类、木脂素类、黄酮类、生物碱、脂肪族类等。

仙茅的主要药理作用有提高雄激素、抗衰老、提高免疫力、降血糖、抗炎、抗癌等。

〔单味药功用〕

淫羊藿：补肾阳，强筋骨，祛风湿。用于阳痿遗精，筋骨痿软，风湿痹痛，麻木拘挛。淫羊藿是温热的药物，阴虚火旺的患者忌服。

《神农本草经》："主阳痿绝伤，茎中痛，利小便，益气力，强志。"

《日华子本草》："治一切冷风劳气，补腰膝，强心力，丈夫绝阳不起，女子绝阴无子，筋骨挛急，四肢不任，老人昏耄，中年健忘。"

仙茅：补肾阳，强筋骨，祛寒湿。用于阳痿精冷，筋骨痿软，腰膝冷痹，阳虚冷泻。本品燥烈有毒，阴虚火旺者忌服。过量服用可引起心脏抑制，心律失常及麻痹。

《开宝本草》："主心腹冷气，不能食，腰脚风冷挛痹不能行，丈夫虚劳，老人失溺，无子，益阳道……强记，助筋骨，益肌肤，长精神，明目。"

《本草纲目》："补三焦、命门之药也。惟阳弱精寒，禀赋素怯者宜之。若体壮相火炽盛者，服之反能动火。"

〔配伍作用〕

淫羊藿—仙茅药对见于梁颂名《中医方剂临床手册》之"二仙汤"。

淫羊藿、仙茅均味辛，淫羊藿补肝肾，壮筋骨，兴阳益精，祛风散湿，用治四肢麻木不仁有效。仙茅辛热性猛，能补命门而壮阳，除寒湿而暖腰膝，治下元虚弱，阳衰精冷。两药合用，辛温之力愈强，补肾壮阳之效愈甚，可治冲任不调、命门火衰、肾精不足、相火旺诸证。

〔配伍主治〕

（1）该药对常用于治疗妇女更年期诸不适、月经不调、腰痛、筋骨拘挛、尿频、头痛头晕、健忘、全身怕冷等病症。

（2）该药对常用于腰酸、膝软、尿频、头晕、目眩、耳鸣；烘热汗出、五心烦热、烦躁易怒、口干、便艰、失眠多梦、舌红、虚火上炎等病症。

〔常用量〕

淫羊藿6～10g。

仙茅3～10g。

【临床经验应用】

例 患者，男，45岁。近几月来，先后4次发生晕厥，于天津市某医院诊为血管神经性晕厥。自诉晕厥前先感鼻塞，头面烘热，心悸；醒后冷汗淋漓，喉中痰鸣，眼中见血丝，片刻恢复正常；纳可，寐安；夜间汗出较多；时觉腰背酸痛；二便调；舌红苔薄，脉细。诊为厥证，证属肾阴阳两虚，气机逆乱。治宜补肾填精，滋阴降火。方选二仙汤加味，处方：仙茅10g、淫羊藿30g、当归10g、巴戟天10g、知母10g、黄柏10g、丹参30g、炙甘草15g、浮小麦30g、大枣4枚、白芍10g、紫石英10g、生龙骨30g、生牡蛎30g。7剂，每天1剂，分早晚2次温服。

⑨⓪ 蛇床子—石楠叶

【单味药药性】

蛇床子：为伞形科植物蛇床的干燥成熟果实。以颗粒饱满、灰黄色、气味浓厚者为佳。性温，味辛、苦；有小毒。归肾经。

蛇床子含蒎烯、异缬草酸龙脑酯、欧芹酚甲醚、二氢欧山芹醇、佛手柑内酯、蛇床子素、异茴芹素等。

蛇床子的主要药理作用有杀虫止痒、消肿、解毒、止痛。可治疗皮肤疖子、皮肤瘙痒、外阴炎、阴道炎等。

石楠叶：为蔷薇科植物石楠的叶。性平，味辛、苦；有小毒。归肝、肾经。

石楠叶主要成分为氢氰酸、野樱皮苷、熊果酸、皂苷、挥发油等。

石楠叶的主要药理作用有安定、降温、镇痛、抗炎、抗癌、抑菌等。

【单味药功用】

蛇床子：温肾壮阳，燥湿，祛风，杀虫。用于阳痿，宫冷，寒湿带下，湿痹腰痛；外治外阴湿疹，妇人阴痒；滴虫性阴道炎。

《神农本草经》："主妇人阴中肿痛，男子阳痿、湿痒，除痹气，利关节，癫痫，恶疮。"

《药性论》："治男子、女人虚，湿痹，毒风，顽痛，去男子腰疼。浴男子阴，去风冷，大益阳事。主大风身痒，煎汤浴之瘥。疗齿痛及小儿惊痫。"

石楠叶：祛风补肾。用于风湿筋骨痛、阳痿遗精。

《神农本草经》："养肾气、内伤、阴衰，利筋骨皮毛。"

《名医别录》："主治脚弱，五脏邪气，除热。"

【配伍作用】

蛇床子—石楠叶药对见于补肾活血方。

蛇床子、石楠叶均味苦、归肾经，皆有补肾、祛风的功效。蛇床子另有杀虫、燥湿的作用，补肾阳之力更甚，两药合用，达到温补肾阳、兴阳道的作用。两药合用药性较峻，宜暂用，不宜久服；久用宜配肉苁蓉、锁阳温润之药物。

【配伍主治】

该药对常用于治疗肾阳不足之男子阳痿、女子宫寒不孕症。症见腰痛、身体沉重、四肢乏力、畏寒肢冷、小便清长、夜尿增多等，伴有身体部位的疼痛，疼痛如针刺，舌暗，脉沉涩。

【常用量】

蛇床子 3～9g（内服），外用适量，多煎汤熏洗，或研末调敷。

石楠叶 4.5～9g。

【临床经验应用】

例 卵巢早衰究其临床症状与“月水先闭”“经水早断”等相类，归属于中医“闭经”“早发绝经”“经断前后诸症”“不孕症”等范畴。辨证属肾亏血瘀者，补肾活血方主之。治宜补肾填精，健脾养血活血。处方：淫羊藿、巴戟天、覆盆子、菟丝子、蛇床子、石楠叶、枸杞子、党参、黄芪、当归、川芎。

(91) 肉苁蓉—巴戟天

【单味药药性】

肉苁蓉：为列当科植物肉苁蓉或管花肉苁蓉的干燥带鳞叶的肉质茎。以肉质、条粗长、棕褐色、柔嫩滋润者为佳。肉苁蓉味甘、咸，性温，归肾、大肠经。

肉苁蓉主含苯乙醇苷类、环烯醚萜类、木脂素类、多糖、十几种氨基酸、多种生物碱等成分。

肉苁蓉具有提高免疫力、抗衰老、改善阳痿早泄、抗疲劳、保护肝脏、保护心脑血管、润肠排毒等药理作用。

巴戟天：为茜草科植物巴戟天的干燥根。以条大、肥壮、连珠状、肉厚、色紫者为佳。味辛、甘，性微温，归肾、肝经。

巴戟天的主要活性成分为糖类、黄酮类、氨基酸等，另含有小量的蒽醌类及维生素 C。

巴戟天的主要药理作用为促肾上腺皮质激素样作用等。

【单味药功用】

肉苁蓉：补肾阳，益精血，润肠通便。用于阳痿，不孕，腰膝酸软，筋骨无力，肠燥便秘。经常大便溏薄者不宜食用。

《神农本草经》："主五劳七伤，补中，除茎中寒热痛，养五脏，强阴，益精气，多子，妇人癥瘕，久服轻身。"

《日华子本草》："治男绝阳不兴，女绝阴不产，润五脏，长肌肉，暖腰膝，男子泄精，尿血，遗沥，带下阴痛。"

巴戟天：补肾阳，强筋骨，祛风湿。用于阳痿遗精，宫冷不孕，月经不调，少腹冷痛，风湿痹痛，筋骨痿软。

《本草纲目》："治脚气，去风疾，补血海。"

《本草备要》："入肾经血分，强阴益精，治五劳七伤；辛温散风湿，治风湿、脚气、水肿。"

【配伍作用】

肉苁蓉—巴戟天药对见于张璐的《张氏医通》之"金刚丸"。

肉苁蓉、巴戟天均味甘、性温，归肾经；有温补肾阳的作用。肉苁蓉另有益精血、润肠通便的作用；巴戟天重于祛风湿、强筋骨。两药合用，达到补肾助阳的功效，有温而不燥，补而不峻之优。

【配伍主治】

该药对常用于肾阳不足之肾虚骨痿，腰膝酸软，不能起动。症见腰膝酸痛、四肢特别是下肢发冷、头晕、抑郁、腹胀、心悸、五更泄泻、完谷不化、宫寒不孕、小便频数清长、夜尿频多等。

【常用量】

肉苁蓉 6～10g。

巴戟天 3～10g。

【临床经验应用】

例 贺某，男，57 岁。患者因行走不稳、健忘 1 个月余就诊。于某院行头颅 MRA 检查提示：双侧大脑前动脉走行迂曲，双侧胚胎型大脑后动脉。症见行走不稳，其妻搀扶，健忘，反应急慢。两尺脉虚浮，舌苔薄，舌质红。此属肾之阴阳俱虚，髓海失养，拟地黄饮子法。处方：熟地黄 20g、山茱萸 12g、麦冬 12g、五味子 5g、石斛 10g、肉桂 3g、制附子 6g（先煎）、肉苁蓉 10g、巴戟天 10g、石菖蒲 6g、茯苓 12g、远志 6g、丹参 20g、当归 10g。7 剂，常规水煎两次取 200mL，分两次服用。

(92) 覆盆子—紫石英

【单味药药性】

覆盆子：为蔷薇科悬钩子属植物华东覆盆子的干燥果实。以个大、饱满、粒整、结实、色灰绿、无叶梗者为佳。味甘、酸，性微温，归肝、肾、膀胱经。

覆盆子含有机酸、糖类、少量维生素 C、没食子酸、β-谷甾醇、覆盆子酸等。

覆盆子具有抑菌、雌激素样作用等药理作用。

紫石英：氟化物类矿物萤石族萤石。紫石英味辛、甘，性温，归心、肺、肾经。

紫石英的主要活性成分为氟化钙。常夹杂有微量的氧化铁及镉、铬、铜、锰、镍、铅、锌、钇、铈；偶杂有铀等元素等。

紫石英的主要药理作用为兴奋中枢神经、提高卵巢功能等。

【单味药功用】

覆盆子：补肝益肾，固精缩尿，明目。主阳痿早泄，遗精滑精，宫冷不孕，带下清稀，尿频遗尿，目昏暗，须发早白。肾虚有火，小便短涩者慎服。

《本草备要》："益肾脏而固精，补肝虚而明目，起阳痿，缩小便"。

《本草正义》："覆盆，为滋养真阴之药，味带微酸，能收摄耗散之阴气而生津液，故寇宗奭谓益肾缩小便，服之当覆其溺器，语虽附会，尚为有理。"

紫石英：镇心安神，温肺，暖宫。用于失眠多梦，心悸易惊，肺虚咳喘，宫寒不孕。

《名医别录》："主治上气心腹痛，寒热、邪气、结气，补心气不足，定惊悸，安魂魄，填下焦，止消渴，除胃中久寒，散痈肿，令人悦泽。"

《药性论》："虚而惊悸不安者，宜加用之。"

《本草纲目》："上能镇心，重以去怯也；下能益肝，湿以去枯也。"

《神农本草经》："主心腹咳逆，邪气，补不足，女子风寒在子宫，绝孕十年无子。久服，温中，轻身，延年。"

【配伍作用】

覆盆子—紫石英药对见于《太平圣惠方》之"覆盆子散"。

覆盆子、紫石英均味甘、性温，归肾经；覆盆子更长于补益肝肾，紫石英则优于镇心安神、暖宫；两药合用对妇女宫寒所致的不孕症有较好的疗效。

【配伍主治】

该药对常用于治疗虚寒不孕症。症见虚劳精气乏，四肢羸弱，腰膝酸软，畏寒肢冷，尤以下肢为甚，头目眩晕，精神萎靡，面色㿠白或黧黑，舌淡胖苔白，脉沉弱或阳痿。

【**常用量**】

覆盆子 6~12g。

紫石英 9~15g，先煎。

【**临床经验应用**】

例 阴阳气不相顺接，便为厥。厥者，手足逆冷是也，或者躯干热四肢寒，或者小腹寒四肢热，或者头面热小腹寒，或者腰腹以上正常、腰腹以下冷。厥阴育嗣方以覆盆子、紫石英为君，取阴阳并补之义。暖宫补肾，固精止带，阴阳并补。处方：覆盆子、紫石英、生地黄、当归、川芎、肉苁蓉、鹿角胶、人参、干姜、炙甘草、水蛭、桂枝。

第十三章

收涩类药对

赤石脂—禹余粮

木蝴蝶—凤凰衣

硼砂—乌梅

(93) 赤石脂—禹余粮

【单味药药性】

赤石脂：赤石脂为硅酸盐类矿物多水高岭石。以色红、光滑细腻、易碎、舌舔之黏性强者为佳。赤石脂味甘、酸、涩，性温，归胃、大肠经。

主要成分为四水硅酸铝，尚含相当多的氧化铁等物质。

赤石脂主要药理作用为吸收消化道内有毒物质及食物异常发酵的产物，保护发炎胃肠黏膜，止胃肠道出血，抑制血栓形成。

禹余粮：禹余粮为氢氧化物类矿物褐铁矿。以红棕色、断面显层纹者为佳。禹余粮味甘、涩，性微寒，归胃、大肠经。

禹余粮主含氧化铁及磷酸盐。

禹余粮主要药理作用为抑制胃肠蠕动、缩短凝血时间及出血时间等。

【单味药功用】

赤石脂：涩肠，止血，生肌敛疮。用于久泻久痢，大便出血，崩漏带下；外治疮疡不敛，湿疹脓水浸淫。湿热积滞泻痢者忌服。孕妇慎用。畏官桂。

《神农本草经》："主黄疸，泻痢，肠癖脓血……下血，赤白。"

《名医别录》："疗腹痛……下痢赤白……女子崩中漏下，产难，胞衣不出。"

禹余粮：涩肠止泻，收敛止血。用于久泻，久痢，崩漏，白带。孕妇慎用。

《神农本草经》："主……下赤白。""主漏下。"

《本草纲目》："催生，固大肠。"又云："禹余粮，手足阳明血分重剂也。其性涩，故主下焦先后诸病。"

【配伍作用】

赤石脂甘温而涩，有填补下焦、涩肠固脱的作用；禹余粮能补脾涩肠。二药合用，为涩以固脱之法。

【配伍主治】

治疗少阴病虚寒下利，日久不止，下焦滑脱，肾关失约之证。

【常用量】

赤石脂9～12g，先煎。外用适量，研末敷患处。

禹余粮9～15g，先煎或入丸散。

【临床经验应用】

例 陈某某，男，56岁。患者于十年前，因便秘努责，导致脱肛，劳累即坠，甚至脱出寸余，非送不入。继之并发痔疮，经常出血，多方治疗不愈。按脉虚细，舌淡，体形羸瘦，肤色苍白，精神萎顿，腰膝无力，纳食呆滞，大便溏滑。证属气虚下陷，脾肾阳微。以赤石脂、禹余粮各 15g，菟丝子、炒白术各 9g，补骨脂 6g，炙甘草、升麻、炮干姜各 4.5g。服 3 剂后，直肠脱出能自编入，粪便略调。继服 3 剂，肠脱未出肛口，大便正常，食欲增加。后随证略为损益，继服 6 剂，脱肛完全治愈。同时，如黑枣大的痔疮缩小为黄豆大。一年后复诊，见其肤色润泽，精神饱满，询知脱肛未复发。

⑨④ 木蝴蝶—凤凰衣

〔单味药药性〕

木蝴蝶：紫葳科植物木蝴蝶的干燥成熟种子。以干燥，色白、大而完整者为佳。木蝴蝶味苦、甘，性凉，归肺、肝、胃经。

木蝴蝶主含黄芩苷元。

木蝴蝶主要药理作用有抗炎、抗过敏、利尿、利胆、降胆固醇等。

凤凰衣：凤凰衣为雉科动物家鸡所产卵孵化小鸡后鸡蛋壳的内膜。以身干、色白、完整、无碎壳和杂质者为佳。凤凰衣味甘，性温，归脾、胃、肺经。

凤凰衣主要成分为角蛋白，其中夹有少量黏蛋白纤维。

凤凰衣主要药理作用有促进伤口愈合、减少瘢痕形成等。

〔单味药功用〕

木蝴蝶：清肺利咽，疏肝和胃。临床上用于治疗肺热咳嗽，喉痹，音哑，肝胃气痛。治干咳不止，常配夏枯草。脾胃虚寒、便溏者慎用。

《滇南本草》："此木实似扁豆而大，中实如积纸，薄似蝉翼，片片满中，故有兜铃、千张纸之名。"

凤凰衣：补肺止咳。用于慢性气管炎，久咳，盗汗。脾胃虚弱，有湿滞者慎用。

《名医别录》："主治久咳结气，得麻黄、紫菀和服之立已。"

《医学入门》："（治）小儿头身诸疮，烧灰猪脂调敷。"

〔配伍作用〕

木蝴蝶润肺疏肝，和胃生肌；凤凰衣养阴清肺，开音，愈溃疡。二药轻淡，以膜入膜，疏肝不伤阴，养阴不郁滞，相辅相成，共奏疏肝养肺和胃之功。

〔配伍主治〕

适用于音暗病，对慢性喉炎、声带小结失音尤为适宜。

【常用量】

木蝴蝶：内服煎汤 6～9g；研末 1.5～3g。外用适量，敷贴或研末撒患处。

凤凰衣：内服煎汤 3～9g；或入散剂。外用适量，敷贴或研末撒。

【临床经验应用】

例 李某，男，胃痛已 8 年，多发作于食后 3 小时许，得食可缓解，曾有黑便史。其为溃疡病，殆无疑义。

方药：凤凰衣 30g，玉蝴蝶 30g，轻马勃 20g，象贝母 20g，血余炭 15g，琥珀粉 15g。上药共研细末，每次服 2g，1 日 2 次，睡前服。

⑨⑤ 硼砂—乌梅

【单味药药性】

硼砂：矿物硼砂经精制而成的结晶。味甘、咸，性凉。入肺、胃经。

硼砂主含四硼酸钠；还含少量铅、铜、钙、铝、铁、镁、硅等杂质。

硼砂主要药理作用为抑菌、抗炎等。

乌梅：蔷薇科植物梅的干燥近成熟果实。以个大、肉厚、核小、外皮乌黑色、不破裂露核、柔润、味极酸者为佳。味酸、涩，性平。入肝、脾、肺、大肠经。

乌梅主含枸橼酸、苹果酸、草酸、琥珀酸和延胡索酸等。

乌梅主要药理作用为杀虫、抗病原微生物等。

【单味药功用】

硼砂：清热消痰，解毒防腐。治咽喉肿痛，口舌生疮，目赤翳障，骨鲠，噎膈，咳嗽痰稠。本品以外用为主，内服宜慎。

《日华子本草》："消痰止嗽，破癥结喉痹。"

《本草纲目》："治上焦痰热，生津液，去口气，消障翳，除噎膈反胃，积块结瘀肉，阴溃，骨鲠，恶疮及口齿诸病。"

乌梅：收敛生津，安蛔驱虫。治久咳，虚热烦渴，久疟，久泻，痢疾，便血，尿血，血崩，蛔厥腹痛、呕吐，钩虫病，牛皮癣。外有表邪或内有实热积滞者均不宜服。

《神农本草经》："下气，除热烦满，安心，止肢体痛，偏枯不仁，死肌，去青黑痔，蚀恶肉。"

《本草纲目》："敛肺涩肠，止久嗽泻痢，反胃噎膈，蛔厥吐利。"

【配伍作用】

消痰止嗽，治喉中肿痛，膈上痰热，口齿诸病，杀劳虫。生则化腐，煅枯则生肌。

〔配伍主治〕

适用于慢性胃炎或胃肠功能紊乱之呕吐、久泻、久痢等症状。

〔常用量〕

硼砂内服宜慎，内服 1.5～3g，入丸、散用，外用适量。

乌梅 6～12g。

〔临床经验应用〕

例　梅核气，咽喉部有异物感，咯之不出，咽之不下，处方：芥子 1.5g，桔梗 2g，甘草 1.5g，硼砂 1g，乌梅 9g。利咽豁痰，"治上焦如羽，非轻不举"。

第十四章

其他类药对

96 威灵仙—金钱草

【单味药药性】

威灵仙：为毛茛科植物威灵仙、棉团铁线莲或东北铁线莲的干燥根及根茎，以条长、皮黑、肉白、质坚实者为佳。威灵仙味辛、咸，性温，归膀胱经。

威灵仙主含白头翁素、白头翁内酯、甾醇、糖类、皂苷、内酯、酚类、氨基酸等。

现代药理研究表明：威灵仙具有镇痛、抗炎、抗利尿、抗疟、降血糖、降血压、利胆等作用。原白头翁素对革兰氏阳性及阴性菌和真菌都有较强的抑制作用，煎剂可使食管蠕动节律增强、频率加快、幅度增大，能松弛肠平滑肌。醋浸液对鱼骨刺有一定软化作用并使咽及食管平滑肌松弛增强蠕动，促使骨刺松脱。其醇提取物有引产作用。

金钱草：本品为报春花科植物过路黄的干燥全草，以叶片肥大，植株完整、干燥、无杂质者为佳。金钱草味甘、咸，性微寒。归肝、胆、肾、膀胱经。

金钱草主含酚性成分和甾醇、黄酮类、氨基酸、鞣质、挥发油、胆碱、钾盐等。

现代药理研究表明：金钱草可引起输尿管上段腔内压力增高，输尿管蠕动增强，尿量增加，对输尿管结石有挤压和冲击作用，促使输尿管结石排出，并有抗炎作用。金钱草对细胞免疫有抑制作用，对血管平滑肌有松弛作用，对试管内二磷酸腺苷及花生四烯酸诱导的人血小板聚集也有一定的抑制作用。临床报告金钱草能引起接触性皮炎和过敏反应。

【单味药功用】

威灵仙：祛风除湿，通络止痛。用于风湿痹痛，肢体麻木，筋脉拘挛，屈伸不利，骨鲠咽喉。

《开宝本草》载其："主诸风，宣通五脏，去腹内冷滞，心膈痰水久积，癥瘕痃癖气块，膀胱蓄脓恶水，腰膝冷痛及疗折伤。久服之，无温疫疟。"

《新修本草》载其："腰、肾、脚膝、积聚、肠内诸冷病，积年不瘥者，服之无不立效。"

金钱草：清利湿热，通淋消肿。用于热淋，砂淋，尿涩作痛，黄疸尿赤，痈肿疔疮，毒蛇咬伤；肝胆结石，尿路结石。

《本草纲目拾遗》："去风散毒。煎汤洗一切疮疥。"

《本草求原》："祛风湿，止骨痛。浸酒舒筋活络，止跌打闪伤（痛），取汁调酒更效。"

【配伍作用】

威灵仙辛咸，性猛急，善走而不守，宣通十二经脉，归膀胱经。可利尿，可通经止痛、软坚散结。药理研究表明威灵仙有明显的镇痛作用，并可使局部肌肉松弛，结石排出；金钱草清热利水通淋、消肿；两者相互作用有显著的利尿排石作用。

【配伍主治】

(1) 治疗结石：威灵仙通络止痛，金钱草利尿通淋、化石，可缓解输尿管结石嵌顿引起的肾绞痛。还可以用于清肝利胆，治疗胆囊结石。

(2) 肠痈、肠粘连：威灵仙可以缓解平滑肌痉挛，金钱草有消炎、解毒、清热之功效，可用于治疗慢性阑尾炎及术后肠粘连。

【常用量】

威灵仙　内服：煎汤，6～9g，治骨鲠咽喉可用到 30g；或入丸、散；或浸酒。外用：捣敷；或煎水熏洗；或作发泡剂。

金钱草　内服：煎汤，15～60g，鲜品加倍；或捣汁饮。外用：适量，鲜品捣敷。

【临床经验应用】

例　程某某，女，34 岁。自述右上腹疼痛难忍，痛连肩背，呈阵发性，在某医院经 B 超检查诊断为胆结石。患者平素喜食辛辣，性情急躁易怒。症见：右上腹疼痛，口干便秘，小便短赤，舌质红，苔黄腻，脉弦滑，证属肝胆湿热。

处方：威灵仙 45g，郁金 30g，柴胡 15g，海金沙 30g（包煎），金钱草 30g，延胡索 15g，黄芩 10g，枳壳 10g，厚朴 10g，每日 1 剂，水煎服。连服 6 天后腹痛明显减轻，便秘溲赤症状缓解。

97　鸡内金—白术

【单味药药性】

鸡内金：为雉科动物家鸡的干燥砂囊内壁。以干燥、完整、个大、色黄者为佳。性味甘、平，归脾、胃、小肠、膀胱经。

鸡内金的主要成分为氨基酸、蛋白质、多糖等。

鸡内金具有调节胃肠道功能、调节心血管系统和解酒等方面的药理作用，可用于治疗积滞（食积、石积、酒积和瘀血）、消渴、疮疡、遗尿等。

白术：菊科植物白术的干燥根茎。本品为不规则的肥厚团块，长 3～13cm，直径 1.5～7cm，以个大、表面灰黄色、断面黄白色、有云头、质坚实、无空心者为佳。白术味苦、甘，性温；归脾、胃经。

白术含挥发油、果糖、菊糖、白术多糖、多种氨基酸及维生素 A 类成分等。

白术的主要药理作用有健脾、保肝、利胆、降血糖、抗肿瘤、镇静等。

〔单味药功用〕

鸡内金：健胃消食，涩精止遗。用于食积不消，呕吐泻痢，小儿疳积，遗尿，遗精。配白术、山药、使君子等同用，可治小儿脾虚疳积；配山楂、麦芽等，可增强消食导滞作用；本品单味炒焦研末，温酒送服治遗精；配菟丝子、桑螵蛸等，可治遗尿；配金钱草等药同用，治砂石淋证或胆结石。脾虚无积滞者慎用。

《本草纲目》曰："治小儿食疟，疗大人淋漓反胃，消酒积，主喉闭乳蛾，一切口疮，牙疳诸疮。"

《滇南本草》云："宽中健脾，消食磨胃。治小儿乳食结滞，肚大筋青，痞积、疳积、疳痰。并皆治之。"

白术：健脾益气，燥湿利水，止汗，安胎。用于脾虚食少，腹胀泄泻，痰饮眩悸，水肿，自汗，胎动不安。治脾虚有湿，食少便溏或泄泻，常与人参、茯苓等品同用；治脾虚中阳不振，痰饮内停者，宜与温阳化气、利水渗湿之品配伍；治脾虚水肿，可与茯苓、桂枝等药同用；治脾肺气虚，卫气不固，表虚自汗，易感风邪者，宜与黄芪、防风等补益脾肺、祛风之品配伍；本品亦可益气安胎，治疗脾虚胎儿失养者，宜与人参、阿胶等补益气血之品配伍；治脾虚失运，湿浊中阻之妊娠恶阻，呕恶不食，四肢沉重，宜与人参、茯苓、陈皮等补气健脾除湿之品配伍；治脾虚妊娠水肿，宜与健脾利水之品配伍。本品性偏温燥，热病伤津及阴虚燥渴者不宜。

《医学启源》记载："除湿益燥，和中益气，温中，去脾胃中湿，除胃热，强脾胃，进饮食，止渴，安胎。"

《长沙药解》云："味甘、微苦，入足阳明胃、足太阴脾经。补中燥湿，止渴生津，最益脾精，大养胃气，降浊阴而进饮食，善止呕吐，升清阳而消水谷，能医泄利。"

〔配伍功能〕

鸡内金甘平无毒，可升发胃气，养胃阴、生胃津、消食积，助消化，还可固涩缩尿，化结石。白术甘温补中，苦温燥湿，能补脾燥湿，益气生血，和中消滞，固表止汗，安胎。二药伍用，白术偏于补，鸡内金善于消。白术多用、久用有壅滞之弊，故与鸡内金伍用，体弊可除。二药相合，一补一消，补消兼施，健脾开胃之力更彰。

〔配伍主治〕

（1）该药对主治虚弱，运化无力，食欲缺乏，食后不消，痰湿内停，脘腹胀满，倦怠无力，或泄泻等症。

（2）萎缩性胃炎，证属脾虚夹瘀者。

【常用量】

鸡内金煎服 3～10g，白术 6～12g。

【临床经验应用】

例 刘某，男，74 岁。"肺癌"术后 1 月，气短声低，动则喘息，不饥纳少，脘腹痞满，大便多日不行，体瘦，面黄白少泽，双下肢水肿。舌质淡暗，舌苔薄滑，脉沉细无力。治宜健中汤开胃运脾，佐以五苓散化饮利水。处方：生白术 30g，鸡内金 15g，茯苓 12g，泽泻 12g，肉桂（后下）3g。水煎服，7 剂。药后纳食稍增，脘腹痞满好转，双下肢水肿减轻。

⑨⑧ 槟榔—沉香

【单味药药性】

槟榔：本品为棕榈科植物槟榔的干燥成熟种子，以个大、体重、结实、无破裂者为佳。槟榔味苦、辛，性温，归胃、大肠经。

槟榔果的主要化学成分由粗脂肪、粗蛋白、多酚、粗纤维、生物碱和灰分等组成，不同成熟期的果实所含成分有差异。多酚类物质主要是黄酮醇。此外，槟榔果还含有鞣质、氨基酸、维生素 B_6 和维生素 C。槟榔所含总生物碱中，槟榔碱是最主要、最具药理活性的物质。

现代医学研究表明：嚼食槟榔能促进口腔内唾液的分泌，有助于消积化食。槟榔碱具有类 M 受体激动样作用，能兴奋胆碱能 M 受体，促进唾液分泌和胃肠道蠕动，有助于消化，其易透过血脑屏障，对神经系统造成影响。槟榔碱能抑制心脏活动和扩张血管，而儿茶素不仅能扩张血管，还具有抗血小板的活性。槟榔具有抗炎镇痛与抗过敏作用，发挥作用的主要物质可能是槟榔碱和槟榔多酚等。

沉香：本品为瑞香科植物白木香含有树脂的木材，以色黑、质重、油足、香气浓者为佳。沉香味辛、苦，性微温，归脾、胃、肾经。

沉香主含挥发油，挥发油中含白木香酸、白木香醛、白木香醇、沉香螺醇、沉香醇、石梓呋喃等成分。

现代药理研究表明：沉香可兴奋离体回肠，缓解肠管的痉挛性收缩；使肠管紧张度下降，蠕动减慢。可减少小鼠自发运动，还具抗痉挛作用，并能延长睡眠时间。体外试验表明，沉香对人子宫颈癌细胞培养株系 JTC-26 有抑制作用。沉香可缓解乙酰胆碱所致血压下降，同时还有升高白细胞、抗霉菌的效力。

〔单味药功用〕

槟榔：杀虫消积，降气，行水，截疟。用于绦虫、蛔虫、姜片虫病，虫积腹痛，积滞泻痢，里急后重，水肿脚气，疟疾。

《太平圣惠方》治诸虫在脏腑，久不瘥者：槟榔 15g（炮）为末。每服 6g，以葱、蜜煎汤调服 3g。

《方氏脉症正宗》治食积满闷成痰涎呕吐：槟榔、半夏、砂仁、莱菔子、麦芽、干姜、白术各 6g。水煎服。

沉香：具有行气止痛，温中止呕，纳气平喘的功效。用于胸腹胀闷疼痛，胃寒呕吐呃逆，肾虚气逆喘急。

《本草新编》："沉香，温肾而又通心，用黄连、肉桂以交心肾者，不若用沉香更为省事，一药而两用之也。但用之以交心肾，须用之一钱为妙。不必水磨，切片为末，调入于心肾补药中，同服可也。"

〔配伍作用〕

槟榔苦辛芳香能开泄，质重而坚能下降，破滞行气之力较强。沉香降而不泄，既能温中降逆，又能暖肾纳气，且有降气之功，无破气之害。二药合用，相辅相成，降逆行气之力大增，还能下痰平喘，温中降逆。

〔配伍主治〕

（1）该药对可用于治疗肺气咳嗽，面目浮肿，喘息促急。《普济方注录》："沉香槟榔汤，治咳嗽上喘，痞满，食不下。"

（2）该药对可用于治疗肺肾气虚，痰浊壅阻，胸闷喘咳诸症。

（3）该药对可用于治疗脾胃虚寒，气滞食阻，脘闷嗳气，呕恶，腹胀诸症。《活幼心书》："面带痿黄，肌肤瘦弱，过食生果，停寒在里，乳癖腹胀作痛，及吐痢疟肿，瘥后诸疳虫积。"

〔常用量〕

槟榔 内服：煎汤，3～10g（如单味驱虫，可用至 30～60g）；或入丸、散。外用：煎水洗或研末调敷。

沉香 内服：煎汤，1～3g，宜后下；磨汁冲服或入丸、散，每次 0.5～1g。

〔临床经验应用〕

例 王某，女，58岁，胃脘部胀满不舒一年余，加重 3 日，其间自行服用多种中成药，效果不佳。现胃脘部胀满不舒，精神差，心悸，寐差，纳差。大便 2～3 日一次，便干。舌淡暗，苔薄白，脉沉细。患者中焦虚弱，运化无力，胃脘胀满，又排气不畅，大便难，为脾虚气滞，诊断为脾虚气滞之胃痞，治当补虚与理气相结合。治以健脾行气消痞。

处方：党参 15g，茯苓 15g，豆蔻 15g，沉香 10g，槟榔 10g，木香 15g，焦神曲

20g，乌药 15g，白术 15g，檀香 10g，薏苡仁 15g，甘草 5g，厚朴 20g，延胡索（元胡）20g，半夏 15g，吴茱萸 12g，炒莱菔子 20g，枳壳 20g，川楝子 12g，砂仁 10g。

㊾ 女贞子—墨旱莲

【单味药药性】

女贞子：为木樨科植物女贞的干燥成熟果实。以粒大、饱满、色黑紫，有 2 粒种子者为佳。女贞子味甘、苦，性凉。归肝、肾经。

女贞子主要活性成分为萜类、黄酮类、多酚类、多糖、磷脂、脂肪酸、氨基酸、微量元素等。

女贞子主要药理作用有软化血管、降血糖、降血脂、抗衰老、增强机体免疫力、抗肿瘤、抗氧化、抗辐射、保护心血管系统等。

墨旱莲：为菊科植物鳢肠的干燥地上部分。以色绿、无杂质者为佳。墨旱莲味甘、酸，性寒。归肾、肝经。

墨旱莲主要活性成分有挥发油、黄酮类、三萜类、苯乙醇类等。

墨旱莲的主要药理作用：可以显著提高机体的抗氧化能力，减轻氧化应激损伤，对多种氧化指标均具有明显的改善作用；墨旱莲还具有明显的抗炎作用，可以抑制炎症因子的表达，减轻炎症反应；墨旱莲中的三萜类化合物具有明显的抗肿瘤活性，可以抑制多种肿瘤细胞的生长和增殖；在免疫调节方面，墨旱莲可以调节机体的免疫功能，对免疫相关的疾病具有一定的治疗作用。

【单味药功用】

女贞子：滋补肝肾，乌须明目。用于肝肾阴虚之头晕目眩、目暗不明、须发早白、腰膝酸软、遗精耳鸣、内热消渴、骨蒸劳热等。

墨旱莲：滋补肝肾，凉血止血。用于肝肾阴虚，头晕目眩，须发早白，腰膝酸软，遗精耳鸣；阴虚血热的咯血、衄血、便血、尿血、妇女崩漏等。

《医方解集》言其："补腰膝，壮筋骨，强阴肾，乌髭发"。

《本草从新》记载："女贞酒蒸、晒干二十两，桑葚干十两，旱莲草十两，蜜丸，治虚损百病。"

【配伍作用】

女贞子具有滋补肝肾、乌发明目、清虚热的作用，墨旱莲具有滋补肝肾、凉血止血的功效，两药配伍，增强了滋补肝肾的作用，多用于治疗肝肾阴虚导致的头晕目眩、须发早白、腰膝酸软等。

【配伍主治】

（1）固肾涩精，用于带下，遗精，四肢酸软。

（2）滋阴养血，用于治疗肝肾阴虚。

（3）乌须发，治疗头发早白，防治脱发。

（4）壮筋骨，能够治疗骨质疏松，防止骨关节出现疼痛、肿胀等现象进而影响正常走路。

【常用量】

女贞子 6～12g，墨旱莲 6～12g。

【临床经验应用】

例1 女贞子—墨旱莲药对出自《医方解集》之二至九，两者均归肝、肾经，具有补益肝肾、滋阴养血、壮筋骨、乌髭发等功效。

例2 宋某，男，50岁。前妻去世一年，三个月前再婚，每欲行房，阴茎举而不坚，且有早泄，纳可寐安，二便调畅，舌质微红，苔微白黄，脉沉弦细。此精神抑郁，肾阴暗耗，宗筋失养，固摄无权。治以解郁育精，补益肝肾。

处方：女贞子 30g，淫羊藿 30g，山药 30g，墨旱莲 10g，白芍 12g，郁金 10g，石菖蒲 10g，五味子 3g，枸杞子 12g，日一剂，水煎服。

服用七日后复诊，诉药后已能同房。

⑩ 女贞子—续断

【单味药药性】

女贞子：为木樨科植物女贞的干燥成熟果实。以粒大、饱满、色黑紫，有 2 粒种子者为佳。女贞子味甘、苦，性凉。归肝、肾经。

女贞子主要活性成分为萜类、黄酮类、多酚类、多糖、磷脂、脂肪酸、氨基酸、微量元素等。

女贞子主要药理作用有软化血管、降血糖、降血脂、抗衰老、增强机体免疫力、抗肿瘤、抗氧化、抗辐射、保护心血管系统等。

续断：为川续断科植物川续断的干燥根。以粗肥、质坚、易折断、外色黄褐、内色灰绿者为佳。续断味苦、辛，性微温。归肝、胃经。

续断的主要活性成分为生物碱、挥发油、三萜皂苷类。

续断的主要药理作用有止血、镇痛、促进组织再生、抗氧化、增强机体免疫力等。

〔单味药功用〕

女贞子：滋补肝肾，乌须明目。用于肝肾阴虚之头晕目眩、目暗不明、须发早白、腰膝酸软、遗精耳鸣、内热消渴、骨蒸劳热等。

续断：补益肝肾，强筋健骨，止血安胎，疗伤续折。用于肝肾不足，腰膝酸痛，寒湿痹痛；跌打损伤，筋伤骨折；崩漏下血、胎动不安等。

《神农本草经》："主伤寒，补不足，金疮痈疡，折跌，续筋骨，妇人乳难。久服益气力。"

《本草经疏》："为治胎产、续绝伤、补不足、疗金疮、理腰肾之要药也。"

〔配伍功能〕

续断具有补肝肾、强筋骨等作用，女贞子具有滋补肝肾作用，两药同走下焦，故配伍合用，功效益彰。补肝肾、强筋骨、兴阳事的作用增强。

〔主治〕

（1）强肾固本，养肝安胎。

（2）女性性冷淡。

（3）男子阳痿、敏感易泄、梦遗、腰膝酸软、情欲减退等。

〔常用量〕

女贞子 6～12g，续断 9～15g。

〔临床经验应用〕

例1 姜某，女，30 岁。闭经半年，心悸，耳鸣，腰腿酸软，睡眠不佳，睡时易醒。服用 7 剂，复诊，月经仍未来潮，但精力较前充沛，心悸、腰腿酸软、胸腹胀满等症状较前明显改善。又连续服 8 剂月经来潮，服药半年后，月经按月来潮，余症消失。

处方：柏子仁 15g，熟地黄 10g，续断 15g，当归 10g，白芍 10g，川芎 10g，香附 15g，泽兰 15g，陈皮 10g，菟丝子（丝饼）20g，女贞子 30g，砂仁 10g，金银花 20g，肉苁蓉 15g。

例2 王某，女，29 岁。停经 33 天，自测怀孕，伴腰酸，小腹下坠，无阴道出血，中医诊断胎动不安。服药 7 剂复诊，三诊后腰酸腹痛症状消除，其后无胎动不安症状，产检均诉胎儿发育正常。

处方：菟丝子 10g，桑寄生 10g，续断 10g，女贞子 10g，生地黄 10g，黄芪 10g，黄芩 10g，石斛 10g，白芍 10g，炒白术 10g，党参 10g，甘草 3g。

参考文献

[1] 南京中医药大学. 中药大辞典 [M]. 上海：上海科学技术出版社，2014.

[2] 缪希雍. 神农本草经疏 [M]. 北京：中医古籍出版社，2017.

[3] 陆茜，彭代银. 中药药理学 [M]. 北京：人民卫生出版社，2022.

[4] 钟赣生. 中药学 [M]. 北京：中国中医药出版社，2017.

[5] 郝公任，陈涛. 常用中药配伍与鉴别应用速查手册 [M]. 北京：化学工业出版社，2017.

[6] 李时珍. 本草纲目 [M]. 北京：中国古籍出版社，2017.

[7] 卢多逊. 开宝本草 [M]. 合肥：安徽科学技术出版社，2000.

[8] 汪绂. 医林纂要 [M]. 北京：中国中医药科技出版社，2015.

[9] 张璐. 本草逢源 [M]. 北京：学苑出版社，2015.

[10] 兰茂. 滇南本草 [M]. 昆明：云南人民出版社，2019.

[11] 汪昂. 本草备要 [M]. 太原：山西科学技术出版社，2015.

[12] 吴谦. 医宗金鉴 [M]. 北京：人民卫生出版社，2006.

[13] 王泰，中医非物质文化遗产临床经典名著. 外台秘药方 [M]. 北京：中国医药科技出版社，2011.

[14] 秦景明. 症因脉治 [M]. 北京：人民卫生出版社，2006.

[15] 李李东垣. 兰氏秘藏 [M]. 北京：中国医药科技出版社，2016.

[16] 秦之桢. 伤寒大白 [M]. 北京：中国中医药出版社，2015.

[17] 尚志钧. 本草图经 [M]. 北京：学苑出版社，2017.

[18] 朱肱修. 本草衍义补遗 [M]. 北京：中国医药科技出版社，2021.

[19] 刘若金. 本草述 [M]. 北京：学苑出版社，2007.

[20] 尚志钧. 药性论 [M]. 合肥：安徽科学技术出版社，2006.

[21] 李东，连方，孙振高，黄芩，等. 浅析当归治疗便秘的临床研究 [J]. 中医临床研究，2018，10（19）：66-68.

[22] 王小星，西岭，王建，等. 赤芍活性成分和药理作用研究进展 [J]. 中草药，2015，46（4）：595-602.

[23] 刘世平，徐永爱治疗痛风临床经验 [J]. 实用中医药杂志，2018，34（4）：491-492.

[24] 陆小华，马骁，王建，等. 赤芍的化学成分和药理作用研究进展 [J]. 中医临床研究，2015，34（10）：51.

[25] 马云飞，李光达，李琦玮，等. 赤芍活性成分抗肿瘤作用机制研究进展 [J]. 中国药房，2020，31（4）：500-504.

[26] 赵建成，谢继增，杨建宇，等. 肿瘤方剂大辞典 一部 [M]. 北京：中国古籍出版社，2009，988.

[27] 郭珮，敬啸，杨虹颖，等. 基于网络药理学和实验验证远志-石菖蒲药对治疗阿尔茨海默病的作用机制 [J]. 中国中医药志，2016，12（6）：94-95.

[28] 陈聪明，吴耀南教授辨治痛证验案二则 [J]. 亚太传统医药，2018.

[29] 国家药典委员会. 中华人民共和国药典 [M]. 北京：中国医药科技出版社，2020.

[30] 苏世杰，陈虹颖，蓝俊才，等. 吴耀南教授辨治痛经 32 例临床疗效观察 [J]. 亚太传统医药，2014，10（12）133-134.

[31] 黄通伦. 《临证指南医案》中半夏应用的研究 [D]. 广州：广州中医药大学，2018.

[32] 孙叶，沉香药五物汤合少腹逐瘀汤治疗痛经 32 例临床疗效观察 [J]. 亚太传统医药，2014，10（12）：3348-3360.

[33] 吉红玉，邵蒙苏，余海霞，等. 小茴香的临床应用及其用量探究 [J]. 吉林中医药，2020，40（9）：1222-1224.

[34] 赵国祥，彭燕霞，何念善．何念善主任医师运用三棱、莪术治疗慢性胃病验案三则 [J]．兵团医学，2022，20 (2)：56-57.

[35] 潘佩佩．桃仁红花煎治疗冠心病心绞痛气滞血瘀证的临床疗效观察 [D]．哈尔滨：黑龙江中医药大学，2022.

[36] 郭旭光．五灵脂蒲黄散止胃痛 [J]．家庭中医药，2021，28 (3)：44.

[37] 邵蒙苏，邵蒙莎，毕超然，等．泽兰的临床应用及其用量 [J]．长春中医药大学学报，2020，36 (1)：26-28.

[38] 魏秀秀，邵蒙莎，郭会霞，等．益母草的临床应用及其用量 [J]．长春中医药大学学报，2020，36 (1)：32-35.

[39] 哈瑞雯，周海燕，詹志来，等．乳香化学成分、药理作用研究进展及质量标志物的预测分析 [J]．中华中医药学刊，2021，(11)：94-107.

[40] 韩璐，孙甲友，周丽，等．没药化学成分和药理作用研究进展 [J]．亚太传统医药，2015，11 (3)：38-42.

[41] 张锡纯．医学衷中参西录 [M]．北京：中国医药科技出版社，2014：123-124.

[42] 黄依丹，成嘉欣，石颖，等．近五年三七化学成分、色谱分析、三七提取物和药理活性的研究进展 [J]．中国中药杂志，2022，47 (10)：2584-2596.

[43] 林忆龙，文亦磊，黄洪，等．龙血竭化学成分及药理作用研究进展 [J]．中国民族民间医药，2020，29 (6)：50-55.

[44] 张汉忠，董明华，张汉贞．水蛭活性物质体外抗凝及纤溶活性的研究 [J]．湖北中医学院学报，2006，6 (2)：31-32.

[45] 朱婷，冯玉．中药虻虫研究进展 [J]．吉林中医药，2016，36 (8)：859-862.

[46] 王晓飞，周金影，金尚群，等．麦芽的药理研究及临床应用 [J]．中成药，2007 (11)：1677-1679.

[47] 黄珊珊，紫苑，款冬花药对的药学研究 [D]．广州：广州中医药大学，2008.

[48] 黄紫妍，任丹，王诗语，等．玄参的本草考证 [J]．安徽农业科学，2022，50 (4)：176-180、194.

[49] 代春美，叶祖光，廖晓宇．海洋中药牡蛎的化学成分、药理活性及开发应用 [J]．天然产物研究与开发，2016，28 (3)：471-474.